U0344484

糖尿病护理精选案例荟萃

湛献能　刘美兰　吴伟珍　何小霞　主编

长江出版传媒　湖北科学技术出版社

图书在版编目（CIP）数据

糖尿病护理精选案例荟萃/湛献能等主编.-- 武汉：
湖北科学技术出版社，2024.9.--ISBN 978-7-5706
-3558-0

I.R473.5
中国国家版本馆CIP数据核字第2024420RS2号

责任编辑：徐　丹　　　　　　　封面设计：北京文峰天下图书有限公司
出版发行：湖北科学技术出版社　　　电话：027-87679454
地　　　址：武汉市雄楚大街268号　　　邮编：430070
　　　　　　（湖北出版文化城B座13-14层）
网　　　址：http://www.hbstp.com.cn

印　　　刷：北京兰星球彩色印刷有限公司　　　邮编：100020

787×1092　　　1/16　　　24.25印张　　　　　　　　390千字
2024年9月第1版　　　　　　　　　2024年9月第1次印刷
　　　　　　　　　　　　　　　　　定价：198.00元

《糖尿病护理精选案例荟萃》
编 委 会

何洁卿　广州医科大学附属第三医院

何小霞　广州医科大学附属第三医院

黄芳英　广州医科大学附属第三医院

黄懿炘　广州医科大学附属第三医院

黄丽婷　广州医科大学附属第三医院

黄诗颖　广州医科大学附属第三医院

黄小宜　广州医科大学附属第三医院

江春娣　广州医科大学附属第三医院

刘美兰　广州医科大学附属第三医院

梁新苗　广州医科大学附属第三医院

林丽婵　广州医科大学附属第三医院

兰晶晶　广州医科大学附属第三医院

黎倩婷　广州医科大学附属第三医院

黎思颖　广州医科大学附属第三医院

李丹君　广州医科大学附属第三医院

李　黎　广州医科大学附属第三医院

梁海玲　广州医科大学附属第三医院

连　雪　广州医科大学附属第三医院

任雅欣　广州医科大学附属第三医院

苏少玲　广州医科大学附属第三医院

苏雪芳　广州医科大学附属第三医院

谭建群　广州医科大学附属第三医院

王　艳　广州医科大学附属第三医院

吴伟珍　广州医科大学附属第三医院

伍翠萍　广州医科大学附属第三医院

袁惠萍　广州医科大学附属第三医院

阳红娟　广州医科大学附属第三医院

杨　燕　广州医科大学附属第三医院

易慧琳　广州医科大学附属第三医院

严诗玉　广州医科大学附属第三医院

杨穗琳　广州医科大学附属第三医院

湛献能　广州医科大学附属第三医院

曾丽珠　广州医科大学附属第三医院

钟健怡　广州医科大学附属第三医院

张　佩　广州医科大学附属第三医院

张晓佩　广州医科大学附属第三医院

张伊琳　广州医科大学附属第三医院

郭晓迪　中山大学附属第三医院

罗谷梅　中山大学附属第三医院

欧素芳　中山大学附属第三医院

陶　婷　中山大学孙逸仙纪念医院

刘卫娟　广州医科大学附属第一医院

刘海榕　广州医科大学附属第一医院

刘嫣媚　广州医科大学附属第一医院

夏艳姣　广州医科大学附属第一医院

陈丽映　广州市红十字会医院

蔡小芳　广州市红十字会医院

江婉婷　广州市红十字会医院

凌丽淦　广州市红十字会医院

赖美铮　广州市红十字会医院

陆樱珠　广州市红十字会医院

温雪满　广州市红十字会医院

王　媛　广州市红十字会医院

吴凤玲　广州市红十字会医院

吴志坚　广州市红十字会医院

郑瑞玲　广州市红十字会医院

郑莉斯　广州市红十字会医院

黄燕娴　广州中医药大学第一附属医院

黄晴茵　广州中医药大学第一附属医院

杨恺欣　广州医科大学附属妇女儿童医疗中心

黎秀贤　广州医科大学附属口腔医院

王银阁　广州医科大学

谢昕彤　广州医科大学

赵欣燕　广州医科大学

米日古丽.麦麦提　新疆维吾尔族自治区喀什地区疏附县人民医院

刘江红　广州市海珠区龙凤街社区卫生服务中心

秘　书：严诗玉　黄懿炘

序　言

　　时值盛夏，读到了这本《糖尿病护理精选案例荟萃》，很是欣喜。

　　相信大家对糖尿病都不陌生。糖尿病医学定义：是一组由遗传和环境因素相互作用而引起的临床综合征。根据最新数据统计，中国糖尿病患病人数居世界之首，呈快速增长趋势，成为除心血管疾病、肿瘤以外的，严重危害人体健康的慢性疾病。这种被称为"不死的癌症"的慢性疾病看似不严重，实则会慢慢损害患者全身器官，严重者甚至危及生命。目前还没有一劳永逸的治疗手段，一旦得了糖尿病，就需要终身治疗。医疗费用的长期增加，势必给糖尿病患者、家庭和社会带来巨大的经济负担，影响生活质量。广州医科大学附属第三医院发展至今已有百多年历史，医护团队依托国家级的产科、重症孕产妇救治中心平台，先后成立妊娠合并糖尿病创新工作室、糖尿病教育工作室、糖尿病足病工作室等，推广系列科普视频和多个维度的管理新模式、新技术等，团队先后荣获广东省科学技术奖等多个奖项，主编了《妊娠合并糖尿病疑难危重病例分析及多学科管理》《图说糖妈妈饮食3+3》《孕期控糖一看通》《妊娠合并糖尿病知识读本》等多部著作，构建了以早期预警、三级预防为特色的团队管理模式，在此基础上，本次案例征集拓展至多学科的典型、疑难案例，旨在从不同角度为糖尿病患者并发疑难杂症和危急重症的护理提供路径，有助于更全面和深入地了解不同年龄段及复合疾病共生，梳理护理问题的主次，在工作中时刻警惕危险信号的征象，迅速识别患者病情变化，准确实施早期干预。

　　本书描述了16个来源于广州医科大学附属第三医院以及广东省内其他三甲医院的真实糖尿病护理案例，总结了不同年龄阶段的糖尿病的发病、多病共存、妊娠风险、安全意外事件等问题的护理经验。在编写上，字字立足于如何培养护理人员临床思维与护理决策的能力，内容涉及专科护理、循证护理、系统管理、医护团队主导的多科学诊疗团队（multi-disciplinary teem，MDT）管理。每个案例都运用思维导图方式结合病史、高危因素、临床表现、实验室检查等特点探讨护理问题，分析护理问题的主要原因，从而制订个性化的护理措施，并追踪评价护理结局，最后对该案例的护理要点及知识延伸进行总结与拓展。

本书编写团队成员均来自广东省内具有扎实专业知识与丰富临床救治经验的专家队伍及其核心骨干，从专业角度对每个个案进行了分析和提炼，是一本难得的实践教材。通过该书籍引导护士学习在患者护理服务全过程中所需承担的角色、职能、职责要求，通过典型案例触发护士临床评判性思维的形成和临床综合能力的提高，也为护士提供解决问题的途径，可在今后的临床教学实践中进行推广。

张 莹

2024年5月

前　言

糖尿病是一种常见的慢性代谢性疾病，其发病率不断上升，已成为全球严重的公共卫生问题之一。30多年来，我国糖尿病患病率显著增加，持续的高血糖和胰岛素抵抗会影响全身的各种组织和器官，导致心血管、外周神经、肾脏等多个系统的慢性并发症，治疗不及时，更容易使病情加重，降低糖尿病患者的生活质量。糖尿病的预防与治疗是目前大家聚焦的要点，提高临床护理人员糖尿病管理思维，有助于糖尿病防与治工作的开展及降低糖尿病不良并发症的发生率。

本书实用性强，核心在于通过个案分析，深入探讨糖尿病的发病机制、临床表现、诊断方法、治疗策略以及护理管理等方面的内容。我们精选了多个具有代表性的糖尿病病例，通过详细记录患者的病史、检查结果、治疗方案以及护理过程，展示了糖尿病管理的全貌；结合最新的医学研究成果和临床实践，对每个病例进行了深入的分析和讨论，提出了针对性的治疗建议和护理措施。本书涵盖了糖尿病护理的各个方面，内容全面而系统，在编写上，立足于如何培养护理人员临床思维与护理决策的能力，尤其注重实用性和可操作性，我们通过收录广东省临床上典型的糖尿病管理案例、疑难病例等，为类似的案例护理提供参考。撰写过程中采用思维导图的模式逐步分析护理问题，培养护理人员临床分析能力及逻辑思维。

我们深知，糖尿病的管理和治疗是一个长期而艰巨的任务。它需要患者、家庭、医务工作者以及社会的共同努力。因此，我们希望这本书能够为从事糖尿病管理的医生、糖尿病专科护士、医务工作者提供一份有价值的参考资料，帮助大家提高专科服务能力。在此，我们要感谢所有参与本书编写和审稿的专家、学者和医务工作者，他们的辛勤付出和无私奉献为本书的顺利完成奠定了坚实的基础，共同为糖尿病防治管理贡献了自己的力量。

虽然我们在编写的过程中不遗余力，但随着医疗保健需求的不断增长和护理学科的快速发展，个案管理逐渐向个性化、精准化、科学化和跨学科合作方向发展，书中内容可能未与科技发展同步，加之编者的学识和能力有限，若存在不足，诚请同行不吝指正，使我们得以改进和提高。

湛献能

2024年5月

目　　录

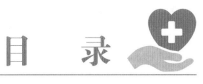

6 一例新发 2 型糖尿病伴酮症酸中毒老年患者的全程化护理管理…………………………………………………… **50**

7 一例基于家庭干预模式的老年糖尿病并酮症酸中毒患者的个案护理………………………………………………… **58**

1 一例2型糖尿病增殖期视网膜病变合并白内障的个案护理

李黎　张佩　湛献能　刘美兰　韩结谊

背景：

糖尿病眼部并发症最常见的是糖尿病性视网膜病变（diabetic retinopathy，DR），也是导致成人失明的主要原因之一。相关研究中，24.3%的糖尿病患者并发DR，且其中1.1%会发生失明。糖尿病性白内障为仅次于糖尿病性视网膜病变的眼部第二大并发症，DR的防治具有重要意义，定期筛查眼底，及时进行眼底激光、手术治疗是防治的关键。糖尿病性白内障主要为手术治疗，糖尿病病程、DR严重程度是DR患者术后瞳孔改变的独立影响因素（$P<0.05$），在相同时间和剂量的散瞳药物作用下，DR患者瞳孔不易散大且散瞳比正常人困难。因此，有效的散瞳手段对于糖尿病患者顺利开展手术至关重要。

一、案例介绍

[病史]

黄某某，55岁，男性，入院诊断："①双眼糖尿病性黄斑水肿；②双眼2型糖尿病性视网膜病变；③双眼白内障；④2型糖尿病"。

主诉：双眼视物模糊半年余。

现病史：患者半年前无明显诱因出现双眼视物模糊，无眼红、眼痛、视物变形等特殊不适，一直未予重视，未做任何处理，现自觉症状影响日常生活而就诊，经门诊检查，拟以"双眼糖尿病性黄斑水肿"收入眼科，自患病以来，患者精神、食欲可，大小便未见异常。

1

既往史：平素身体状况一般，2021年4月确诊糖尿病，予三联降糖药联合用药调节血糖。

[体格检查]

生命体征：体温36.3℃、脉搏74次/min、呼吸20次/min、血压124/86mmHg、随机血糖9.8mmol/L。

专科检查：见表1-1。

表1-1　2型糖尿病合并眼部病变的专科检查

检查项目		第一次住院		第二次住院	
部位		右眼	左眼	右眼	左眼
入院视力		0.12	0.08	0.1	0.08
出院视力		0.1	0.08	0.15	0.25
眼压（mmHg）		13.0	14.2	15.4	12.9
晶状体		混浊C2N2P2	混浊C2N2P2	混浊C3N2P2	混浊C3N2P3
玻璃体		血性混浊（+）	血性混浊（+）	轻度混浊	轻度混浊
眼底情况	黄斑	反光未见	反光未见	水肿	水肿
	视网膜	平伏，视网膜可见小片状出血、软硬性渗出和微血管瘤	平伏，视网膜可见小片状出血、软硬性渗出和微血管瘤	可见黄白色软硬性渗出，微血管瘤	可见黄白色软硬性渗出，微血管瘤
OCT检查		神经纤维层增厚，以中心和下方为主，黄斑中心凹消失，可见黄斑水肿		视网膜下低密度影，椭圆体带连续性中断，外丛状层可见高密度团状影，右眼神经感觉层上方及颞侧变薄，黄斑小凹隆起，视网膜下可见低密度影，椭圆体带连续性中断，提示：双眼黄斑水肿	

注：其余专科情况评估无异常。

[辅助检查]

2型糖尿病合并眼部病变的辅助检查见表1-2。

表1-2　2型糖尿病合并眼部病变的辅助检查

检查项目		第一次入院	第二次入院
生化八项	肌酐（μmol/L）	55	59
	血糖（mmol/L）	8.6	7.54
	总胆固醇（mmol/L）	6.48	/
糖化血红蛋白（%）		6.7	6.8
酮体（mmol/L）		0.6	0

[诊疗经过]

诊疗经过见图1-1。

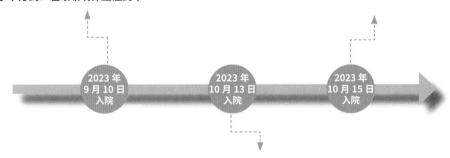

入院诊断: ①双眼糖尿病性黄斑水肿; ②双眼2型糖尿病性视网膜病变; ③双眼并发性白内障; ④2型糖尿病
血糖波动: 6.4~8.8mmol/L
散瞳方式: 常规使用复方托吡卡胺术前30min滴药
散瞳情况: 术前每5min眼内滴药1次, 连续5次, 瞳孔大小为3mm
手术方式: 左眼玻璃体腔注药术

血糖波动: 5.6~8.3mmol/L
散瞳方式: 同10-13日
散瞳情况: 散瞳3次后, 瞳孔大小为7mm
手术方式: 右眼玻璃体腔注药术

2023年9月10日入院 → 2023年10月13日入院 → 2023年10月15日入院

入院诊断: 同第一次入院
血糖波动: 6.7~13.4mmol/L
散瞳方式: 术前24h联合使用双氯芬酸钠滴眼液, 早午晚各1次, 每次1滴, 常规使用复方托吡卡胺术前30min滴药
散瞳情况: 瞳孔大小为7mm
手术方式: 左眼白内障超声乳化摘除+人工晶体植入+前房成形术

图1-1　2型糖尿病合并眼部病变患者的诊疗经过

👨‍⚕️ 二、高级健康评估与护理

2型糖尿病合并眼部病变的健康评估与护理见表1-3。

表1-3 2型糖尿病合并眼部病变的健康评估与护理

评估维度	评估内容	评估情况	护理措施
疾病/病症	1.糖尿病性视网膜病变 2.双眼并发性白内障 3.2型糖尿病	1.眼底情况：术后无眼底新生血管生成；视力情况：双眼视物模糊 图1：2023年9月10日 图2：2023年10月15日 2.血糖4.5～13.60 mmol/L；糖化血红蛋白6.7%～6.8% 3.酮体：0～0.6 mmol/L 4.2023年11月2日 尿液分析：葡萄糖（+++）	1.予患者防跌倒宣教，指引患者留24h陪人，必要时呼叫护士协助离床 2.向患者及家属说明病情、饮食需求及护理措施，指导患者在院进食糖尿病餐，控制血糖稳定波动，做好三餐前血糖监测，及时调控

评估维度	评估内容	评估情况	护理措施
健康状况	1.意识 2.生命体征 3.饮食 4.营养 5.心理健康	1.散瞳困难：术前30 min，每5 min滴注复方托吡卡胺滴眼液1滴，滴注5次后瞳孔大小为3 mm（未达标） 2.饮食：糖尿病普食 3.营养状况：BMI 25.1 kg/m^2，超重 4.心理问题：焦虑自评量表（SAS）58分，轻度焦虑，抑郁自评量表（SDS）60分，轻度抑郁	1.术前常规使用复方托吡卡胺滴眼液滴眼，效果不佳，增加滴眼次数，送手术室前加滴1次，效果仍不佳。第2次手术术前即予以散瞳前24 h使用双氯芬酸钠滴眼液，早、午、晚各1次，每次1滴，联合用药增强散瞳效果；复方托品卡胺滴眼液术前半小时滴眼，每5 min 1次，每次1滴，共滴3次；散瞳时采取仰卧位，使药物能够稳定分散于眼球表面 2.向患者及家属说明病情、治疗方法和护理措施，饮食控制，限制高糖高脂食物的摄入，少量多餐进食，控制术前血糖在8.0 mmol/L以下，督促患者进行饭后散步及适当饮水 3.家属陪同下进行适当运动，控制饮食摄入量，指引患者分散注意力，注意患者的主诉，满足患者合理要求 4.同伴交流，舒缓患者紧张情绪，药物辅助改善睡眠，鼓励家属探视，减轻焦虑

评估维度	评估内容	评估情况	护理措施
生理功能	1.呼吸系统 2.内分泌代谢系统	1.营养指标：BMI25.11kg/m²，总胆固醇6.48mmol/L 2.内分泌系统：血糖4.5～13.6mmol/L，糖化血红蛋白6.7%、酮体0.6mmol/L	1.优质糖尿病普食，调整饮食结构，低脂优质蛋白饮食 2.联合内分泌科进行全程血糖管理：予动态血糖监测，根据患者基础代谢及体重计算，指导患者进食含1 700kcal热量的饮食，根据医院餐单优质普食基础上进行饮食搭配、量的调整及加餐，个案管理模式全程追踪；指导患者科学循序渐进地运动，控制血脂及体重变化
ICF自理能力	1.日常生活自理能力 2.感觉功能（听力/视力/感觉）	1.BADL评分85分，大部分自理 2.视力模糊：眼底未有新生血管生成，术后视力：Vod0.1，Vos0.08	1.协助生活护理，定时巡查病房，主动询问患者需求，满足患者的合理要求 2.视力模糊患者运动指导： （1）术前运动指导。患者入科后即进行跌倒风险评估，为患者介绍病房的环境、安全应急设备等，予以防跌倒宣教，在患者床头悬挂警示牌，向患者和家属耐心讲解相关的注意事项，指导患者避免在地面潮湿时进行离床活动，有需要可按铃协助其大小便 （2）散瞳后运动指导。患者散瞳后视力模糊，患眼敷料包封，指导患者在家属陪同下方可行动，转换体位及离床活动时行动缓慢，指导患者在床上行踝泵运动以促进下肢血液循环

评估维度	评估内容	评估情况	护理措施
ICF自理能力			（3）术后运动指导。术后返回病房后，评估患者活动耐力，确认患者可进行离床活动后，让患者进行床边行走、站立等简单活动10～30min，无不适时，可协助患者走出病房，在病区内开展低强度、动作简单的运动，告知患者切勿独自行动
风险与并发症	1.有感染的风险 2.跌倒	1.术后感染风险：眼内炎；血常规显示：白细胞7.3×10^9/L，无眼部分泌物，无眼部疼痛，无眼部红肿 2.跌倒/坠床风险评估：30分，中度风险	1.围术期用药及康复指导： （1）术前使用药物。使用妥布霉素滴眼液、左氧氟沙星滴眼液等药物进行预防性抗感染治疗 （2）术后眼罩包封术眼，注意敷料干洁情况，保持局部清洁，避免使用手随意揉擦术眼，术日避免洗头，保持伤口的干净和干燥 （3）术后第一日拆眼罩，指导患者佩戴墨镜，避免强光刺激，避免用眼疲劳，勿用力揉眼及污水入眼，正确使用出院带药，以预防感染及提高手术效果

续表

评估维度	评估内容	评估情况	护理措施
风险与并发症			2.指导患者床上活动及离床活动的原则：患者在床上活动时，按要求使用床两边护栏，保证患者在翻身活动时的安全，避免意外坠床，同时指导患者进行床上踝泵运动；离床活动原则遵循"3个半分钟"和"3个半小时"："3个半分钟"就是夜间醒来，睁开眼睛后，继续平卧半分钟，再在床上坐半分钟，然后双腿下垂床沿坐半分钟，最后再下地活动，避免因体位转变导致头晕跌倒。"3个半小时"是指早上走半小时，晚饭后散步半小时，中午午睡半小时，必要时24h留人协助活动

三、护理问题分析

在相同时间和剂量的散瞳药物作用下，DR患者瞳孔不易散大且散瞳比正常人困难，如何提高患者的散瞳成功率，需进行评判性思考及临床试验。

四、出院诊断

1. 右眼并发性白内障。
2. 双眼糖尿病性黄斑水肿。
3. 双眼2型糖尿病性视网膜病变。
4. 左眼人工晶体植入状态。
5. 2型糖尿病。

五、出院指导

患者体温正常，血压波动在103～127/64～96mmHg，空腹及三餐前血糖正常，波动于4.2～6.8mml/L，餐后血糖指数偏高，波动于9.0～14.3mmol/L。患者Vod=0.15，针孔视力无提高；Vos=0.25，针孔视力无提高，右眼结膜轻度充血，左眼结膜无充血，双眼人工晶体在位，玻璃体轻度混浊，眼底无新生血管生成。建立患者、家属及医护人员院外线上管理微信群，建议出院后按要求进行血糖血脂管理、眼底检查等，按时复诊。

用药指导： 指导患者应用含激素类眼药水、保护眼角膜类眼药水以及消炎眼药膏，达到消炎、消水肿、保护角膜的目的。妥布霉素地塞米松滴眼液：1滴，滴患眼，6次/d×7d→4次/d×7d→3次/d×7d→2次/d×7d→停用；重组人表皮生长因子滴眼液（酵母）：1滴，滴双眼，4次/d×7d；妥布霉素地塞米松眼膏：患眼涂眼膏，每日睡前×7d；双氯芬酸钠滴眼液：1滴，滴双眼，4次/d×7d。

运动康复指导： 术后4周内不揉眼、不做剧烈运动、不摇晃头部、不低头弯腰提重物，避免人工晶体移位。此后可适当进行有氧运动（慢跑、散步、打太极或八段锦），运动强度以个体可耐受为前提，理想状态至少每天锻炼30min、每周5d，避免汗液入眼，同时，告知患者运动时可携带面包、糖果等，预防在此过程中发生低血糖。出现眼痛、眼涩、眼干等要立即回院复查。指导患者正确的眼部按摩方法：让患者先闭目养神3～5min，然后两手相互摩擦至热，用擦热的手掌轻轻按住眼部，然后以顺、逆时针方向各旋转5次，如此重复3～4次。

饮食指导： 糖尿病普食。保证优质蛋白的摄入，每日1.0～1.2g/（kg·d），如鱼、鸡蛋等食物，进食新鲜蔬菜、适量水果，补充多种维生素；联合内分泌科共同制订1 900～2 000kcal热量的餐单。保持大便通畅。每日监测空腹及餐后2h血糖，制订个体化目标及控糖方案。

健康宣教： 避免强光刺激，避免用眼疲劳，勿用力揉眼。

随访： 一周后门诊复诊。

六、延续护理

出院后1周电话随访

1.追踪患者眼压及视力恢复情况，患者术后视力有提高，1周后复查眼底检查结果显示：未有眼底新生血管生成。生活可自理，双眼无疼痛，可视物时间延长，指导患者定时返院复诊及进行下一疗程的治疗。

2.追踪患者体重及血糖变化，出院后仍定期自我检测血糖，空腹及三餐前血糖正常，波动于4.7～7.0mmol/L，餐后血糖指数偏高，波动于8.0～12.3mmol/L，指导患者定期适量运动，控制血糖及血脂波动，出院后了解患者体重情况控制良好，但血脂仍然异常，指导患者科学清淡饮食，定期检测血脂。出院后患者未严格遵循糖尿病饮食要求，强调血糖偏高对于术后视力恢复的危害性，加强饮食宣教，指导患者有必要时前往营养科门诊及内分泌科门诊就医。

3.心理疏导：关注患者的心理状态，解答患者的疑虑和担忧，保持积极的生活态度，SAS评分：55分，显示患者仍存在轻度焦虑，告知患者必要时可前往心理门诊进行情绪疏导，告知患者病情变化时可及时前往眼科门诊就诊。

七、总结与反思

通过此次个案追踪，认识到糖尿病性视网膜病变患者散瞳效果与高血糖及病程严重程度密切相关，患者因血糖控制不佳及DR病程长而导致的散瞳效果不佳，在首次手术中及时发现并跟踪反馈此次不良散瞳结果，查阅文献进行批判性思维与实践，从而使后续的手术都能达到一个良好的散瞳效果，手术也能较前顺利开展。此外，提高患者对于自身血糖的监测及控制，加强对患者的健康教育，使该类患者能够不断加深对自身疾病的理解，增强自我效能，促进身体健康，可延缓其发展。保持发现问题并循证解决问题的能力及及时性，是每一个护理人员必不可少的课题。

八、知识拓展

玻璃体腔注药术作用原理为抑制新生血管的生成，通过玻璃体腔内注射直接作用于疾患部位，减少全身的副作用，从根本上消灭眼底病变的罪魁祸首——新生血管，达到治疗目的。通过专用的注射针头，在睫状体平坦部（角巩膜缘后3～4mm）进针，将药物注射至玻璃体腔内，让药物发挥作用。主要用于治疗一些视网膜的炎症性、血管性或肿瘤性疾病，其优点在于相比通常的口服药物或者静脉药物，局部的药物浓度更高，效果更具有部位特异性，同时全身的毒副作用较小。适用于：①50岁以上的湿性年龄相关性黄斑变性；②糖尿病性黄斑水肿引起的视力损害；③脉络膜新生血管导致的视力损害；④继发于视网膜静脉阻塞引起的视力损伤。

九、参考文献

[1]中华医学会糖尿病学分会视网膜病变学组.糖尿病视网膜病变防治专家共识[J].中华糖尿病杂志，2018，10（4）：241-247.

[2]王慧，徐素珠，吴巧妃.综合护理干预在糖尿病视网膜病变行玻璃体切割术围术期中的应用效果分析[J].中国医药指南，2018，16（24）：199-200.

[3]安燕，张迎，张相凤，等.围术期综合护理干预在光凝术治疗糖尿病视网膜病变患者中的应用[J].护理实践与研究，2018，15（12）：113-115.

[4]龙婷，陈佳，杜磊，等.增殖性糖尿病视网膜病变的手术治疗进展[J].国际眼科杂志，2017，17（11）：2069-2072.

[5]胡佳琪，徐慧君，刘超，等.HbA$_1$C变异性的影响因素及其对2型糖尿病视网膜病变的作用[J].中华内分泌代谢杂志，2020，36（5）：381-386.

[6]吴含春.普拉洛芬滴眼液促进糖尿病视网膜病变患者瞳孔散大的研究[J].中国实用眼科杂志，2018，36（5）：368-370.

[7]彭坤，郑发忙，李林，等.免散瞳眼底照相机在糖尿病性视网膜病变筛查中的应用[J].中华眼外伤职业眼病杂志，2020，42（5）：396-400.

[8]隋文婕，唐于荣，万丽.视网膜病变对糖尿病性白内障患者行白内障超

声乳化术后黄斑水肿发生的影响及相关因素分析[J].中国医师杂志，2022，24（1）：59-63.

[9]中华医学会眼科学分会白内障及人工晶状体学组.中国糖尿病患者白内障围手术期管理策略专家共识（2020年）[J].中华眼科杂志，2020，56（5）：337-342.

[10]杨慧平，李飞，刘建华，白内障超声乳化联合人工晶状体植入术治疗闭角型青光眼合并白内障的临床分析[J].贵州医药，2021，45（11）：1789-1790.

[11]吴含春.普拉洛芬滴眼液促进糖尿病视网膜病变患者瞳孔散大的研究[J].中国实用眼科杂志，2018，36（5）：368-370.

2 一例糖尿病合并舌鳞癌患者围术期的营养支持

黎秀贤　李黎　黄小宜　湛献能　曾丽珠　吴伟珍

背景：

口腔癌患者接受外科手术治疗，需进行游离皮瓣转移修复术修复口腔颌面部缺损，恢复口腔吞咽功能。口腔内肿瘤常因疼痛、肿块等原因导致吞咽困难，减少摄入量，引发营养不良。随着生活方式的改变，糖尿病合并口腔癌患者增加。糖尿病是头颈部肿瘤术后伤口感染、伤口愈合延迟、发生咽瘘的原因之一，而充分的营养供给是增强抵抗力、促进伤口愈合的重要保证；同时，术前焦虑所致负性心理反应会造成应激性高血糖水平，影响患者进食，围术期应重视营养供给，避免术后并发症和影响手术成功率。

一、案例介绍

［病史］

患者陈某，女，55岁，入院诊断"右舌鳞状细胞癌"。

主诉：发现右舌缘溃疡样肿物疼痛加重1年，因进食时舌体疼痛影响进食，自诉发病1年余体重下降10kg。

现病史：患者右舌缘溃疡样肿物疼痛加重1年，来院就诊行门诊病理活检示舌鳞状细胞癌，为进一步诊治收入口腔科。

既往病史："糖尿病"病史1年余，口服二甲双胍，血糖控制不佳。

个人史：否认吸烟、酗酒，无嚼槟榔史。

家族史：家族中成员无同类情况。

[体格检查]

生命体征：体温36.4℃、脉搏77次/min、呼吸20次/min、血压100/68 mmHg、随机血糖7.86 mmol/L、BMI：18.98 kg/m²。

专科检查：面部外形对称，开口度三横指，开口型垂直向下。口内牙列缺失，上颌牙槽嵴刃状，下颌牙槽嵴重度吸收，舌体活动自如，无麻木。右舌侧缘见一溃疡样肿物，大小约5 cm×3 cm，边缘红肿。边界不清，基底浸润，触诊质韧，易出血。右侧下颌下区扪及一个肿大淋巴结，无触痛，约1 cm×1 cm，质硬，活动性差。口内黏膜湿润，双侧腮腺导乳头无红肿，挤压腺体，排唾清亮。咽旁无膨隆。

[辅助检查]

生化指标：血清葡萄糖7.86 mmol/L↑、糖化血红蛋白6.4%↑、总蛋白74.3 g/L、血清白蛋白46.5 g/L、总胆红素23 μmol/L↑、直接胆红素9.2 μmol/L↑、D-二聚体678.45 ng/ml↑、抗甲状腺球蛋白抗体：TGA 54.10 IU/ml、抗甲状腺微粒抗体：TMA 17.8 IU/ml↓。

影像指标：MRI示舌部右侧（含舌体、舌根部）肿块影，可符合舌癌表现；双侧颌下及颈部多发大小不等淋巴结，其中右侧ⅡA区坏死，考虑淋巴结转移。

[诊疗经过]

患者8月18日入院完善各项检查，内分泌科及营养科联合会诊，进行围术期血糖管理及营养干预，患者术前空腹血糖可维持在8.5 mmol/L，体重由42.7 kg回升至45.2 kg，符合手术标准（血糖≤10 mmol/L，理想体重45 kg）。8月29日进行右舌癌原发灶扩大切除术、右侧改良根治性颈淋巴清扫术、左侧股前外穿支皮瓣舌再造术治疗，术后使用短效胰岛素制剂皮下注射，同时监测三餐前、三餐后2 h和睡前共7段血糖，术后依据血糖变化及体重变化，继续实施营养干预。患者术后饮食方式以鼻饲流质为主，我们给予患者制订个性化营养方案，以三正餐+三辅餐的方式，进行匀浆膳配餐。配餐总热量依据患者理想体重进行计算。术后1～3 d以总热量的50%为每日喂食目标，以低脂优质蛋白为主，同时使用益生菌或四磨汤帮助患者胃肠道功能恢复；术后1周完成每日总热量摄入目标，以高蛋白饮食为主。匀浆膳主要选择糖尿病患者专用营养配方粉和高膳食纤维谷粉，可有效稳定患者血糖，同时增加患者饱腹感；蛋白添加主要选择肿瘤患者专用乳清蛋白粉，可有效提高蛋白吸收率。患者术后2h即可开始鼻饲，根据个体情况逐渐加量，达到进食后无腹胀、呕吐等情况。围术期患者血糖波动在7.86~11.19mmol/L，术后第10天体重回升至47kg，指导患者自行配置匀浆膳，掌握饮食搭配技巧。经治疗后病情好转，术后两周拆线出院。

二、高级健康评估与护理

糖尿病合并鳞癌患者的健康评估与护理见表2-1。

表2-1 糖尿病合并鳞癌患者的健康评估与护理

评估维度	评估内容	评估情况	护理措施
疾病/病症	1.舌鳞状细胞癌 2.糖尿病	1.右舌缘溃疡样肿物，大小约5cm×3cm，边缘红肿，边界不清，基底浸润，触诊质韧、易出血。右侧下颌下区扪及一个肿大淋巴结，无触痛，约1cm×1cm，质硬，活动性差。MRI：舌部右侧（含舌体、舌根部）肿块影，符合舌癌表现；双侧颌下及颈部多发大小不等淋巴结，其中右侧ⅡA区坏死，考虑淋巴结转移 2.血清葡萄糖7.86mmol/L、糖化血红蛋白6.4%	1.按舌癌手术护理常规：①术前给予营养支持、吞咽功能训练、肢体活动训练。②8月29日进行右舌癌原发灶扩大切除术、右侧改良根治性颈淋巴清扫术、左侧股前外穿支皮瓣舌再造术治疗，术后留置胃管管饲。③术后观察生命体征、意识、皮瓣血运等表现 2.动态监测血糖，预防低血糖发生 3.遵医嘱使用短效胰岛素随正餐注射，关注患者的血糖变化，警惕应激性高血糖及低血糖的发生

续表

评估维度	评估内容	评估情况	护理措施
健康状况	1.饮食 2.睡眠 3.营养 4.口腔 5.语言行为 6.心理健康	1.饮食:术前经口流质饮食,摄入量不足;术后糖尿病高蛋白管饲 2.睡眠:睡眠质量差 3.营养状况:总蛋白74.3g/L、血清白蛋白46.5g/L、BMI18.98kg/m²,NRS-2002营养风险筛查:3分,轻度营养不良 4.口腔:口腔异味 5.语言行为:术后发音不清晰 6.心理问题:对疾病预后情况和生活能力感到焦虑,SAS评分55分,轻度焦虑	1.饮食方案:①术后做到尽早吃。舌癌手术患者,术后2h即可开始鼻饲,根据个体情况逐渐加量,达到进食后无腹胀、呕吐等情况。②术前因咀嚼引起舌体疼痛,建议患者采用经口流质饮食;术后采取胃肠管饲流质。③维持身体所需,按恶性肿瘤患者膳食指导行业标准,增加蛋白摄入1.5~2.0g/(kg·d),摄入能量为30~35kcal/(kg·d),同时配餐选择低GI匀浆膳食,以维持术前血糖稳定。④严格按照营养食谱,合理分配三正餐及3~4次加餐,保证每日能量摄取总量在1 200~1 500kcal,每日优质蛋白总量50~60g。⑤请营养科、内分泌科会诊,制订个体化饮食护理计划,结合患者口味制订三餐营养食谱,从中挑取合适食物。⑥饮食计划实施过程的护理。观察肠内营养并发症,腹胀、便秘、恶心、呕吐、腹痛、腹泻等 2.鼓励患者早下床,增加日间活动时间;夜间播放助眠轻音乐;必要时药物辅助睡眠 3.每日两次口腔冲洗。口腔异味较大,可使用稀释氯己定漱口液冲洗,注意舌面及口腔黏膜都应擦拭清洁

评估维度	评估内容	评估情况	护理措施
健康状况			4.术区拆线后语言功能训练：首先进行舌功能训练，指导患者循序渐进进行伸舌头、缩舌头、舌体旋转训练，同时教会患者用舌尖顶住上颚前部进行发音练习，然后用舌尖顶住上下前牙内侧进行发音练习；接着进行唇功能训练，指导患者上下唇反复内缩，同时发出"吧"的声音，鼓起两边腮帮类似于漱口，发出"啪"的声音，撅嘴唇发出"呜"的声音，张开嘴唇发出"咿"的声音；然后进行颌功能训练，指导患者将嘴巴张到最大程度，下颌向前伸，再缓慢地闭上，重复 10 次以上；最后进行语音发音训练，首先进行单音节练习，然后再进行双音节练习，逐渐发展到单词再到句子、对话、绕口令等，由易到难，由慢到快，循序渐进地进行练习 5.鼓励患者表达其害怕及担心的事项：与患者积极沟通，引导患者角色转换；鼓励家属多给予患者支持、陪伴

续表

评估维度	评估内容	评估情况	护理措施
生理功能	1.消化系统 2.内分泌代谢系统	1.消化系统：食欲减退，纳差 2.内分泌系统：血清葡萄糖7.86mmol/L、糖化血红蛋白6.4%	1.提供个体化饮食餐单；鼓励患者按饮食方案进食 2.对患者进行运动指导，建议患者每周运动3~5d。建议进行低强度有氧运动，有氧运动的方式主要有步行，以及我国民族传统体育项目，如太极拳、五禽戏、八段锦、扭秧歌等。建议以低强度有氧运动（30%~39% HRR）起始，逐步增至中等强度（40%~59% HRR），推荐的运动时间可以连续完成，也可以分次累计完成，每日用于提高心肺耐力的有氧运动时间应在30 min以上。手术当天指导患者进行床上踝泵运动
ICF自理能力	自理能力 跌倒/坠床风险	1.BADL评分60分，部分自理 2.Hendrich Ⅱ跌倒风险评估：1分（低风险）	1.指导患者床上活动及离床活动原则 2.协助生活护理 3.患者离床活动时使用四脚助行器，防跌倒

评估维度	评估内容	评估情况	护理措施
风险与并发症	切口感染/皮瓣血管危象	手术切口稍红肿，有少许渗液，无活动性渗血渗液，有轻压痛	1.加强手术切口换药，观察伤口有无渗血、渗液；严格无菌操作，注意手卫生 2.皮瓣护理：①头部制动；②观察皮瓣颜色；③测皮瓣温度；④观察皮纹；⑤观察质地；⑥辅助判断试验。组织张力：正常皮瓣张力应同健侧或略高于健侧，触之与鼻尖相似。如动脉供血障碍，则张力降低，组织瘪陷，触之如嘴唇；如静脉回流不畅，则张力升高，组织变硬、变紫，触之如前额。针刺试验：消毒皮瓣后用7号头皮针或5ml注射器刺入皮瓣，深度为5mm左右，大概针头的斜刺面即可。5s内如有新鲜血液渗出，为血运正常。如不出血或仅可挤出少许血液则表明动脉供血不足。如针刺后立刻流出暗紫色血液则表明静脉危象。毛细血管充盈试验：用棉签轻轻压迫移植皮瓣，使表面呈苍白，压迫物移去后皮色在1～2s转为红润，为血供良好。如超过5s或反应不明显，应考虑有循环障碍的存在 3.患者未发生皮瓣血管危象

19

三、护理问题分析

舌癌患者营养不良的原因分析见图2-1。

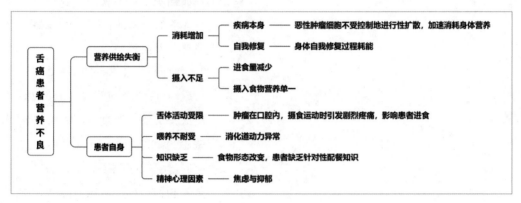

图2-1　舌癌患者营养不良的原因分析

四、出院诊断

1.右舌鳞状细胞癌（pT3N2bMx）。

2.糖尿病。

五、出院指导

营养膳食指导：维持身体所需，增加蛋白质摄入，维持术前血糖稳定。严格按照营养食谱，合理控制三餐饮食量，保证每日能量摄取量在1 200～1 500 kcal，每日优质蛋白50～60 g，在保证营养均衡的同时，要增加蛋白摄入。与营养科共同制订个体化饮食护理计划，结合患者口味制订三餐营养食谱，从中挑取合适食物。（以下为匀浆膳参考食谱）

早餐	牛奶或豆浆250 ml、包子或花卷50 g、燕麦粥50 g、什锦小菜50 g（西兰花15 g、西芹15 g、胡萝卜15 g）、烹调油3 g、盐2 g
加餐	益力佳250 ml+蛋白粉10 g 或苹果1个
午餐	米饭100 g、清蒸鲈鱼100 g、香菇油菜200 g（香菇10 g、油菜150 g）、烹调油10 g、盐2.5 g

加餐	营养谷粉1包
晚餐	米饭100g、西红柿炒鸡蛋200g（西红柿150g、鸡蛋50g）、牛肉100g、烹调油7g、盐1.5g
加餐	益力佳250ml+蛋白粉10g

血糖监测：每日监测三餐前及睡前血糖，制订个体化目标及控糖方案，空腹或餐前血糖7.8～10.0mmol/L，随机血糖7.8～13.9mmol/L，至少每3个月检测一次糖化血红蛋白（HbA_1C），一般将HbA_1C控制在7％左右。

让患者及家属理解管饲营养的重要性，让患者在心理上接受管饲营养，树立恢复健康的信心，使其积极主动配合。居家胃管护理：预防胃肠道并发症，包括腹泻、恶心和呕吐、便秘、腹胀。按营养科指导使用益生菌或四磨汤调节胃肠道功能。餐单营养供给换用低脂配方，必要时使用促胃肠动力药。日常餐单增加膳食纤维，注意充分饮水，持续便秘可能需要软化剂或肠道蠕动刺激剂。

运动康复指导：加强踝泵运动，促进静脉和淋巴回流，减轻水肿和预防深静脉血栓。

药物宣教：继续使用胰岛素注射控制血糖，遵医嘱按时按量用药，避免自行加量或减量，到内分泌科随诊。

心理护理：患者入院当天，责任护士主动自我介绍并介绍住院环境，消除患者的紧张感；对治疗进程、需配合的检查治疗做好告知，让患者主动配合；责任护士会安排时间为患者讲解疾病知识、康复训练指导，及时对患者进行心理疏导；医生亦会告知患者一些好转案例增强患者治疗信心。

六、延续护理

2022年9月30日，患者出院后1个月门诊复诊，术区伤口愈合良好，随机血糖7.6mmol/L，体重44kg。患者术后第4周开始放疗，自述因疼痛及咳嗽等因素进食量减少，体重下降明显。建议患者调整饮食结构，增加喂食频次，少量多次提高饮食总量。

2022年12月2日，患者出院后3个月门诊复诊，已完成放射治疗，拔除气切套管及胃管，随机血糖5.4mmol/L，体重46kg。患者放疗后皮肤干燥，指导患者正确使用润肤乳保护皮肤。指导患者吞咽训练，匀浆膳以糊状向固体食物改变，另外增加饮水量至2 000 ml/d。

2023年3月7日，患者出院后6个月门诊复诊，口腔皮瓣存活血运良佳，皮肤干燥情况改善，血糖控制达标，全身检验及放射指标复检未见异常，营养专科护士持续跟进患者进食情况并指导。

七、总结与反思

糖尿病口腔肿瘤患者，尤其是恶性肿瘤患者，由于肿瘤的消耗及伴有长期进食障碍，血糖流失不被利用，术前出现体质下降，手术中出血及体能消耗，造成体内各种营养物质严重缺乏。同时，为防止影响伤口愈合及出现并发症，不宜过早进食，常需要放置鼻饲管来维持营养。糖尿病是一组复杂的内分泌代谢病，在口腔肿瘤发病的过程中，需要患者能够正确认识糖尿病，主动参与饮食、运动等自我护理活动，让患者克服自理能力的局限性，提高自理能力。

通过此次个案追踪，通过围术期营养干预，有效补充蛋白质，准确进行体重与总蛋白监测，使患者体重得到改善。在营养支持的同时密切关注患者血糖变化，防止过度补充营养而增加糖代谢负担，术前三餐前皮下注射普通胰岛素，定时监测血糖，根据血糖监测调节胰岛素用量。术后按医嘱应用抗生素预防感染，防止禁食引起的低血糖反应。

八、知识拓展

舌癌是口腔癌中最常见的类型之一。手术通常是主要的治疗方式，特别是在肿瘤需要切除舌体的情况下。这种手术会对患者的语言能力、进食和吞咽功能以及整体的生活质量产生显著影响。皮瓣修复术是一种有效的方法，用于修复舌体及口底的缺损。这种手术通过移植带有血管的皮瓣来重建解剖形态和恢复舌功能，有助于显著提高患者的生活质量。这种技术能够帮助患者重新获得语言能力、进食和吞咽功能，尽可能减少因手术带来的负面影响。现代医学不断进步，为患者提供更好的康复治疗选择，以帮助他们恢复到正常生活中。

穿支皮瓣是指那些仅以细小血管供血的皮瓣，这些血管在穿过深筋膜后口径仍然≥0.5 mm。它们属于轴型血管的皮瓣范畴。在口腔颌面外科中常见的穿支皮瓣包括股前外侧穿支皮瓣（ALT）、腓肠内侧动脉穿支皮瓣（MSAP）、颏下动脉穿支皮瓣等。穿支皮瓣的优点包括组织柔韧性好、血供可靠、厚度适宜、外观良好以及并发症少。

血管危象是皮瓣移植手术后常见的并发症，主要由于动静脉循环吻合问题引起，包括动脉危象和静脉危象。动脉危象表现为皮瓣毛细血管反应消失，早期皮瓣颜色较苍白，缺乏弹性，晚期则色泽灰暗。静脉危重表现为皮瓣颜色和质地的改变，早期在皮瓣质地发生改变之前，颜色先变红，皮瓣毛细血管反应加快，逐渐变为深红色、暗红色，晚期黑色，肿胀质硬，针刺皮瓣流出暗红色或黑色血液。

血管危象通常在术后的24～72h发生，是皮瓣移植失败的典型过程。为预防血管危象，术后患者需要确保体位是仰卧位并保持头部制动，以减少皮瓣血管蒂的过度拉伸，有利于静脉血液和淋巴液的回流，从而减轻头颈部的充血和水肿。此外，临床上常用毛细血管充盈实验和针刺出血实验，评估血液循环状态和皮瓣血供情况，有助于及时发现和处理潜在的血管问题，提高修复手术成功率和术后康复效果。

👨‍⚕️ 九、参考文献

[1]孙娟，张海峰，唐雯，等.口腔颌面恶性肿瘤合并糖尿病患者围术期营养状况调查分析[J].上海口腔医学，2021，30（3）：306-311.

[2]龙浪.授权理论结合图文教育对舌癌术后患者吞咽和语言功能的影响[J].护理实践与研究，2021，18（2）：268-271.

[3]焦广宇，李增宁，陈伟.临床营养学[M].北京：人民卫生出版社，2017.

[4]丁凤，吴娴，杨细虎，等.超声骨刀微创拔牙法与传统拔牙法拔除下颌水平阻生牙的效果比较[J].中国口腔颌面外科杂志，2019，17（5）：431-435.

[5]吴术兰，王秀敏，陈旺英，等.阶段化心理护理联合健康教育在口腔癌患者中的应用[J].齐鲁护理杂志，2021，27（14）：21-24.

3　一例急性心肌梗死合并糖尿病患者个案护理

梁海玲　袁惠萍　湛献能　刘美兰　王艳　何小霞

> **背景:**
>
> 据数据统计,急性冠状动脉综合征(acute coronary syndrome,ACS)合并糖尿病占比高达45.0%,慢性稳定性冠心病患者合并糖尿病占比为26.8%,高血糖是全因死亡和心源性死亡的独立危险因素。急性心肌梗死(AMI)是糖尿病患者的严重心血管并发症之一,而糖尿病(DM)是心血管疾病患者的高危因素,并且是加重病情及最终导致其死亡的最重要原因。心肌梗死诱发心肌缺血再灌注损伤、心室重塑和左心室功能改变等因素会加速糖尿病患者血管病变的进程,进而推动心血管并发症的出现。对这类患者的观察和护理需要全面细致,对患者的病情变化要高度警觉,并及时采取相应措施,以保证治疗效果和患者健康的恢复,以改善患者的预后和生活质量。

一、案例介绍

[病史]

患者曹某,男,67岁,入院诊断:"急性ST段抬高型心肌梗死"。

主诉: 胸痛1.5h。

现病史: 患者1.5h前出现胸痛,心前区及胸骨后持续性压榨样疼痛,无向他处放射,伴有面色苍白,无大汗淋漓,自行来院急诊就诊,立即开通绿色通道,启动导管,行急诊PCI术,术后转入心血管内科监护室监护。患者自发病以来,无发热、畏寒,无咳嗽、咳痰,无腹泻、腹胀,无尿频、尿急、尿痛。患者精神一般，睡眠、胃纳可，二便如常。

既往史：高血压病30余年，糖尿病近30年；脑梗死2年。

个人史：吸烟40年，平均20支/d，未戒烟。

家族史：母亲有糖尿病，父亲有冠心病。

[**体格检查**]

生命体征：体温36.5℃，脉搏74次/min，呼吸20次/min，血压101/58mmHg，随机血糖16.7mmol/L。

专科体查：意识清楚，双肺呼吸音粗，未闻及干湿啰音，心前区无隆起，心尖搏动正常，未触及震颤，未触及心包摩擦感，心脏相对浊音界正常，心率74次/min，心律齐整，心音正常，未闻及额外心音，未闻及杂音，未闻及心包摩擦音。

[**辅助检查**]

白细胞12.79×10^9/L↑；三酰甘油3.33mmol/L↑；CK-MB124.3U/L↑；NT-ProBNP813.7pg/L↑。

糖化血红蛋白：9.8%↑。

冠脉造影术：右冠脉近中段弥漫病变，狭窄为80%~95%，血流TIMI2级；左主干大致正常，左前降支中段心肌桥形成，回旋支中段次全闭塞，血流TIMI0级。

胸片：心胸比率约为0.56，双肺纹理增强。

心脏彩超：LVEF68%，左房增大，轻度-中度的二尖瓣反流。

[**诊疗经过**]

患者因1.5h前出现胸痛伴心前区及胸骨后持续性压榨样疼痛，于急诊科就诊，在急诊行PCI术，植入支架开通血管，手术顺利，手术结束后由导管室送入CCU监护治疗，术后血糖升高，请内分泌科、营养科进行血糖调控管理，早期心脏康复管理，患者病情逐渐好转，于6月18日步行出院。

👤 二、高级健康评估与护理

急性心肌梗死合并糖尿病患者的健康评估与护理见表3-1。

表3-1　急性心肌梗死合并糖尿病患者的健康评估与护理

评估维度	评估内容	评估情况	护理措施
疾病/病症	1.急性心肌梗死 2.糖尿病	1.心前区及胸骨后持续性压榨样疼痛,伴面色苍白 2.心电图提示急性侧壁下壁心肌梗死,CK-MB:124.3 U/L 3.血糖16.7 mmol/L,糖化血红蛋白9.8%	1.急诊开通绿色通道,立即启动导管室,急诊予回旋支、右冠脉行PCI术,植入支架付3枚支架。术后予抗血小板、稳定斑块、营养心肌等支持治疗 2.门冬胰岛素8 U以及甘精胰岛12 U皮下注射
健康状况	1.意识 2.生命体征 3.睡眠 4.饮食 5.营养状况 6.心理健康 7.社会支持	1.意识:清醒,精神疲倦;生命体征:体温36.5℃,脉搏74次/min,呼吸20次/min,血压101/58 mmHg,体重62 kg,血糖16.7 mmol/L;急诊术前NRS疼痛数字评分疼痛5分,中度疼痛 2.饮食:低盐、低脂、糖尿病饮食 3.睡眠:匹兹堡睡眠质量指数(PSQI 4)分,睡眠质量好 4.营养状况:BMI 21.5 kg/m²;白蛋白36 g/L,总蛋白65.2 g/L 5.心理状况:焦虑自评量表(GAD-7)1分,没有焦虑问题;抑郁自评量表(PHQ-9):1分,没有抑郁问题;对疾病治疗的期望值高 6.社会家庭关系:育有一子,家庭和睦	1.予持续吸氧,心监监护,密切监测生命体征变化,绝对卧床 2.急诊行PCI术,开通血管,血运重建;术后NRS疼痛数字评分疼痛2分,轻度疼痛。观察有无术后胸痛,如有术后胸痛,观察疼痛的性质、部位及持续时间,及时做心电图检查 3.住院期间每日给予1890 kcal,盐的摄入<6 g,脂肪30~50 g 4.通过对患者病情、药物、心理、睡眠、吸烟以及运动风险评估拟定Ⅰ期心脏康复计划

评估维度	评估内容	评估情况	护理措施
生理功能	1.呼吸系统 2.循环系统 3.神经系统 4.内分泌代谢系统	1.呼吸系统:胸片示双肺纹理增强 2.循环系统:冠脉造影示冠脉近中段弥漫病变,狭窄为80%~95%,血流TIMI2级,左主干大致正常,左前降支中段心肌桥形成,回旋支中段次全闭塞,血流TIMI0级。心胸比率约为0.56 3.神经系统:四肢关节活动正常,四肢肌力Ⅴ级,肌张力正常 4.内分泌代谢系统:糖化血红蛋白9.8%↑,伴有口干	1.PCI术后第2天进入心脏康复训练,给予自理训练、床上被动运动训练以及手指操来缓解右上肢的疼痛、肿胀感;训练后疲劳度测定11分 2.PCI术后第3天,给予床上的上肢以及下肢的瑜伽小球训练,锻炼肢体的关节活动度;训练后疲劳度测定11分 3.PCI术后第4天,从床旁坐到床边站立的训练,逐步到床边缓慢踏步、行走;训练后疲劳度测定12分 4.在心电监护下行1对1的床边心脏康复训练,过程中随时评估患者的病情变化以及主诉;出现异常时立即暂停 5.院内联合内分泌科、营养科进行血糖管理,动态血糖监测,制订胰岛素治疗方案,指导患者低盐、低脂、糖尿病饮食 6.稳定斑块、调脂 7.控制液体入量,保持24h的出量比入量多500ml,加强利尿,增加出量,减轻心脏负荷

续表

评估维度	评估内容	评估情况	护理措施
ICF自理能力	自理能力	生活质量量表SF-12，质量下降；BADL评分15分，重度依赖	1.PCI术后第1天，自理生活能力训练，协助生活护理 2.PIC术后第2天经过全面风险评估后行心脏康复训练，提高患者自理生活能力 3.PCI术后第3天，BADL评分40分，中度依赖
风险与并发症	1.跌倒/坠床风险 2.出血 3.心搏骤停	1.跌倒/坠床风险评估：30分，中度风险 2.PCI手术术中使用大量抗凝药物，术后使用抗血小板药物 3.右冠脉近中段弥漫病变，狭窄为8%～95%，左前降支中段心肌桥形成，回旋支中段次全闭塞，血流TIMI0级	1.PCI术后第3天绝对卧床休息，上床栏，指导床上大小便；协助生活护理 2.密切观察动脉穿刺口有无渗血、血肿，每班测量肢体周长 3.关注口腔黏膜、皮下、消化道、泌尿道有无出血倾向 4.密切观察疼痛的性质、部位及持续时间；及时做心电图检查

👨‍⚕️ 三、护理问题分析

该患者发生急性心肌梗死的原因可能有哪些？结合主诉、病史、体征及辅助检查进行评判性思考及判断（图3-1）。

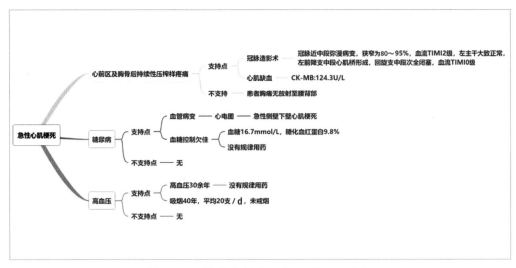

图3-1　发生急性心肌梗死的原因分析

四、出院诊断

1. 急性ST段抬高型心肌梗死。
2. 2型糖尿病。
3. 高血压3级。
4. 心房颤动，阵发性心房纤颤。
5. 脑梗死个人史。

五、出院指导

患者PCI术后病情问题，需要患者重视管理，要规律作息、合理饮食，平稳控制血糖、血压，一旦发现心绞痛，立即就诊或拨打"120"。

饮食指导：低盐、低脂、糖尿病饮食结构搭配，每日总热量1 890 kcal，盐的摄入<6 g，脂肪30～50 g/d，食物多样化，同类食物进行相互交换，避免选择高油、高脂、浓汤等食物。

血糖监测：每日监测空腹及餐后2 h血糖，空腹或餐前血糖7.8～10.0 mmol/L，餐后2 h或随机血糖7.8～13.9 mmol/L，血糖低于5.0 mmol/L时，适当加餐。

运动指导：建议患者购买心率手环，居家康复过程中佩戴手环可监测运动过程的心率数据；在康复运动过程中如出现不适，立即暂停，必要时立刻就诊。

戒烟指导：通过戒烟的科普视频强化患者戒烟理念，从减少吸烟开始逐渐戒烟，必要时可以至戒烟门诊就诊。

六、延续护理

患者出院后第一次门诊随访，血压124/65 mmHg，血糖6.0～10.5 mmo/L，居家佩戴运动手环行低水平关节活动度训练，每次20 min，疲劳度测定12分，运动时最大心率98次/min，增加心脏康复的时间，每次30～40 min，每周3～4次，进一步控制血糖。

1个月后随访，户外佩戴运动手环有氧运动训练，每次40 min，疲劳度测定13分，运动时最大心率110次/min，增加抗阻训练，每周2次，指导患者到内分泌科调整糖尿病用药方案。

3个月后随访，血糖控制达标，糖化血红蛋白6.0%，专科护士持续全程个案追踪。

七、总结与反思

一方面，糖尿病患者的糖脂代谢紊乱、血管内皮功能受损及炎症反应等病理改变，可导致动脉粥样硬化进程加速，进而增加急性心肌梗死的发病风险。另一方面，急性心肌梗死患者由于心肌缺血缺氧，可导致糖代谢异常和胰岛素抵抗加重，进一步恶化糖尿病病情。本案例患者因长期血糖、血压控制欠佳，依从性差，没有规律服用药物，饮食结构混乱，没有节制，导致高血糖、高血压、高血脂。因此，通过良好的血糖控制，心脏康复五大处方的联合干预，健康教育方式，使患者能够不断加深对自身疾病的认识与理解，增强自我效能，提高依从性，降低并发症发生风险、改善患者的预后，提高患者的生活质量。

八、知识拓展

心脏康复/预防是一门融合心血管医学、运动医学、营养医学、心理医学、行为医学的专业治疗体系，是指以医学整体评估为基础，通过五大核心处方[药物处方、运动处方、营养处方、心理处方（含睡眠管理）、危险因素管理和戒烟处方]的联合干预，为心血管疾病患者在急性期、恢复期、维持期以及整个生命过程中提供生理、心理和社会的全面和全程管理服务和关爱。

心脏康复分为三期： 患者住院期间启动一期康复或院内康复；心脏康复第二期是为期3～6个月的监督下的流动的门诊康复；心脏康复第三期包括以家庭或健身房为基础的运动锻炼，有利于促进患者运动耐量的提高，改善冠状动脉循环，改善血管内皮功能，改善其血糖、血脂、血压等危险因素，调整患者心理状态，改善不良心理反应，降低心血管的发病率和病死率。心脏康复可以促进患者良好生活习惯的养成，提高患者的生活质量，积极主动地配合治疗可有效缩短疾病治疗康复时间，很大程度上减少了被动治疗花费的高昂费用，既有利于减少个人家庭的经济负担，也可缓解社会压力。心脏康复有助于提高患者的生存质量和生活质量，有效降低致残率，使患者劳动能力得到恢复，获得参加工作、创造价值的机会，增加了社会劳动力，使患者心理得到自我安慰和满足。

九、参考文献

[1]冯雪，李四维，刘红樱，等.中西医结合冠状动脉旁路移植术Ⅰ期心脏康复专家共识[J].中国循环杂志，2017，32（4）：314-317.

[2]袁丽霞，丁荣晶.中国心脏康复与二级预防指南解读[J].中国循环杂志，2019，34（S1）：86-90.

[3]郑一梅，李庆印.冠心病患者心脏康复健康教育处方护理专家共识[J].中华现代护理杂志，2022，28（9）：1121-1127.

[4]中华医学会心血管病学分会，中华心血管病杂志编辑委员会.急性ST段抬高型心肌梗死诊断和治疗指南[J].中华心血管病杂志，2019，47（10）：766-783.

[5]陈霜叶.1例急性心肌梗死后患者的康复护理[J].中西医结合护理（中英文），2019，5（2）：212-213.

[6]伊东春树.心脏康复口袋指南[M].北京：科学技术文献出版社，2018.

[7]叶磊，贾峥，陈兰，等.胸痛中心一体化管理模式对急性心肌梗死患者的应用效果评价[J].中国急救复苏与灾害医学杂志，2022，17（2）：157-160.

[8]中国医疗保健国际交流促进会心血管病学分会.冠心病合并2型糖尿病患者的血糖管理专家共识[J].中国循环杂志，2024，4（39）：342-352.

一例 2 型糖尿病合并慢性心力衰竭患者的个案护理

黄诗颖　湛献能　刘美兰　吴伟珍　何小霞　黄淑玲

背景：

慢性心力衰竭（chronic heart failure，CHF）是临床常见的危重状态，也是心脏病的终末期。随着近年来对心力衰竭发病机制认识的深入，糖尿病被明确确定为慢性心力衰竭的独立危险因素，可加速动脉粥样硬化斑块的形成，破坏动脉粥样硬化斑块的稳定性，进一步加重疾病的进展，引发心衰。同时，2型糖尿病（type 2 diabetes mellitus，T2DM）合并CHF还会引起四肢无力、呼吸困难、体液潴留等临床症状，严重影响患者的身心健康。在临床实践中，对糖尿病合并心力衰竭患者的护理尤为重要，有效的护理措施可以显著提高患者的生活质量和预后。

一、案例介绍

[病史]

患者陈某，女，79岁，入院诊断："①冠心病；②心力衰竭；③2型糖尿病"。

主诉： 胸闷、气促半月余，再发加重2d。

现病史： 患者半个月前因受凉感冒后出现胸闷，以心前区闷胀感为主，呈持续性，与活动体位无关，伴气促、活动耐量下降、夜间阵发性呼吸困难及端坐呼吸。2d前患者无诱因出现胸闷、气促再发加重，伴有夜间不能平卧、咳嗽和四肢乏力，为进一步诊治前来心内科就诊治疗。

既往史： 既往有数十年"高血压、2型糖尿病"病史；近期在外院住院期间诊断"脑梗死、血管性痴呆"，目前遗留双下肢肌力3⁺级，双上肢肌力4级，四肢肌张力均正常。

婚育史：育有1子1女，配偶健在。

[**体格检查**]

生命体征：体温36.5℃，脉搏70次/min，呼吸20次/min，血压156/53mmHg，随机血糖8.0mmol/L。

专科体查：全身皮肤、黏膜色泽轻度苍白，呈轻度贫血貌，双下肢无水肿。双肺呼吸音粗，可闻及少许湿啰音。心率74次/min，心律齐整，心音正常。

[**辅助检查**]

红细胞（RBC）2.62×10^9/L↓，血红蛋白（HGB）83g/L↓，糖化血红蛋白（HbA_1C）6.7%↑，葡萄糖8.0mmol/L↑；大便潜血试验阳性，尿蛋白弱阳性。

胸部X线：双肺多发炎症，心影增大，主动脉硬化。

冠状动脉CT血管+肺静脉成像：冠状动脉粥样硬化、主动脉粥样硬化、双侧胸膜增厚，双侧胸腔少量积液。

心脏彩超：左室射血分数（LVEF）66%，双房增大，主动脉瓣钙化，中度二尖瓣反流，中度三尖瓣反流，可疑轻度肺动脉高压，少量心包积液。

[**诊疗经过**]

入院后予完善各项检查，降压、调脂、降糖、抗血小板聚集治疗，同时应用药物以及饮食营养支持改善贫血和胃肠功能、预防感染，持续遥测心电监护和血氧饱和度监测。

👥 二、高级健康评估与护理

2型糖尿病合并慢性心力衰竭患者的健康评估与护理见表4-1。

表4-1　2型糖尿病合并慢性心力衰竭患者的健康评估与护理

评估维度	评估内容	评估情况	护理措施
疾病/病症	1.2型糖尿病 2.慢性心力衰竭	1.糖化血红蛋白6.7%↑ 2.胸闷、气促；活动耐量下降；夜间阵发性呼吸困难及端坐呼吸	1.指导患者口服降糖药物，制订血糖控制目标为：餐前7.8～10.0mmol/L，餐后7.8～13.9mmol/L 2.糖尿病知识宣教 3.遵医嘱予持续低流量给氧及血氧饱和度监测 4.保持呼吸道通畅，根据病情调整体位，取坐位或半坐位，减轻呼吸肌的负担，改善气体交换功能 5.基于音乐疗法指导患者每日进行廓清式呼吸训练3次，每次5～10min
健康状况	1.意识 2.生命体征 3.睡眠 4.肌力 5.营养状况 6.大小便 7.心理健康 8.社会支持	1.意识：清醒 2.生命体征：体温36.2℃，血压波动在130～155/60～80mmHg，脉搏70～80次/min，呼吸22次/min 3.睡眠：难入睡，易醒 4.四肢肌力：双下肢肌力3^+级，双上肢肌力4级，20d前有跌倒史 5.营养状况：BMI23.4kg/m²，NRS-2002营养风险筛查1分，HGB83g/L↓	1.监测血压变化：血压控制在130/80mmHg以下，保持环境舒适安静，有利于休息 2.制订康复锻炼计划：采用音乐疗法联合上下肢功能锻炼，上肢握力运动，每侧肢体30次，每日3次。下肢踝泵运动，每日2次，每次5～10min 3.制订糖尿病半流饮食计划：遵循少量多餐原则，两餐间加餐，同类食物相互交换，限制每日摄入少于5g的食盐

评估维度	评估内容	评估情况	护理措施
健康状况		6.大小便：便秘、大便潜血阳性 7.心理健康：焦虑自评量表（SAS）得分62分（中度焦虑） 8.社会支持：育有1子1女，配偶健在，家庭和睦	4.排便管理：观察大便颜色和皮肤黏膜等有无出血情况。便秘发生时，遵医嘱应用缓泻剂缓解便秘，并注意观察患者的心率和节律情况 5.心理支持：提供心理支持和心理健康教育，帮助患者应对糖尿病带来的心理压力和焦虑。同时嘱患者避免情绪过于激动
生理功能	1.消化功能 2.循环功能 3.泌尿系统 4.内分泌系统	1.消化系统：恶心，呕吐，排便困难，慢性萎缩性胃炎 2.循环系统：冠状动脉粥样硬化，LVEF 66%，B型钠尿肽215.63 pg/ml； 3.泌尿系统：尿蛋白弱阳性，尿红细胞85个/μL↑，尿白细胞2 148个/μL↑ 4.内分泌系统：空腹血糖波动在13.8～28.6 mmol/L，糖化血红蛋白6.7%↑	1.每日热量1 600～1 700 kcal，主食量200～250 g/d，蛋白质220～250 g/d，脂肪20～25 g/d，蔬菜类300～500 g/d，低GI水果200 g/d，少食多餐原则，同类食物进行交换 2.心衰护理：准确记录出入量，关注每时间段入排情况 3.防止感染：应保持床单位的清洁，开窗通风，关注口腔卫生，嘱饭后漱口，早晚刷牙，减少感染风险 4.血糖管理：口服降糖药，三餐前监测血糖，关注进餐情况，按时加餐，预防低血糖

续表

评估维度	评估内容	评估情况	护理措施
ICF自理能力	1.躯体活动和移动功能 2.自理能力 3.排泄功能	1.躯体活动和移动功能：卧床休息，四肢肌力下降，无法自主体位转移 2.自理能力：基本生活活动能力（BADL）评分45分，中度依赖 3.排泄功能：便秘	1.基础护理：协助生活护理，定时翻身和变换体位 2.尊重患者的隐私和尊严：保持良好沟通，尊重其个人空间及隐私 3.便秘管理：保证合理饮食结构调整搭配，补充一定的水分，必要时予药物辅助排便。每次协助排便后，使用温水清洁皮肤，避免摩擦和损伤
风险与并发症	1.跌倒风险 2.静脉血栓栓塞（VTE）风险 3.再次发生脑梗死的风险	1.跌倒评估：60分（高风险），有跌倒的病史 2.VTE风险评估：6分（高风险） 3.再发脑梗死的风险	1.防跌倒管理：①定时协助患者上厕所，以避免跌倒；②使用便盆或者合适的护理设施，确保安全和舒适 2.VTE预防管理：鼓励和帮助患者进行床边肢体活动，每日观察腿部是否有发红、肿胀或疼痛等现象 3.脑梗死再发的防范措施：维持血压、血糖稳定，定期检查血脂水平。遵医嘱使用抗血小板药物或抗凝药物，低盐低脂饮食，定期进行身体锻炼，保持适宜的体重

👨‍⚕️ 三、护理问题分析

该患者出现糖尿病合并心血管疾病导致活动耐量下降的原因可能有哪些？结合主诉、慢病史、体征及辅助检查进行评判性思考及判断（图4-1）。

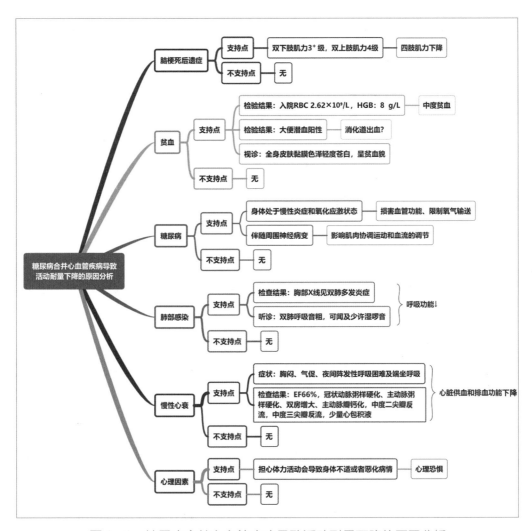

图4-1 糖尿病合并心血管疾病导致活动耐量下降的原因分析

👨‍⚕️ 四、出院诊断

1. 慢性心力衰竭。

2. 冠状动脉粥样硬化心脏病。

3. 2型糖尿病。

4. 消化道出血。

5. 脑梗死恢复期。

👨‍⚕️ 五、出院指导

患者出院前胸闷、气促缓解，血压稳定在120～135/60～75 mmHg，晚餐前血糖偏高，暂未出现低血糖，能独立从床上坐起，并在床边扶栏杆站立5～10 min，再次评估SAS得分56分（轻度焦虑）。

血糖监测与管理：每日监测三餐前空腹血糖，制订个体化目标及控糖方案，空腹或餐前血糖7.8～10.0 mmol/L，餐后2 h或随机血糖7.8～13.9 mmol/L，至少每3个月检测1次HbA$_1$C，一般将HbA$_1$C控制在6%～7%。持续监测血糖水平，调整药物和饮食以维持稳定的血糖水平。

用药指导：①严格遵医嘱坚持服药，不可擅自减量或停药，服用降压药物后注意监测血压和观察自身症状，如有无头晕、头胀。②若需停药，请在心内科医师指导下进行；如有牙龈出血、鼻出血、全身皮下淤点瘀斑、排黑便等情况，请及时就医。

饮食指导：①制订糖尿病半流饮食计划，控制总能量摄入，每天总热量1 700～1 800 kcal，建议两餐间适量加餐，同类食物相互交换。②食物种类以富含蛋白及植物油的饮食为主，选择升糖指数较低的碳水化合物，减少饱和脂肪摄入，避免高胆固醇食物。③限制每日摄入钠盐应少于5 g，预防高血压和液体潴留，减轻心血管负担。④限制烟酒摄入，以减少心血管发病风险。⑤限制液体摄入，量出为入，饮水量=前一日尿量+500 ml，指导患者使用有刻度的水杯饮水，准确记录出入量。

运动指导：①教会患者及其家属使用音乐疗法结合呼吸训练。听音乐放松，根据音乐节奏练习廓清式呼吸训练，每日2次，10～15 min，逐渐增加时间和频率。②教会患者及其家属音乐疗法结合肢体功能锻炼的方法。配合音乐节律，让患者取坐位或卧位由小关节到大关节，依次进行手指操、上肢活动锻炼、踝泵运动、双下肢交替屈伸运动和坐起训练，每日1～2次，每次15～30 min，以患者感觉轻度劳累为准，在家属或陪护人员陪同下进行站立和行走活动练习。③保持情绪稳定。④适度活动，避免胸闷、心悸，合理安排作息。

随访指导：1周后应至心内科门诊和心脏康复护理门诊复诊，及时调整用药。

六、延续护理

1周后心脏康复门诊随访，患者出院后在老人院居住，在养老护理员的监督和协助下能规律服药、饮食及作息运动。三餐前血糖波动在4.9～8.3mmol/L。患者在护理员协助下每日进行音乐疗法联合呼吸功能训练，2次/d，10min/次；在护理员协助下能完成上下肢功能锻炼15min，扶栏站立10min。

两周后，电话随访，三餐前血糖波动在4.6～7.7mmol/L。此外，患者在养老护理员协助下每日进行音乐疗法联合呼吸功能训练，2次/d，15min/次；能完成上下肢功能锻炼25min，扶栏杆行走8～10m。

1个月后，电话随访，患者已由养老院回家随子女生活，日常生活能够自理，营养状况良好，偶有便秘，能够规律服药，三餐前的血糖波动在4.5～7.1mmol/L。患者能自主进行音乐疗法联合呼吸功能锻炼，2～3次/d，15min/次，并且能自主完成上下肢功能锻炼20min，拄拐杖可居家独立行走。

七、总结与反思

在进行T2DM合并CHF患者护理时，需兼顾心衰治疗的同时完善糖尿病护理，而饮食和运动指导对此类患者尤为重要。本案例中的患者由于高龄和既往病史较多，长期缺乏运动锻炼的耐心和信心，而通过在院期间心脏康复护理团队和医疗团队配合，运用音乐疗法中的五音六律，帮助患者舒畅情志，改善不良情绪，在联合呼吸功能和肢体功能锻炼后，患者在出院当天可独立扶栏行走，增强了患者锻炼的信心。因此，除了规律的药物治疗外，作为护理人员，应当积极探索更多非药物干预手段，帮助患者提高运动康复的积极性和依从性，进而提高患者的运动耐力、改善心功能和生活质量。此外，合理的饮食可以帮助T2DM合并CHF患者控制血糖和血压水平，降低血糖波动对心血管的不良影响，从而有助于改善心衰症状，降低后续心血管并发症的风险。合理的饮食还有助于防止营养不良，使患者保持免疫力和抵抗力，降低感染和并发症的风险。

八、知识拓展

音乐疗法是一种通过音乐和音乐活动来改善身体、情绪、认知和社交功能的治疗方法，可以在多个方面帮助患者提升生活质量，促进身心健康的综合发展：①情绪调节和心理健康。音乐能够触发情感反应，有助于缓解焦虑、抑郁等负面情绪，提升心理健康水平。②身体康复和疼痛管理。在康复过程中，音乐可以促进肌肉放松、改善运动协调性，帮助患者恢复身体功能，同时减轻疼痛感受。③认知功能和学习能力。音乐疗法通过节奏、记忆和注意力的训练，有助于改善认知功能，提升学习能力，对阿尔茨海默病等疾病有积极影响。④社交互动和沟通能力。在群体音乐活动中，患者可以增强与他人的互动和沟通能力，改善社交技能，增强社会支持感。⑤促进创造力和自我表达。音乐可以激发个体的创造力和艺术表达能力，帮助个体找到情感释放的出口，增强自我认知和自我表达能力。

九、参考文献

[1]徐家松.观察应用卡维地洛结合曲美他嗪治疗高血压伴慢性心衰患者的效果[J].名医，2020，（9）：308-309.

[2]张玉.沙库巴曲缬沙坦钠治疗射血分数下降慢性心衰患者效果及对神经内分泌激素和炎性因子水平的影响[J].交通医学，2022，36（2）：165-168.

[3]刘雅丽，朱桂萍.专病一体化饮食护理模式对慢性心衰并发糖尿病患者的影响[J].国际护理学杂志，2018，37（12）：1651-1653.

[4]周子涵，潘文谊，邱依雯，等.音乐疗法干预焦虑的作用机制[J].中国临床心理学杂志，2024，32（3）：711-716.

[5]郭艺芳.糖尿病患者的心血管病和危险因素管理[J].中国心血管杂志，2023，28（3）：201-204.

[6]黄恺，曾天舒，刘刚，等.中国成人2型糖尿病及糖尿病前期患者动脉粥样硬化性心血管疾病预防与管理专家共识[J].中国糖尿病杂志，2023，31（9）：641-656.

5 一例 G-POEM 治疗 1 型糖尿病性胃轻瘫患者的个案护理

李晓霞　湛献能　刘美兰　吴伟珍　何小霞　范秀晶

背景:

糖尿病性胃轻瘫(DGP)泛指无机械性肠梗阻存在时的胃动力障碍和排空延迟,是糖尿病患者随着病程延长而导致的胃肠道自主神经病变。该病以早饱、餐后中上腹饱胀、恶心、呕吐、上腹痛等为主要的临床表现,是糖尿病的一种严重并发症。据统计,发病率占糖尿病患者的40%~60%。除上述消化道症状外,胃瘫患者还可出现水、电解质及酸碱平衡紊乱、能量摄入不足、体重丢失、血糖异常等并发症,严重影响患者的生活质量。

一、案例介绍

[病史]

患者贝某,女,22岁,入院诊断:"①反流性食管炎;②1型糖尿病"。

主诉: 反复反酸、恶心、腹胀、呕吐1年余。

现病史: 患者1年前开始出现反复腹胀伴呕吐,表现为进食进水后即呕吐,呕吐非喷射性,呕吐物为胃内容物,呕吐后症状缓解,其间外院多次就诊,诊断为糖尿病、糖尿病酮症,对症治疗后效果不佳,3d前患者因进食后频繁反酸、恶心、进食进水后即呕吐,伴疲乏、纳差、腹胀、未解大便,无肛门排气,为求进一步诊治,收治消化科。起病以来患者睡眠一般,小便正常,大便4~5d/次,质软,近10d未大便,体重下降5kg。

既往史: 1型糖尿病1年余,规律使用胰岛素控糖,自诉血糖控制良好。

家族史: 有三代糖尿病家族史,母亲及外婆均患1型糖尿病。

婚育史：已婚未育。

[**体格检查**]

生命体征：体温36.5℃、脉搏106次/min、呼吸20次/min、血压109/71mmHg、体重42kg、随机血糖15.2mmol/L，BMI20.3kg/m²。

专科检查：腹部稍膨隆，无胃型、肠型、蠕动波，腹肌柔软，无压痛，肠鸣音正常，5次/min。

[**辅助检查**]

检验指标：血清钠128.5mmol/L↓；血清氯93.5mmol/L↓；血清钾3.45mmol/L；葡萄糖6.07mmol/L↑；糖化血红蛋白7.0%↑；酮体1.1mmol/L↑。

全腹部CT平扫+增强：胃、十二指肠水平段近段较多内容物，十二指肠水平段近段管腔略扩张。

上消化道钡餐造影：胃潴留，造影所见胃、十二指肠蠕动明显减少，钡剂排空明显延迟。

胃镜：①慢性浅表性胃炎；②胃潴留。

[**诊疗经过**]

患者因反复反酸、腹胀、恶心、呕吐1年余于2月3日入院，入院后完善相关检查，考虑糖尿病胃轻瘫，予促胃肠道动力、补钠、保护胃肠黏膜、控糖等对症治疗，腹胀症状逐渐缓解，呕吐症状控制不佳，遂联合院内MDT（营养专科、内分泌科、心理科、中医科）协同血糖管理、调整促胃肠道动力方案、制订个体化饮食方案，并于2月12日于内镜中心行经口内镜下幽门肌切开术，经医护一体诊疗后患者病情好转，于2月20日步行出院行居家自我健康管理。

二、高级健康评估与护理

1型糖尿病性胃轻瘫患者的健康评估与护理见表5-1。

表5-1 1型糖尿病性胃轻瘫患者的健康评估与护理

评估维度	评估内容	评估情况	护理措施
疾病/病症	1.1型糖尿病胃轻瘫 2.糖尿病酮症	1.胃镜提示：胃潴留 2.上消化道钡餐造影提示：胃潴留，造影所见胃、十二指肠蠕动明显减少、钡剂排空明显延迟 3.酮体1.1mmol/L↑，随机血糖15.2mmol/L↑	1.严密观察患者神志及呼吸情况，监测血糖及酮体波动情况 2.观察患者腹胀及呕吐情况，准确记录24h出入量 3.纠正酮症：小剂量胰岛素连续静脉滴注[0.1U/（kg·h）]治疗直至微量血糖＜11.1mmol/L、静脉补充液体维持水电解质酸碱平衡
健康状况	1.意识 2.生命体征 3.大小二便 4.饮食 5.睡眠 6.营养状况 7.心理状况 8.社会支持	1.意识：清醒 2.生命体征：体温36.5℃、脉搏106次/min、呼吸20次/min、血氧饱和度98% 3.大小二便：小便正常；大便4～5次/d、质软、近10d未排便 4.饮食：糖尿病流质或半流质 5.睡眠质量：匹兹堡睡眠质量指数（PSQI）评分为10分，较差 6.营养状况：BMI20.3kg/m^2，NRS-2002营养风险筛查2分，PG-SGA评分7分（中度营养不良）	1.MDT会诊（营养科、内分泌科、中医科）协同血糖管理及饮食管理 2.乳果糖通便及甘油灌肠液灌肠，并指导患者按摩腹部；辅以中医治疗耳穴压豆及温针灸治疗 3.向患者及家属说明病情、治疗方法（经口内镜下幽门肌切开术）和护理措施，强调进行饮食干预的重要性 4.同伴交流，鼓励患者多表达。转介心理科协同治疗，予抗焦虑、抗抑郁对症治疗 5.保持病房安静舒适，实施耳穴压豆及温针灸从而改善睡眠质量 6.完善经口内镜下幽门肌切开术术前准备

43

评估维度	评估内容	评估情况	护理措施
健康状况		7.心理状况：住院期间懒言，抑郁量表（PHQ-9）6分（轻度抑郁），广泛性焦虑障碍量表（GAD-7）5分（轻度焦虑） 8.社会家庭关系：未婚，家庭和睦，住院期间父亲全程陪护	7.联合内分泌科进行围术期血糖管理方案：监测三餐前及睡前血糖，术前一晚长效胰岛素改为常规剂量80%；手术当日短效胰岛素暂停使用
生理功能	1.消化系统 2.营养指标 3.循环系统 4.内分泌代谢 5.呼吸系统 6.泌尿系统 7.运动系统 8.神经系统 9.生殖系统 10.电解质/酸碱、体液平衡	1.消化系统：腹胀伴进食进水后即呕吐，腹胀数字评分为7分，胃轻瘫基本症状指数（GCSI）评分为37分 2.营养指标：1年内体重下降5kg，白蛋白41.1g/L，总蛋白71g/L 3.循环系统：心率88～105次/min，血压134～155/81～94mmHg，血红蛋白130g/L 4.内分泌系统：微量血糖5.5～15.2mmol/L，糖化血红蛋白7.0%，酮体1.1mmol/L↑ 5.电解质：血清钠128.5～133.5mmol/L↓、血清氯93.2～95.2mmol/L↓	1.联合使用多巴胺受体拮抗剂及5-羟色胺受体激动剂口服促胃肠动力；内源性黏膜保护剂口服修复胃黏膜 2.予耳穴压豆，中医科会诊予温针灸治疗及健脾止呕中药制剂口服 3.经口内镜下幽门肌切开术术后注意观察患者腹痛、腹胀、黑便、出血、穿孔等并发症，术后24h内禁食及卧床休息，密切监测生命体征，术后胃肠减压1d，观察记录引流管量、性状及颜色，个案管理模式全程追踪

评估维度	评估内容	评估情况	护理措施
生理功能			4.护理MTD会诊，给予个体化、阶段性的营养供给方案，根据患者身高、体质量计算患者每日所需热量；指导患者保持口腔清洁，增加食欲；饭后避免平卧，以减少胃反流；术后根据糖尿病血糖状况进行饮食搭配、量的调整及加餐。进食富含纤维素和低脂肪的食物，嘱患者定时、定量规律进餐，进餐时细嚼慢咽；由以前的2～3餐/d改为5～6餐/d；建立线上和线下同步管理模式，全程跟进患者每餐进食情况 5.院内联合内分泌科进行全程血糖管理：动态血糖监测，及时调整胰岛素剂量 6.予口服补钠治疗 7.定期监测患者体质量、营养指标、血糖及血压波动情况、血清钠及血清氯、腹胀及呕吐情况
ICF自理能力	1.认知功能 2.躯体活动和移动功能 3.日常生活自理能力	BADL评分：术前80分，大部分自理；手术当日45分，需要一定帮助；术后第2日起80分，大部分自理	1.术前指导患者离床活动原则 2.手术当日协助生活护理：洗澡、穿衣、如厕、转移、行走、上下楼梯等需帮助 3.术后第2日起，如厕、转移、行走、上下楼梯需帮助

续表

评估维度	评估内容	评估情况	护理措施
风险与并发症	1.跌倒风险 2.术后并发症：出血和穿孔 3.术后脱管的风险	1.跌倒/坠床风险评估：30分 2.行经口内镜下幽门肌切开术 3.术后留置胃管减压	1.生活护理，予以防跌倒措施宣教 2.术后禁食24h，密切观察患者有无出血腹痛、腹胀、黑便、肠鸣音亢进 3.管道妥善固定，予管道宣教

三、护理问题分析

糖尿病胃轻瘫患者发生呕吐的原因可能有哪些？结合主诉、病史、体征及辅助检查进行评判性思考及判断（图5-1）。

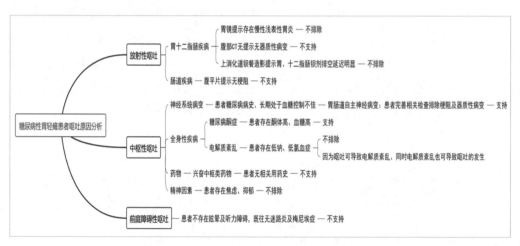

图5-1 糖尿病性胃轻瘫患者呕吐原因分析

四、出院诊断

1.糖尿病性胃轻瘫。

2.1型糖尿病。

3.糖尿病酮症。

五、出院指导

患者经过G-POEM术联合胰岛素注射、口服促胃肠动力药、维持水电解质稳定，血糖饮食全程管理，症状明显好转，恶心较前缓解，无呕吐及腹胀，睡眠改善，食欲改善。

药物指导：按时按量服药，避免自行加量或减量。

营养膳食指导：胃轻瘫患者能量需求如下。非卧床患者热量需求为30～35kcal/（kg·d）；联合内分泌科及营养专科护士共同制订1 500kcal左右热量餐单，方案如下：①食物成分调整。降低食物中纤维素含量。②食物状态调整。采取流质多于固体和半流质为主的饮食搭配。③进餐频率调整。以少食多餐为佳，将每日3餐分为6～7餐，分别于早晨、中午、下午、临睡前进餐，餐间安排2～3次点心。

血糖监测：每日监测空腹及餐后2h血糖，制订个体化目标及控糖方案，空腹或餐前血糖7.8～10.0mmol/L，餐后2h或随机血糖7.8～13.9mmol/L，至少每3个月检测一次糖化血红蛋白（HbA$_1$C），一般将HbA$_1$C控制在7%左右。

运动与康复指导：坚持每周有3d以上进行150min有效的有氧运动，积极参与低强度的运动训练，建议患者以行走、慢跑、太极拳、广场舞等中等强度运动为主。

六、延续护理

出院一周后门诊复诊，患者能遵出院前指导内容，规律服用药物及正确执行胰岛素注射，并至内分泌科随诊，血糖控制佳，自诉外出聚餐过度饮食时会出现明显恶心、呕吐、饱腹感等不适，但通过饮食调整症状可缓解。GCSI评分为18分，胃轻瘫程度明显减轻。体重较出院前增加0.5kg，再次与患者强调饮食规律的重要性。

出院1个月电话随访，患者诉有恶心、干呕明显、呕吐偶有发生，GCSI评分为20分，患者饮食、服药依从性好，血糖控制佳，体重平稳，糖化血红蛋白6.1%，专科护士持续全程个案追踪。

出院3个月电话随访，患者症状较之前随访无进行性加重，GCSI评分为20

分，患者饮食、服药依从性好，体重平稳，自诉血糖控制佳。患者恶心、干呕、呕吐症状未完全改善的原因，考虑对患者既往血糖过高引起的自主神经紊乱、胃及十二指肠动力障碍等，再次对患者宣教，让患者充分意识到即使症状无法完全缓解，但是良好的饮食及运动可延缓疾病的进展。

七、总结与反思

糖尿病性胃轻瘫与高血糖密切相关，患者因血糖控制不佳而加速胃轻瘫的发展，良好的饮食干预不仅能有效控制血糖，同时还对糖尿病性胃轻瘫患者具有较好的疗效。饮食干预通过调整食物成分、食物状态和进餐频率，使消化道运动增强，缩短食物在胃内驻留时间，加快胃排空，促进患者早日康复；同时全程化的个案管理也使者逐渐形成"少食多餐、规律进餐"的良好饮食习惯和生活方式，从而减少胃轻瘫复发。在患者居家管理期间多次外出聚餐时出现过度饮食的现象，这提醒我们在实施健康教育的时候，应该让患者充分认识疾病的发生发展及自身的不良饮食习惯与疾病的不良预后呈正相关，从而更好地提高患者对饮食干预计划的执行率。

本个案更值得关注的是糖尿病性胃轻瘫是终身性疾病，患者为年轻的育龄女性，然而，目前缺乏专门强调妊娠期胃轻瘫的流行病学、病程、母婴影响以及治疗的数据和指南，这对后续继续为患者的医疗保健的咨询和管理存在一定的挑战，本案将联合内分泌科及妇产科继续做好追踪管理。

八、知识拓展

经口内镜下幽门肌切开术（gastric peroral endoscopic pyloromyotomy，G-POEM）是临床内镜下治疗胃轻瘫的一种安全可行的方法。G-POEM于2013年由Khashab首次报道，疗效良好，受到全世界学者广泛关注及尝试。随后2017年Khashab教授再次报道了关于G-POEM治疗难治性胃轻瘫的多中心研究，共纳入30例患者，手术过程均顺利，随访5个月，86%患者症状完全改善，证实了G-POEM的临床疗效。

有研究表明，日常血糖控制不佳的1型糖尿病可能是G-POEM治疗难治性胃轻瘫短期疗效差的一个危险因素，因此对于此类患者的血糖管理尤为重要。护理人员应在患者出院时给予健康教育和指导，积极的随访，提高患者的居家自我血糖管理能力，可为手术的成功提供保障，从而大大地改善患者临床症状，从而提高患者生活质量。

九、参考文献

[1]王惠云，庄珊珊，李木兰.循证护理干预对糖尿病胃轻瘫患者的效果研究[J].糖尿病新世界，2023，26（17）：126-129.

[2]中国抗癌协会肿瘤营养专业委员会，中华医学会肠外肠内营养学分会.胃瘫患者的营养治疗专家共识[J].肿瘤代谢与营养电子杂志，2023，10（3）：342-347.

[3]孟瑶，付明明，赵雨琪，等.《2020年版围术期血糖管理专家共识》解读[J].河北医科大学学报，2022，43（1）：1-6+11.

[4]袁琳萍.糖尿病胃轻瘫患者的饮食护理现状[J].糖尿病新世界，2018，21（16）：89-91.

[5]姚卉，刘巧艳，尹卫.1例1型糖尿病合并胃轻瘫患者的护理[J].中西医结合护理（中英文），2019，5（9）：186-189.

[6]KHASHAB M A，NGAMRUENGPHONG S，CARR-LOCKE D，et al. Gastric peroral endoscopic myotomy for refractory gastroparesis：results from the first multicenter study on endoscopic pyloromyotomy（with video）[J].Gastrointestinal Endoscop，2017，85（1）：123-128.

[7]王秀日，成秋宸，张云，等.经口内镜下幽门肌切开术治疗难治性胃轻瘫的研究进展[J].胃肠病学，2023，28（6）：376-379.

[8]游明琼，杨美华.经口内镜下幽门肌切开术治疗胃轻瘫的护理[J].当代护士（下旬刊），2017，（5）：36-38.

6 一例新发 2 型糖尿病伴酮症酸中毒老年患者的全程化护理管理

苏少玲　湛献能　刘美兰　吴伟珍　何小霞　邓意琴

背景:

糖尿病酮症酸中毒(DKA)是一种具有潜在致死性的高血糖危象,可见于1型和2型糖尿病患者。对于未诊断糖尿病的人群,DKA可为首发表现。糖尿病防治已是健康中国(2019—2030年)的重点行动之一。然而,糖尿病患者往往因为自我管理能力不足,而且院外缺乏及时的专业指导,血糖控制不理想,管理水平亟待提高。因此,医护人员如何整合医疗护理服务,从医院到家庭整个过程提供持续的医疗护理支持,保障初诊的2型糖尿病患者系统可持续的健康管理变得十分必要。

一、案例介绍

[病史]

患者董某,男,65岁,入院诊断:"①2型糖尿病伴有酮症酸中毒;②高血压病1级(极高危);③高脂血症;④口腔颌面部间隙感染"。

主诉:口干、多饮、多尿、乏力1周,发现血糖升高。

现病史:患者1周前于某医院行上颌牙槽骨植骨粉术,术后因牙周疼痛难忍,每日进食10~15支雪糕(50~75g/支)镇痛,7d后出现明显口干、多饮,每日饮水量2 500~3 000ml,伴小便次数增多,每日小便8~9次,夜尿2~3次/晚,每日小便总量2 000~2 500ml,有泡沫尿,伴全身乏力、头晕,每日进食三餐,每餐进食100g米饭,近1周体重减轻6kg。外院查静脉血糖41.22mmol/L,糖化血红蛋白8.2%,考虑糖尿病合并高血糖状态,遂进一步转诊至广州医科大学附属第三医院，急诊查静脉血糖37.89mmol/L↑↑，血酮体1.6mmol/L↑，血气提示代偿性代谢性酸中毒，考虑糖尿病酮症酸中毒，收入内分泌科予降糖、补液扩容、抗感染等治疗。

既往史：高血压10余年，最高150/90mmHg，近期无服用药物，既往有高脂血症，未服用降脂药。

个人史：饮酒、吸烟40年余，平均饮酒100g/d，吸烟20支/d，已戒烟酒3个月。

家族史：其父亲、母亲均有"高血压""脑梗死"病史。

[体格检查]

生命体征：体温36.5℃，脉搏78次/min，呼吸20次/min，血压111/85mmHg。

专科检查：身高168cm，体重75kg，BMI26.6kg/m^2，腰围96cm，臀围98cm，腰臀比0.98，意识清醒，精神疲倦，自主体位，呼气中未闻及明显烂苹果味。入院测微量血糖16.1mmol/L，微量血酮体0.7mmol/L。

[辅助检查]

血气分析：pH7.35，PO$_2$75.5mmHg，PCO$_2$39.3mmHg，Lac1.5mmol/L，BE$^-$3.4mmol/L↓，HCO$_3^-$21.8mmol/L。糖化血红蛋白10.3%↑。

生化组合：血糖15.45mmol/L↑，血钾5.3mmol/L，血钠130mmol/L↓，血氯88mmol/L↓，总胆固醇5.18mmol/L↑，三酰甘油2.66mmol/L↑，低密度脂蛋白4.07mmol/L↑，白蛋白35.0g/L，总蛋白68.5g/L。

降钙素原+维生素D检测：总维生素D25.93ng/ml，降钙素原0.045ng/ml。

尿液分析：蛋白阴性，葡萄糖（+++）↑，酮体（+）↑，24h尿蛋白定量10.85mg/24h，尿白蛋白6mg/L。

眼底检查：双眼高血压性视网膜病变（2级），血管行径正常，网膜未见出血及渗出。

血管彩超检查：双侧颈部动脉内-中膜毛糙，右侧增厚并双侧多发斑块形成。

骨密度：低骨量；体脂测定为肥胖型，身体基础代谢年龄57岁。

感觉阈值测量：足部、双上肢、双下肢感觉减退低度风险。

[诊疗经过]

患者由外院转诊，考虑为糖尿病酮症酸中毒，予降糖、补液扩容治疗之后，转入内分泌科进一步专科治疗。

二、高级健康评估与护理

2型糖尿病伴酮症酸中毒患者的健康评估与护理见表6-1。

表6-1 2型糖尿病伴酮症酸中毒患者的健康评估与护理

评估维度	评估内容	评估情况	护理措施
疾病/病症	1.2型糖尿病伴有酮症酸中毒 2.高血压病 3.高脂血症 4.颌面间隙感染	1.全身乏力、头晕、口干、多饮、多尿 2.呼吸：18～22次/min，血氧97%～100%，右上牙槽骨创口见缝线，无明显红肿、渗液 3.辅助检查：pH 7.35，PO_2 75.5 mmHg，PCO_2 39.3 mmHg，BE 3.4 mmol/L，HCO_3 21.8 mmol/L，糖化血红蛋白10.3%↑，血钾5.3 mmol/L，血钠130 mmol/L↓，血氯88 mmol/L↓，总胆固醇5.18 mmol/L↑，三酰甘油2.66 mmol/L↑	1.密切观察意识、生命体征，根据DKA的治疗原则，补液以恢复血容量、纠正失水状态，降低血糖，同时积极寻找和消除诱因 2.予小剂量胰岛素降糖，每小时监测血糖，鼓励患者多饮水 3.准确记录出入量情况，密切观察血电解质的变化情况 4.予胰岛素泵强化治疗，动态监测血糖及酮体变化 5.指导患者正确服药，保持口腔清洁，预防口腔伤口感染

续表

评估维度	评估内容	评估情况	护理措施
健康状况	1.意识 2.生命体征 3.睡眠 4.营养状况 5.心理健康及社会支持	1.清醒，精神疲倦 2.体温36.5℃，脉搏78次/min，呼吸20次/min，血压111/85mmHg 3.睡眠质量差（尿多，牙龈疼，疼痛评分4分） 4.BMI：26.6kg/m²，NRS-2002营养风险筛查2分，近1周体重减轻6kg，爱好甜食、粤菜、五花肉，每日10~15支雪糕，白蛋白35.0g/L，总蛋白68.5g/L 5.无焦虑、无抑郁 6.配偶、子女体健，家庭和睦	1.多学科协作，"五驾马车"并行管理：组建医护团队，共同设定近期与远期目标，邀请营养科、眼科、老年科等专科医生共同制订干预方案：①制定患者1 400~1 500kcal个性化糖尿病饮食餐单。三餐分配按1/3、1/3、1/3分配。②予糖尿病饮食教育，包括小组教育及一对一教育。③指导患者掌握正确用药方法，学会识别不良反应并积极处理。④指导患者正确监测血糖，建立良好的生活习惯 2.观察患者睡眠情况，予疼痛护理，必要时遵医嘱使用止痛药

续表

评估维度	评估内容	评估情况	护理措施
生理功能	1.消化系统 2.循环系统 3.泌尿系统 4.内分泌代谢系统	1.口干、多饮、胃纳可 2.彩超：双侧颈部动脉内-中膜毛糙，右侧增厚并双侧多发斑块形成 3.排泡沫尿，夜尿2～3次/晚，尿液分析：葡萄糖（+++），酮体（+），24h尿蛋白10.85 g/24h 4.糖化血红蛋10.3%，微量血糖3.8～23.7 mmol/L，微量血酮体0.1～0.7mmol/L	1.糖尿病普食，保证碳水化合物、优质蛋白质、蔬菜合理搭配与摄入，血糖稳定后，两餐之间或睡前可选择低糖水果、坚果、牛奶等加餐 2.协助患者完成相关专科检查，监测血糖变化 3.每天饮水量2 000～3 000ml，指导低血糖自救方法 4.糖尿病二级预防教育
ICF自理能力	1.健康感知与健康管理 2.自理能力 3.感觉功能 4.社会能力	1.否认自己患有糖尿病，近5年未有过体检 2.BADL评分60分（部分自理） 3.双眼高血压性视网膜病变（2级） 4.性格外向、为人健谈	1.与患者探讨发病原因，予针对性教育，增强患者自我管理效能，并监督患者执行情况 2.糖尿病运动教育，与患者共同制订运动目标与计划 3.高血压等慢病自我管理教育
风险与并发症	1.跌倒/坠床风险 2.低血糖	1.头晕，跌倒/坠床风险评估：30分，中度风险 2.联合使用胰岛素及降糖药	1.急性期，家属床边陪护，协助生活护理 2.防跌倒教育，告知防跌倒"三部曲" 3.指导患者出现低血糖时应遵循"315"原则

🩺 三、护理问题分析

该患者糖尿病酮症酸中毒的原因可能有哪些？结合主诉、病史、体征及辅助检查进行评判性思考及判断（图6-1）。

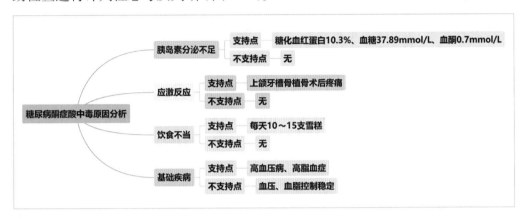

图6-1 糖尿病酮症酸中毒原因分析

🩺 四、出院诊断

1. 2型糖尿病伴多个并发症；2型糖尿病伴有酮症酸中毒（代偿性）；2型糖尿病伴有周围循环并发症。

2. 颈动脉硬化。

3. 高血压病1级。

🩺 五、出院指导

患者微量血糖波动于6.8～9.8 mmol/L，微量血酮体：0.1 mmol/L，口干、多饮、多尿等症状较前改善，右上牙槽骨对应创口无感染，缝线未吸收。继续胰岛素泵院外延续治疗，指导患者配合居家血糖管理及注意要点，加入科外血糖管理平台，告知定期复诊时间、随访方式等安排。

胰岛素泵居家护理：告知居家胰岛素治疗方案，教会患者及家属使用胰岛素泵，能识别并处理胰岛素泵常见的故障。

血糖监测：告知控糖目标为空腹血糖4.4～7.0 mmol/L，非空腹血糖＜10.0 mmol/L。每天按要求把血糖值和饮食照片发送到管理平台，方便医护人员观察并动态调整治疗方案及在线实时指导。

饮食指导： 与患者共同制订1 600 kcal的居家饮食餐单，即主食200 g、蔬菜545 g、水果135 g、肉类和鱼虾135 g、鸡蛋50 g、大豆30 g、奶类330 g、烹调油21 g和盐5 g；食谱分配按"3+2"模式。

运动指导： 每周至少进行150～300 min中等强度有氧运动，其中关节灵活性练习和平衡训练每周至少进行2～3 d。告知运动注意事项，空腹血糖低于5.6 mmol/L，避免运动。

口腔护理： 每次进餐后漱口，保持口腔清洁，按时服药，预防感染。

药物宣教： 告知各种用药的服用方法及剂量，嘱按时按量服药，避免自行加量或减量。复诊指导：3 d后门诊复诊。血糖控制不佳时，随时回院就诊。

六、延续护理

1周后，动态血糖达标率65.5%，平均葡萄糖值7.95 mmol/L，预测糖化血红蛋白7.12%，口腔伤口愈合，血压稳定，停胰岛素泵改口服药降糖治疗方案，与患者共同评价近期目标的达成情况，并设定下一步管理目标以及复诊安排。

出院后第2周，微信随访，空腹微量血糖5.0～6.7 mmol/L，餐后2 h微量血糖5.0～8.5 mmol/L，饮食控制良好，预约下次门诊随访时间，指导患者调整生活方式，包括饮食、运动、血糖自我管理等，如每周测血糖1～2次。

出院3个月随访，患者糖化血红蛋白6.8%，停口服药降糖方案，予生活方式干预，再次强化糖尿病的综合治疗，即糖尿病教育、患者自我管理和血糖监测、饮食治疗、运动治疗。

七、总结与反思

国家统计局第7次全国人口普查公报数据显示，2020年我国60岁及以上的老年人口占总人口的18.7%，其中约30%的老年人是糖尿病患者。对初诊或新就诊的糖尿病患者，全程化护理管理能提高患者的依从性，使其主动参与糖尿病自我管理中，从而形成良好的健康行为。本案例在管理过程中仍存在一些不足，比如对患者家庭成员的支持及监督作用未给予过多的重视，今后可在管理过程中，加入家庭支持、社区卫生服务中心、社工等社会支持力量，以促进患者自我管理能力的提高。

八、知识拓展

全程管理是一个合作的过程，这个过程包括了评估、计划、执行、协调、监督和评价来选择医疗服务，满足患者的健康需求，应用交流和可得到的治疗条件达到高质量且合理的结果。全程管理不是停留在某一阶段，也不局限于某个医疗单元，而是发生在持续医疗的全过程中，致力于不断满足患者的需求。

全程化护理管理模式对患者进行管理，能够改善患者的血糖水平，提高患者生存质量及知识水平。目前全程护理管理模式多结合数字化技术或"互联网+"等方式来为患者进行全程的健康管理，比如，医护人员借助糖尿病数字化平台对糖尿病患者进行远程干预，而糖尿病患者利用数字化工具进行自我管理，以实现控制病情、改善临床结局的医学行为管理过程。新技术赋能传统模式以高效、便捷，但糖尿病管理的综合控制目标并没有因此发生改变，应充分认识到新技术在老场景应用过程中的局限性和可能问题，同时还应充分考虑到我国数量众多的老年糖尿病患者，该群体在接纳和使用新技术上存在一定滞后性。

九、参考文献

[1]中华医学会糖尿病学分会.中国2型糖尿病防治指南（2020年版）[J].中华糖尿病杂志，2021，13（4）：315-409.

[2]中国老年2型糖尿病防治临床指南编写组，中国老年医学学会老年内分泌代谢分会，中国老年保健医学研究会老年内分泌与代谢分会，等.中国老年2型糖尿病防治临床指南（2022年版）[J].中华内科杂志，2022，61（1）：39-42.

[3]王丽丽，刘思默，董欢，等.北京市通州区社区2型糖尿病患者血糖自我管理水平的现况调查[J].中国慢性病预防与控制，2017，25（11）：831-832.

[4]胥祉涵，王世强，李丹，等.2022年美国运动医学会《2型糖尿病患者的运动/身体活动指南》解读及启示[J].中国全科医学，2022，25（25）：3083-3088.

[5]程钊.美国护理实施系统的最新模式——全程护理管理[J].中国医院管理，2000，20（5）：1-3.

[6]周翔，肖新华.如何打造有中国特色的糖尿病慢病管理模式[J].中华糖尿病杂志，2022，14（9）：877-880.

7 一例基于家庭干预模式的老年糖尿病并酮症酸中毒患者的个案护理

江婉婷　袁惠萍　温雪满　赖美铮　陆樱珠　吴志坚

> **背景：**
>
> 糖尿病酮症酸中毒（DKA）是糖尿病严重并发症之一，有研究表明，感染及不遵从治疗方案为老年DKA患者的主要诱因。老年糖尿病患者常因智能、体能下降、认知障碍等因素导致血糖自我管理能力下降。家庭成员通过干预可对糖尿病患者的健康产生影响，并影响患者的血糖控制情况。本案例患者考虑因自行中断胰岛素诱发DKA，通过运用家庭干预模式，鼓励家属参与其中，共同学习糖尿病相关知识和技能，加强家庭成员对患者的血糖管理，并取得良好效果。

一、案例介绍

［病史］

患者梁某，女，74岁，入院诊断："2型糖尿病性酮症酸中毒昏迷"。

主诉： 意识不清伴二便失禁2h。

现病史： 患者糖尿病病史30年，因意识不清伴二便失禁2h入院，急诊测血糖30.1 mmol/L，血酮体4.86 mmol/L，处理后意识转清，诉头晕、口干、多饮，双下肢乏力，全身皮肤黏膜干燥，拟"2型糖尿病伴酮症酸中毒"收入内分泌科。

既往史： 2023年8月因糖尿病酮症酸中毒住院；有高血压病史3年余；冠状动脉粥样硬化性心脏病病史2个月。

手术史： 因子宫恶性肿瘤行全子宫切除术。

个人史： 无烟酒嗜好。

婚育史： 已婚、已育。

家族史： 否认家族遗传性病史。

[体格检查]

生命体征： 体温36.4℃，脉搏87次/min，呼吸20次/min，血压152/83mmHg，入院随机指尖血糖32.7mmol/L。

专科检查： 神志淡漠，呼气无烂苹果气味，无恶心、呕吐，四肢皮温凉，全身皮肤黏膜干燥，双下肢无色素沉着，双下肢浅感觉减退，双足背动脉搏动正常。

[辅助检查]

血酮体4.86mmol/L↑，血清钾3.68mmol/L，血清钠128.8mmol/L↓，标准pH值7.34↓，实际碳酸氢盐19.7mmol/L↓，标准碳酸氢盐20.7mmol/L↓，渗透压296.6mosm/L，乳酸2.44mmol/L↑，葡萄糖38.3mmol/L↑，C-肽<0.007nmol/L↓，糖化血红蛋白11.8%↑，降钙素原0.13ng/ml↑，白蛋白29.5g/L↓。

心电图： 窦性心律；ST-T异常，提示心肌缺血；Q-T间期延长。

心脏彩超： 室壁节段性运动障碍；二尖瓣轻度反流；三尖瓣轻度反流。

胸片： 主动脉型心，主动脉硬化。

头颅CT： 双侧基底节少许腔隙性脑梗死。

[诊疗经过]

2023年10月12日患者入院第一天予积极补液，纠正失水状态，降低血糖，纠正电解质及酸碱平衡失调。入院第2天出现低血糖予纠正低血糖并调整降糖方案。寻找DKA诱因，给予干预，进行糖尿病知识指导，2023年10月20日病情好转出院。

👥 二、高级健康评估与护理

老年糖尿病并酮症酸中毒患者的健康评估与护理见表7-1。

表7-1 老年糖尿病并酮症酸中毒患者的健康评估与护理

评估维度	评估内容	评估情况	护理措施
疾病/病症	2型糖尿病伴酮症酸中毒	1.血酮体4.86mmol/L↑，pH 7.34↓，实际碳酸氢盐19.7mmol/L↓，标准碳酸氢盐20.7mmol/L↓，乳酸2.44mmol/L↑，葡萄糖38.3mmol/L↑ 2.诉口干、多饮，双下肢乏力，全身皮肤黏膜干燥	1.遵医嘱予小剂量胰岛素降糖（10月12日） 2.遵医嘱予静脉及口服补液 3.心电监护，密切监测生命体征情况 4.每小时监测血糖变化直至血糖降至13.9mmol/L
整体健康状况	1.意识 2.生命体征 3.睡眠 4.饮食 5.营养状况 6.大/小便 7.皮肤 8.肌力/活动度 9.语言行为 10.心理情绪	1.意识清醒 2.体温36.4℃，脉搏87次/min，呼吸20次/min，血压152/83mmHg，指尖血糖32.7mmol/L 3.睡眠正常 4.胃纳好，早餐：汤面100g+肉丸4个；午晚餐：白米饭100g+青菜100g+鸡肉/排骨50g或者水饺10个 5.营养：身高157cm，体重45.2kg，BMI 18.34kg/m²，白蛋白29.5g/L↓，营养风险筛查NRS-2002评估5分 6.大/小便：大便正常，留置尿管引出淡黄色尿液，拔除尿管后可自行排尿	1.血糖降13.9mmol/L，停止小剂量胰岛素静脉注射，改皮下胰岛素泵降糖治疗 2.评估患者居家每日饮食量是否准确，患者每餐种类单一，根据患者情况给予饮食宣教，每日摄入量在1 300~1 560kcal，运用食物手掌法进行指导 3.遵医嘱留置尿管，注意观察尿液颜色、性状及量，关注管道通畅情况 4.予温开水200ml/h×5次口服 5.皮肤干燥，指导涂抹身体乳保湿 6.双下肢乏力，指导床上运动，增加活动耐力，如踝泵运动、床上踩单车，每天做3~4次，每次10~15min

评估维度	评估内容	评估情况	护理措施
整体健康状况	11.社会关系与支持	7.皮肤：全身皮肤黏膜干燥 8.双下肢肌力4级 9.语言行为：构音清晰，言语混乱，对答不切题 10.偶有情绪烦躁，要求回家 11.社会关系：医保，与丈夫、儿子同住，家庭支持度好	
生理功能	1.心功能 2.肝功能 3.肾功能 4.胰岛素功能 5.电解质/酸碱度/体液平衡	1.心功能：心率87次/min，心电图提示心肌缺血 2.肝功能：总胆红素5.7μmol/L，谷丙转氨酶9.9U/L，谷草转氨酶17.8U/L 3.肾功能：肾小球滤过率95.9ml/min，肌酐44μmol/L 4.胰岛素功能：C-肽<0.007nmol/L↓，胰岛素分泌不足 5.电解质/酸碱度/体液平衡：血清钾3.68mmol/L，血清钠128.8mmol/L，pH7.379，入院第1天入量2130ml，尿量500ml	1.建立静脉通道，遵医嘱予大量补液，先盐后糖，血糖降至13.9mmol/L后予葡萄糖加胰岛素静脉滴注 2.遵医嘱予胰岛素泵降糖治疗，出院后降糖方案改为长短效混合制剂胰岛素早晚餐前皮下注射 3.予口服补液，温开水200ml/h×5次 4.遵医嘱留置尿管，准确记录出入量情况

续表

评估维度	评估内容	评估情况	护理措施
基于ICF的自理能力评估	认知功能、躯体活动与移动功能、日常生活活动能力、交流能力、社会能力、自我监测用药	1.认知：简易认知评估工具（Mini-Cog）0分；智能精神状态检查量表（MMSE）6分，认知缺损 2.躯体活动与移动功能：全身乏力，可自行翻身更换体位，活动受限 3.生活自理能力BADL评估：50分，生活自理能力不足 4.与人交流注意力不集中 5.愿意与医护人员交流，但日常生活很少外出社交 6.未规律监测血糖变化，近期自行停用午餐前胰岛素	1.评估患者在家胰岛素注射情况，患者未能正确注射胰岛素且有漏打、错打现象。对其家庭成员进行评估后，设立其丈夫为"监管员"，根据患者及家属情况，对家属进行胰岛素注射教育并讲解胰岛素注射的重要性，考虑到家属工作，中午无法帮忙注射胰岛素，与主管医生沟通后，降糖方案改为长短效混合制剂胰岛素早晚餐前皮下注射 2.监测血糖变化，制订个性化血糖监测方案，告知患者及家属自我监测血糖的方法，患者丈夫作为"监管员"负责监督患者进行血糖监测，及时发现错误并纠正 3.患者全身乏力，指导其卧床休息，注意安全，予防跌倒宣教
风险并发症	1.压疮风险 2.跌倒/坠床风险 3.静脉血栓风险 4.低血糖风险	1.压疮风险（Braden）表评分：16分 2.跌倒坠床风险评分：65分 3.VTE评分：4分 4.低血糖风险：10月13日空腹血糖2.9mmol/L；10月16日空腹血糖3.3mmol/L	1.予加强翻身，使用翻身枕及气垫床预防压疮，悬空双足减少局部皮肤受压 2.常用物品放于易取处，保持地面干燥 3.卧床休息时予床栏保护，对陪护家属进行宣教；指导患者下床活动时，家属须陪同搀扶。下床前应放下床栏；告知起床"三部曲"；需协助时使用呼叫铃

续表

评估维度	评估内容	评估情况	护理措施
风险 并发症			4.VTE风险高，指导患者病情好转后早期下床活动或离床坐位，下床时注意安全，家属陪同，多饮水，进行足部运动指导，如踝泵运动，下肢高抬腿活动等 5.予低血糖预防及处理指导，当血糖<3.9mmol/L已发生低血糖时，予口服15～20g糖类食品（葡萄糖为佳） 6.当血糖在3.9～5.6mmol/L时，积极与医生沟通，调整血糖目标和药物治疗方案，以尽量减少低血糖事件的发生

三、护理问题分析

患者存在的护理问题有哪些？发生糖尿病酮症酸中毒的诱因是什么？结合主诉、病史、体征及辅助检查进行评判性思考及判断（图7-1）。

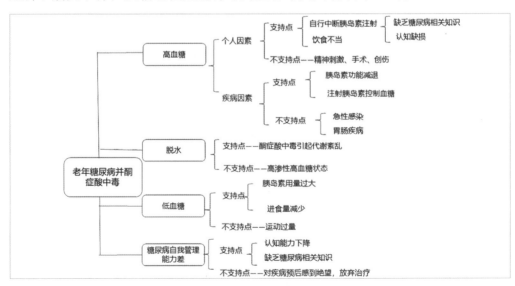

图7-1 患者发生糖尿病酮症酸中毒的原因分析

四、出院诊断

1.2型糖尿病酮症酸中毒昏迷。

2.冠状动脉粥样硬化性心脏病，射血分数保留型心衰 心功能Ⅲ级。

3.高血压病1级（极高危）。

4.低T3综合征。

5.脑萎缩。

6.动脉硬化性脑病。

五、出院指导

胰岛素注射教育：患者出院后降糖方案为长短效混合制剂胰岛素早晚餐前皮下注射，对其家属进行胰岛素注射教育，包括胰岛素的保存、有效期，安装笔芯，注射部位的轮换，针头一次性使用等。

血糖管理：指导患者关于血糖的监测方法，血糖的正常范围，低血糖的症状表现，处理方法及预防措施，发生低血糖立即进行15g含糖食物，如4块方糖、3～4片面包、4块苏打饼干、可乐、雪碧等甜饮料150～200ml。定时监测血糖并做好记录，复诊时带回给医生查阅。

饮食指导：根据患者个体情况给予个性化饮食宣教，指导低盐低脂糖尿病饮食，避免进食升糖指数高、油腻的食物。减少老火汤的摄入，控制钠盐摄入量，每日食盐摄入量小于5g。

用药指导：遵医嘱按时按量规律使用药物，切勿自行停用药物，中断胰岛素注射会致血糖升高，停用降压药物会发生反跳，定期门诊复诊。

疾病指导：生活规律，保证充足的睡眠，注意劳逸结合，避免情绪激动，消除紧张心理，避免受凉，保持大便通畅，定期测量血压情况。

六、延续护理

出院后第1周电话随访，出院患者偶有自我监测血糖，以餐后为主，血糖波动在13.0～14.0mmol/L；有规律进行胰岛素注射。

出院后第2周上门访视发现存在问题：①血糖监测频率不足；②胰岛素针头

重复使用；③酒精瓶身无任何标识，开启时间长；④发现出院带药有剩余，有漏服药物现象，出院后未遵医嘱服用药物，药物放置混乱；⑤在冰箱内发现过期10年的胰岛素，对胰岛素保质期无概念。给予相关指导：再次进行血糖监测指导，建议血糖监测的时间、频率；指导针头一次性使用，酒精开启有效期，患者家中有酒精棉片，讲解酒精棉片的便捷性，建议使用酒精棉片；协助并指导家属对药物进行分类，提醒患者按时服用药物，定期回院复诊；对患者及家属强调胰岛素保存、有效期及按时注射胰岛素的重要性。

出院后第1个月第2次上门访视，患者家属每天督促患者服用药物，有规律服药，药物有进行分类放置；注射胰岛素时采用酒精棉片进行消毒，针头一次性使用；规律监测血糖，血糖波动在11.0～15.3mmol/L，家属协助用本子记录血糖值、血糖监测时间、胰岛素开启及注射时间、剂量。

出院后第3个月电话随访，有规律注射胰岛素；监测血糖次数3～4次/周，空腹血糖波动在8.0～9.0mmol/L，餐后血糖波动在15.0～16.0mmol/L，有回院复诊。

七、总结与反思

本案例患者认知能力、自我管理能力降低，但家属支持度高，根据患者这一特性，采用家庭干预模式，对患者及家属实施个体化教育。其中上门访视，为患者出院后的居家护理和血糖管理提供了指导，也提高了互动性，建立了良好的护患关系。同时居家随访，可以让我们看到家庭护理的真实性，发现隐藏的问题，做到原因分析更加客观、有针对性，避免糖尿病酮症酸中毒再次发生。从随访中也发现了患者出院后的居家护理仍存在诸多问题，再次给予宣教，后续须定期跟踪随访。

八、知识拓展

老年糖尿病是指年龄≥60岁（世界卫生组织标准≥65岁），包括60岁以前诊断和60岁以后诊断的糖尿病患者，具有患病率高、起病隐匿、异质性大、危害大等特点。T2DM是老年糖尿病的主要类型。随着年龄的增长，老年综合征是老年糖尿病患者中常见的与增龄相关的疾病组合，包括智能和体能缺失，自伤和他伤防护能力下降，跌倒和骨折风险增加，认知障碍和抑郁，尿失禁，疼痛，用药错误等。这些均对老年糖尿病患者的自我管理有负面影响，导致血糖控制不佳。糖尿病酮症酸中毒（DKA）是糖尿病急性严重并发症之一，多因停用胰岛素或感染、外伤等应激情况诱发。有研究表明，感染及不遵从治疗方案为老年DKA患者的主要诱因。由于糖尿病患者大部分自我管理都发生在家庭和社会环境中，家庭成员在糖尿病的有效管理中起着重要作用。通过对家庭成员进行糖尿病相关知识的指导，让其履行监督和督促糖尿病患者血糖管理的职责。家庭成员需要陪伴协助患者进行血糖管理，包括督促患者遵守糖尿病正确的饮食运动原则，纠正不良生活习惯；根据患者血糖情况进行血糖监测；指导胰岛素注射用药等。出院后定期对患者及家庭成员进行随访，加强家庭成员对患者的监督，随访过程中，耐心指出居家管理过程中的不足和缺陷，并再次进行糖尿病知识的指导。有学者提出家庭干预在糖尿病患者的血糖管理和生活质量改善方面发挥着越来越重要的作用，以家庭为基础的糖尿病管理干预措施可改善糖化血红蛋白的情况，对患者的血糖控制产生积极影响。

九、参考文献

[1]任烨，程海燕，王霞娟，等.老年糖尿病酮症酸中毒病人的临床特征及预后分析[J].实用老年医学，2022，36（2）：168-172.

[2]王冯彬，高敏，陈雪莹，等.社区2型糖尿病患者家庭支持与饮食行为的相关性研究[J].中国健康教育，2020，36（4）：300-304.

[3]中华医学会糖尿病学分会.中国2型糖尿病防治指南（2020年版）[J].中华糖尿病杂志，2021，13（4）：315-409.

[4]林果为，王吉耀，葛均波.实用内科学[M].北京：人民卫生出版社.2017.

[5]季梅，王正霞，沙仕贤.手掌法则在2型糖尿病患者饮食治疗中的作用[J].实用临床医药杂志，2018，22（2）：39-41.

[6]郑红英，王巧玲，程文君，等.家庭小组教育模式在糖尿病长期自我管理中的应用[J].临床护理杂志，2022，21（4）：27-30.

[7]余丽，王霞容，张华北，等.二甲双胍联合家庭信息-动机-行为模型干预在2型糖尿病患者中的应用效果研究[J].中国药师，2024，27（3）：431-439.

8 一例三胎妊娠合并糖耐量异常伴肥胖患者的"互联网+"团队式管理

黄懿炘　刘美兰　黄芳英　吴伟珍　任雅欣

背景：

　　育龄妇女合并肥胖、糖尿病、高脂血症、高血压等内分泌代谢异常，可引发卵巢萎缩、雄激素异常增长等生殖系统功能障碍，进而导致不孕不育，而辅助生殖技术的出现能帮助这一部分女性实现妊娠，也使得多胎妊娠逐渐增多。多胎妊娠属于高危妊娠，显著增加了孕妇流产、贫血、高血压、糖尿病、出血等风险。孕妇妊娠期糖代谢异常，对母婴的结局都有较大危害，容易导致妊娠期高血压疾病、酮症酸中毒、感染、巨大儿、早产、羊水过多等，此外，糖代谢异常还显著提高了胎儿畸形的概率，并可能导致胎儿生长受限。因此，在孕前、孕早期、孕中期、孕晚期对糖耐量异常伴肥胖妇女进行管理干预是非常重要的，对于改善孕妇的血糖水平、体质量，降低并发症以及保障母婴安全均有重要意义。

🧑‍⚕️ 一、案例介绍

[病史]

　　患者钟某，女，34岁，入院诊断"：①糖耐量异常合并妊娠；②孕23⁺周三胎妊娠（三绒毛膜三羊膜囊）；③亚临床甲状腺功能减退症；④妊娠合并慢性高血压；⑤代谢综合征"。

主诉：发现血糖、血压升高1年余，停经23⁺周。

现病史：患者1年多前于生殖门诊体检时发现血糖升高，后在内分泌科住院进一步诊治，诊断为"代谢综合征"，予降糖、降脂、医学营养治疗，3个月体重减轻约13.4kg。患者6个多月前行体外受精胚胎移植术，孕6⁺周妇科B超示宫内双绒毛膜囊双胎妊娠，胚胎均存活，收治内分泌科住院治疗，予降血压、动态血糖监测、营养指导。出院后居家监测空腹血糖5.4～6.4mmol/L，餐后2h血糖9.0～10mmol/L，血压120/80mmHg左右。孕23⁺周为进一步调控血糖，收治内分泌科住院治疗。精神、胃纳、睡眠可，大小便如常。孕前体重68kg，现体重76kg，身高160cm，BMI 26.56kg/m²。孕期体重共增加8kg。

既往史： 发现血压升高1年余，半年多前开始服用拉贝洛尔控制血压。

个人史： 生于广东省广州市，久居本地，否认嗜酒史、吸烟史。

家族史： 父亲有高血糖、高血压、脑卒中病史。

婚育史： 已婚，丈夫体健。

月经史： 末次月经2021年4月15日。

［体格检查］

生命体征： 体温36.0℃，脉搏86次/min，呼吸20次/min，血压113/78mmHg。

专科检查： 入院测随机微量血糖5.8mmol/L，微量血酮0.1mmol/L，糖化血红蛋白5.4%。胎心音132次/min、140次/min、150次/min，胎心规则。宫体无压痛，未扪及宫缩。

［辅助检查］

血常规： 白细胞12.46×10^9/L↑，中性粒细胞总数9.28×10^9/L↑，红细胞3.73×10^{12}/L↓。

肝肾功能： 低密度脂蛋白胆固醇3.61mmol/L↑，超敏C反应蛋白5.76mg/L↑，天冬氨酸氨基转移酶12.6U/L↓，尿酸453μmol/L↑，总胆固醇6.03mmol/L↑，三酰甘油3.49mmol/L↑。

维生素D检测： 总维生素D 27.92ng/ml↓。

孕23⁺周OGTT： 葡萄糖（0h、1h、2h、3h）4.76mmol/L、10.42mmol/L、7.10mmol/L、2.54mmol/L。

孕23⁺周产科B超： 宫内妊娠，三活胎（三绒三羊），胎方位RSA、LOA、LOA，胎重414g、383g、382g，双顶径58.1mm、55.3mm、57.7mm，头围211.4mm、217.1mm、210.2mm，腹围198mm、171.3mm、180.1mm，股骨长43.1mm、42.4mm、42.7mm。胎盘位于子宫右、后、前壁，颈后脐带影0周。

羊水最大区4.6mm、4.2mm、3.4mm。宫颈长2.5cm。

[诊疗经过]

患者因"月经紊乱13年,婚后7年未孕"于2020年4月在生殖中心门诊就诊,体检时发现血糖、血脂、尿酸等代谢指标异常,转诊至内分泌科就诊,予"互联网+MDT团队式"医学营养干预3个月,体重减轻13.4kg,代谢指标明显改善。2021年4月IVF成功受孕,由于患者存在血压、血糖等问题,生殖中心建议减胎,患者及家属均拒绝。患者孕期由内分泌科联合产科、营养科等组成多学科医护团队,对其实施"互联网+MDT团队式"全程管理。

二、高级健康评估与护理

三胎妊娠合并糖耐量异常伴肥胖患者的健康评估与护理见表8-1。

表8-1 三胎妊娠合并糖耐量异常伴肥胖患者的健康评估与护理

评估维度	评估内容	评估情况	护理措施
疾病/病症	1.糖耐量异常合并妊娠 2.孕23⁺周三胎妊娠(三绒毛膜三羊膜囊) 3.妊娠合并慢性高血压 4.代谢综合征	1.OGTT:葡萄糖(0h、1h、2h、3h)4.76mmol/L、10.42mmol/L、7.10mmol/L、2.54mmol/L;胰岛素(0h、1h、2h、3h)8.9mU/L、127.6mU/L、134.5mU/L、13.1mU/L 2.孕23⁺周产科B超:宫内妊娠,三活胎(三绒三羊) 3.发现血压升高1年余,半年多前开始服用拉贝洛尔控制血压 4.尿酸453μmol/L,低密度脂蛋白胆固醇3.61mmol/L,总胆固醇6.03mmol/L,三酰甘油3.49mmol/L	1.观察生命体征、血糖、胃纳、双下肢有无水肿等情况,监测胎动 2.动态血糖监测,预防低血糖发生 3.生活方式干预,予饮食、运动、血糖、体重管理等指导与跟踪

评估维度	评估内容	评估情况	护理措施
健康状况	1.睡眠 2.饮食 3.营养状况 4.心理状况 5.社会支持	1.睡眠:睡眠质量良好 2.饮食:糖尿病普食 3.营养状况:孕前体重68kg,孕1~12周体重增长2kg,孕13~23周体重增长6kg 4.心理问题:情绪状态良好,依从性好 5.社会家庭关系:经济状况良好,家庭和睦	1.观察患者睡眠状况,睡前予牛奶加餐 2.予1975kcal个性化"3+3"饮食餐单 3.通过关注内分泌科公众号、食物模型、手掌法等向患者讲解饮食、运动、体重管理等技巧 4.观察患者情绪变化,鼓励患者放松心情
生理功能	1.消化系统 2.循环系统 3.内分泌代谢系统	1.消化系统:食欲正常,胃纳可 2.循环系统:心率74~86次/min,血压107~113/74~78mmHg,红细胞3.73×10^{12}/L,血红蛋白116g/L,血小板265×10^9/L 3.内分泌系统:糖化血红蛋白5.4%,微量血糖波动于4~7mmol/L,微量血酮0.1mmol/L	1.发放《饮食血糖登记表》,要求患者每日详细记录包括空腹体重、血糖情况、3餐及加餐的食物种类、摄入量、烹饪方式以及运动方式、时间与频率等 2.监测血压、心率等变化 3.予动态血糖监测,观察患者空腹、餐前、餐后2h、睡前以及24h血糖波动情况
ICF自理能力	自理能力	BADL评分95分,生活自理,上下楼梯需帮助	落实患者3餐后60min开始散步、孕妇操、孕妇瑜伽、手臂活动等,循序渐进,避免空腹运动

续表

评估维度	评估内容	评估情况	护理措施
风险	1.低血糖 2.静脉血栓栓塞 3.早产	1.患者为糖耐量异常合并妊娠，低血糖发生风险高 2.孕妇静脉血栓栓塞危险因素评分2分 3.三胎妊娠，早产发生风险高	1.教会患者低血糖识别、预防与应急处理措施 2.观察患者下肢症状，予健康宣教及物理预防 3.嘱患者按时回院产检，注意血压、血糖、体重的控制

三、护理问题分析

该患者发生妊娠合并糖耐量异常的原因可能有哪些？结合主诉、病史、体征及辅助检查进行评判性思考及判断（图8-1）。

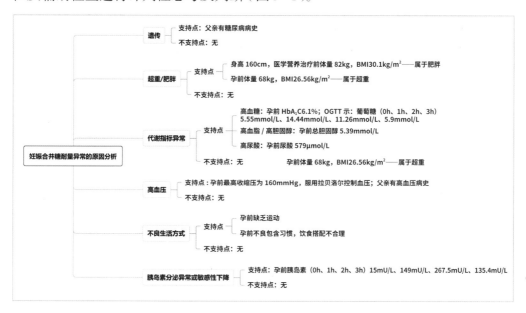

图8-1 妊娠合并糖耐量异常的原因分析

四、出院诊断

1.糖耐量异常合并妊娠。

2.孕23$^+$周，三胎妊娠（三绒毛膜三羊膜囊）。

3.妊娠合并慢性高血压。

4.代谢综合征。

五、出院指导

患者住院期间微量血糖波动于4～7mmol/L，血压波动于107～113/74～78mmHg，通过教育与指导，掌握孕期饮食、运动、体重管理、血糖监测等相关知识。

饮食指导：予2 250kcal的居家饮食餐单，两餐之间或睡前可选择低糖分水果、坚果、牛奶等加餐。注意进食顺序、烹饪方法。

体重管理指导：关注孕妇、胎儿体重增长情况，孕期推荐总体重增长17～25kg为宜。

血糖监测指导：控制目标范围，餐前3.3～5.6mmol/L，餐后2h4.4～6.7mmol/L，整个孕期血糖达标率应为70%及以上。每周3d监测空腹、餐前、餐后2h、睡前血糖，如有不适，随时加测血糖。

运动指导：三餐后进行有氧运动30min。

用药指导：按时按量服用药物。

复诊指导：线上微信随诊，门诊每月定期复诊。血糖控制不佳时，随时回院就诊。

六、延续护理

孕25⁺周：微信复诊，血压115～132/71～91mmHg，体重78.6kg，空腹血糖4.8～5.6mmol/L，餐后2h血糖6.6～7.1mmol/L，饮食控制良好。

孕29⁺周：产科门诊拟"宫颈缩短"收入院，予脑保护、促胎肺成熟、降压治疗。患者体重82.4kg，动态血压波动于101～165/55～101mmHg，24h平均血压133/80mmHg，餐前血糖6.7～9.8mmol/L，餐后2h血糖6.2～10.6mmol/L，糖化血红蛋白5.7%。出院后继续在糖尿病专科门诊、产科门诊随诊，调整运动方式，以休息为主，餐后可选择手臂运动20～30min。

孕31⁺周：微信复诊，血压110～142/78～101mmHg，体重84kg，空腹血糖4.6～5.2mmol/L，餐后2h血糖6.3～7.1mmol/L，饮食控制良好。

孕33⁺周：因"多胎妊娠达33⁺周、慢性高血压并发子痫前期、三胎之一胎儿生长受限、三胎之一羊水过少"入院待产，体重86kg，血压115～152/71～101mmHg，在手术室行CSEA子宫下段剖宫产术。

产后42d：回内分泌科门诊复诊，体重74kg，空腹血糖5～5.7mmol/L，餐后2h血糖6.1～7.1mmol/L。

七、总结与反思

育龄妇女孕前合并肥胖、高血糖、高血脂、高血压等代谢异常会严重影响其受孕及生活质量，即使成功受孕，母婴并发症发生率也极高，尤其是多胎妊娠患者，其发生妊娠呕吐、妊娠期糖尿病、高血压、出血、羊水过多、巨大儿、早产、死产等风险较单胎妊娠增加。对于这一类患者，贯穿孕前及围生育期全过程的生活方式干预十分必要，充分发挥了其时效性、针对性的优势。目前，国家大力发展"互联网+医疗健康"，互联网+MDT团队式管理模式一定程度上为患者提供了更大的便捷性。该模式以糖尿病专科护士为枢纽，发挥计划者、实施者、管理者、协调者、沟通者的作用，联合产科、内分泌科、营养科等组建多学科团队，保证全过程管理的系统性、综合性与全面性，有助于提高患者自我管理能力与治疗依从性，有效改善患者代谢指标，提高胰岛素敏感性，实现患者的体质量和血糖水平达标，保障母婴安全。本个案较多关注患者本身，但对于患者家庭成员的支持及监督作用未给予过多的重视，今后在管理过程中，可加入同伴支持、家庭支持等社会支持力量，以促进患者自我管理能力的提高。

八、知识拓展

糖尿病医学营养治疗是指临床条件下对糖尿病或糖尿病前期患者的营养问题采取干预措施，参与患者的全程管理，包括进行个体化营养评估、营养诊断、制订相应的营养干预计划，并在一定时期内实施及监测。通过改善患者的膳食模式与习惯、调整营养结构，由专科医护团队给予个体化营养治疗，以改善患者代谢指标、维持理想体重及减少其他并发症的发生。

目前，医学营养治疗贯穿于育龄妇女围生育期管理的全过程，常见的模式主要有基于"互联网+"的健康管理模式、多学科协作的团队式管理模式、健康行为互动模式、群组化健康管理模式等。其中，"互联网+"及多学科协作管理模式现阶段在我国运用较为广泛，其优势在于一方面通过微信、APP、移动设备等为患者提供饮食、运动、用药、血糖管理等宣教与随访管理，及时发现患者问题并给予解答，为患者提供便捷性，提高患者对疾病的认知与自我管理能力，增强自我管理效能。另一方面，内分泌科联合产科、营养科等组成多学科团队，针对患者的具体情况，给予针对性指导与管理，能有效减轻患者不良情绪，保持血糖平稳、体质量合理增长，降低不良妊娠结局发生，保证母婴安全。

九、参考文献

[1]王燕芸，王谢桐.含单绒毛膜多胎妊娠的产前管理[J].中华围产医学杂志，2021，24（4）：245－248.

[2]杨亚丽，辛庆锋，于素贞.早期干预对妊娠期糖尿病高危孕妇妊娠结局及产后糖代谢转归的影响[J].保健医学研究与实践，2019，16（2）：75－78.

[3]黄红香.妊娠期糖耐量异常孕妇的产科门诊综合管理[J].实用临床医药杂志，2020，24（5）：124－126.

[4]中华医学会糖尿病学分会.中国2型糖尿病防治指南（2020年版）[J].中华糖尿病杂志，2021，13（4）：315－409.

[5]中国医疗保健国际交流促进会营养与代谢管理分会，中国营养学会临床营养分会，中华医学会糖尿病学分会，等.中国糖尿病医学营养治疗指南（2022版）[J].中华糖尿病杂志，2022，14（9）：881－933.

[6]王方，于康，李卓.远程医疗在妊娠期糖尿病健康管理中应用的系统分析[J].中华健康管理学杂志，2020，14（6）：571－578.

[7]凌宏芳，张桂芳.多学科护理团队对妊娠糖尿病患者自护能力、血糖控制及妊娠结局的影响[J].国际护理学杂志，2018，37（13）：1776－1779.

9 一例2型糖尿病合并背痈患者的个案护理

林丽婵　湛献能　刘美兰　吴伟珍　何小霞　袁惠萍

> 背景:
> 痈,是一种以皮下软组织和浅筋膜大片坏死伴周围广泛潜行腔及全身中毒症状为特点的暴发性重症感染,其中糖尿病患者占46%~72%。糖尿病患者由于体内胰岛素不足,脂肪组织摄取葡萄糖及从血浆中移除甘油三醋减少,脂肪合成减少,同时脂肪组织大量动员,产生大量游离脂肪酸及酮体,促使组织液化坏死,易患细菌和真菌感染性皮肤病,最易发生颈、背痈。感染严重、处理不当者易发内陷症,合并酮症酸中毒、脓毒败血症,甚至死亡。

一、案例介绍

[病史]

患者张某,男,57岁,入院诊断:"①2型糖尿病;②背痈;③高血压病"。

主诉: 发现血糖升高10余年,右侧背痈伴皮肤红肿疼痛1月余伴发热1周。

现病史: 患者10多年前于社区体检发现血糖升高,空腹血糖10 mmol/L左右,拟诊为"2型糖尿病",近期服用降糖药降糖,自诉血糖控制欠佳。1个多月前因"发现右侧背痈"后,开始持续监测血糖,自测空腹血糖波动于15~21 mmol/L,为进一步诊治收入内分泌科。

既往史: 血压升高7余年,一直服用降压药物,未自我监测血压。

个人史: 吸烟30余年,平均1包/d,饮酒30余年,平均100~150 g/d,未戒酒,但明显减少饮酒2周。

75

家族史：无家族史。

[**体格检查**]

生命体征：体温37.6℃，脉搏125次/min，呼吸22次/min，血压191/92mmHg，随机血糖26.7mmol/L，微量血酮0.6mmol/L。

皮肤状况：右侧背部有15cm×23cm脓肿，脓肿中心可见3cm×6cm陈旧性黑痂，无渗液，红肿处皮温高伴疼痛，触摸有强烈波动感。

专科检查：呼气中未闻及烂苹果味，双肺呼吸音清，未闻及干湿啰音。心律齐，各瓣膜区未闻及明显病理性杂音，双下肢中度水肿，足背动脉搏动良好。感觉阈值测量示减退中度风险，神经传导速度测定示神经传导速度减慢10%，属于轻度病变。

[**辅助检查**]

血常规：白细胞18.84×10⁹/L↑，血红蛋白116g/L↓；糖化血红蛋白12.7%↑。

急诊生化＋ProBNP＋降钙素原：血糖25.29mmol/L↑，钠130mmol/L↓，B型利钠肽前体155.9pg/ml↑，降钙素原0.107ng/ml↑，高密度脂蛋白胆固醇0.7mmol/L↓，总蛋白59.8g/L↓，白蛋白17.9g/L↓。

尿液分析＋随机尿液ACR：潜血阴性，蛋白弱阳性↑，葡萄糖（+++）↑，尿微球白蛋白1 163.83mg/L↑。

胸部X线：右肺野透亮度降低，胸背部皮下软组织少许积气。

心脏彩超：主动脉瓣钙化。轻-中度三尖瓣反流。左室收缩舒张功能正常。少量心包积液。

细菌+真菌培养（伤口分泌物）：肺炎克雷伯菌。

[**诊疗经过**]

入院后予完善各项检查，动态监测血糖变化，胰岛素泵降糖，清创、排脓、抗感染、降压等对症治疗。

二、高级健康评估与护理

2型糖尿病合并背痈患者的健康评估与护理见表9-1。

表9-1 2型糖尿病合并背痈患者的健康评估与护理

评估维度	评估内容	评估情况	护理措施
疾病/病症	1.高血糖 2.高血压 3.背痈	1.随机血糖26.7mmol/L，微量血酮0.6mmol/L↑，糖化血红蛋白12.7%↑，空腹C肽166pmol/L↓，餐后2hC肽778pmol/L↓ 2.血压191/92mmHg，未诉不适 3.背痈伤口情况：①10月18日，予表皮局麻后切开排脓，切口大小为10cm×10cm，排出黄色恶臭脓液约80ml，基地有80%黄白色坏死组织覆盖，呈360°潜行，潜行最长达10cm，最深达5cm，疼痛评分4分；②10月23日，伤口大小为10cm×10cm，基底有50%的黄白色坏死组织覆盖，呈360°潜行，潜行最长达10cm，最深达5cm，疼痛评分2分；③11月30日，伤口大小为5cm×3cm，基底有20%的黄白色坏死组织覆盖，呈360°潜行，潜行最长达3cm，最深达2cm；④12月4日，伤口大小为5cm×3cm，基底有10%的黄白色坏死组织覆盖，红肿减退，呈360°潜行，潜行最长达3cm，最深达2cm；⑤12月7日，伤口大小5cm×3cm，基底红润，呈360°潜行，潜行	1.动态监测血糖，胰岛素泵强化治疗，基础率：0.6U/h 2.联合口服药物降压、抗感染治疗，观察各项阳性指标变化，落实疾病管理 3.背痈的护理：①10月18日至10月22日予清创排脓、消毒、引流等处理，留取分泌物培养，口服镇痛药物；②10月23日行VSD负压引流；③10月30日出院后拟定换药方案，患者定期复诊，每次复诊换药均进行伤口局部评估和全身评估；④10月31日至12月3日，患者门诊随诊换药，行居家VSD负压引流治疗；⑤12月7日行PRP治疗；⑥2023年12月12日至2024年4月1日，门诊随诊换药至痊愈

续表

评估维度	评估内容	评估情况	护理措施
疾病/病症		最长达1.5cm，最深达1cm；⑥2024年1月26日，伤口大小3cm×1cm，无潜行，基地红润，少许肉芽生长；⑦3月2日，伤口大小为3cm×1cm，基地红润，红色肉芽生长良好，齐皮肤平面；2024年4月7日，背痈伤口完全愈合，皮肤表面平整，无瘢痕生长	
健康状况	1.意识 2.生命体征 3.睡眠 4.饮食 5.营养状况 6.心理健康 7.社会支持	1.意识：清醒 2.生命体征：体温36.5～38.2℃、脉搏80～125次/min、呼吸20～22次/min、血压111～191/64～92mmHg、随机血糖26.7mmol/L，微量血酮0.6mmol/L 3.睡眠：难入睡，易醒 4.饮食：少盐、低脂、糖尿病饮食 5.营养状况：BMI26.1kg/m²，腰围90cm，臀围97cm，体脂率15.3%。高密度脂蛋白0.7mmol/L↓；总蛋白59.8g/L↓，白蛋白17.9g/L↓ 6.心理问题：因背痈感到困扰 7.社会家庭关系：育有三子一女，家庭和睦	1.动态监测血糖，胰岛素泵强化治疗，基础率：0.6U/h 2.糖尿病知识宣教 3.饮食计划：遵循糖尿病进餐原则。①每天1500～1600kcal热量的餐单（主食230～245g，蛋白质165～175g，脂肪25g，蔬菜500g，低GI水果200g），三餐正餐，两餐间适量加餐；②控盐：氯化钠摄入量不超过5g/d；③补钾、钙：多进食含钾、钙丰富的食品，如土豆、核桃、海带、莴笋等 4.成功案例交流，同伴支持，舒缓患者情绪，积极引导患者治疗。必要时使用止痛药及助眠药

评估维度	评估内容	评估情况	护理措施
生理功能	1.消化功能 2.循环功能 3.泌尿系统 4.神经系统 5.内分泌系统	1.消化系统：胃纳一般，近一周饮食量下降 2.循环系统：主动脉瓣钙化，轻–中度三尖瓣反流，少量心包积液，脉搏80～125次/min，血压111～191/64～92mmHg，BNP155.9pg/ml，血红蛋白116g/L↓，白细胞18.84×10^9/L↑ 3.泌尿系统：排泡沫尿，尿蛋白弱阳性，尿微球白蛋白1 163.83mg/L↑ 4.神经系统：感觉阈值测量示减退，中度风险，神经传导速度测定示神经传导速度减慢10%，属于轻度病变 5.内分泌系统：随机指尖血糖5.0～23.5mmol/L，糖化血红蛋白12.7%↑，血酮体0.4～0.6mmol/L，降钙素原0.107ng/ml↑，体温36.5～38.2℃	1.关注饮食情况、出入量情况，纠正患者不恰当的食物选择及搭配 2.调整降压方案 3.输注白蛋白补充血容量，口服非甾体类盐皮质激素拮抗剂改善肾功能，减轻蛋白尿 4.口服营养周围神经药物 5.抗感染治疗同时物理降温，胰岛素泵强化治疗。10月19日至10月23日多次调整胰岛素泵基础率及餐前大剂量，10月24日行馒头餐试验后，调整降糖方案为长短效混合制剂胰岛素皮下注射联合口服降糖药
ICF自理能力	自理能力	BADL评分55分，部分自理	1.指导患者床上活动及离床活动原则 2.协助生活护理

续表

评估维度	评估内容	评估情况	护理措施
风险与并发症	1.低血糖 2.败血症	1.初次胰岛素强化治疗,胰岛素敏感性未知,胃纳一般,近1周饮食量下降 2.背痈红肿面积达15cm×23cm,伴大量恶臭脓液排出,背部皮温高,患者处发热状态 3.细菌+真菌培养(伤口分泌物):肺炎克雷伯菌阳性	1.动态监测血糖,关注饮食情况 2.抗感染治疗同时物理降温,加强背痈换药,观察伤口引流情况 3.抗感染治疗,关注体温及伤口分泌物及基底感染情况,定期复查血常规,必要时血培养及分泌物培养

三、护理问题分析

糖尿病合并背痈的原因有哪些?结合主诉、病史、体征及辅助检查进行评判性思考及判断(图9-1)。

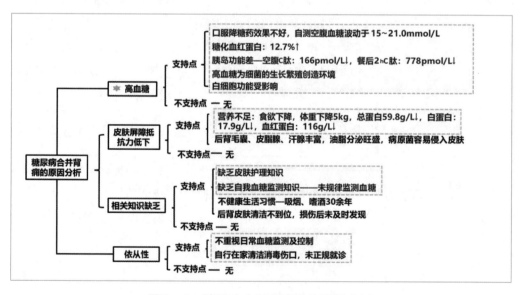

图9-1 糖尿病合并背痈发热原因分析

四、出院诊断

1. 糖尿病合并背痈。
2. 2型糖尿病伴多个并发症。
3. 高血压病3级（极高危）。

五、出院指导

患者体温正常，血压波动在111～140/64～86mmHg，早餐后血糖偏高，暂时未出现低血糖，背痈伤口行居家VSD治疗，建立医护患及家属院外线上管理微信群，建议出院后按要求配合血糖及伤口管理，按时复诊。

饮食指导： 制订1 600～1 700kcal热量的餐单，即主食230～245g，蛋白质165～175g，脂肪25g，蔬菜500g，低GI水果200g，总热量合理搭配，同类食物相互交换，食盐不超过5g/d。

血糖监测： 每日监测空腹及餐后2h血糖，空腹或餐前血糖7.8～10.0mmol/L，餐后2h或随机血糖7.8～13.9mmol/L，血糖低于5.0mmol/L时，适当加餐。

运动指导： 餐后1h适当进行有氧运动，运动强度以个体可耐受为前提，理想状态是至少每天锻炼30min、每周3～5d，避免空腹锻炼。

药物宣教： 按时按量服药，正确使用胰岛素，避免自行加量或减量，以免出现低血糖。

伤口换药计划： ①2～3次的居家VSD负压引流治疗，动态调节负压值管理，采用持续负压吸引模式，压力控制在100～120mmHg，严密观察创面的出血情况；②负压疗程结束后，行自体富血小板血浆（platelet-rich plasma，PRP）治疗；③PRP疗程后，每3～5d专科门诊换药至痊愈。

随诊： 1周后门诊复诊。

六、延续护理

患者居家VSD负压引流治疗期间，结合线上线下医、护、患一体化闭环管理。线下：评估伤口、血糖、换药，线上：饮食、药物、伤口辅料及引流情况管理。

2023年11月6日至11月28日为居家VSD负压引流治疗期。11月28日起变更换药方法。于12月7日行PRP治疗后患者规律复诊换药。于2024年4月7日，患者背痈伤口完全愈合。

👨‍⚕️ 七、总结与反思

痈在糖尿病患者中的发病率较高，背痈的病例却不常见，但其疾病发展的速度和治疗难度是不容忽视的，预防痈症发生相对于预防糖尿病足更容易被忽视，且获取相关信息的渠道也相对匮乏。

本案例医护人员结合患者情况实施个性化治疗、护理管理。在伤口治疗过程中同时落实健康教育、生活方式指导，帮助患者逐渐建立了良好的生活习惯，掌握自我管理技巧，提高生活质量和康复效果。同时，院外延续护理让患者回归正常生活，家庭成员也能在专业指导下参与日常护理，形成医护患及家属的共同照护网络。在门诊随诊中，医护人员根据伤口评估情况，及时调整换药方案，选择合理有效的措施，不仅提高了患者的治疗依从性和治愈的信念感，也减轻了患者的治疗痛苦，为糖尿病背痈患者护理管理提供参考。

👨‍⚕️ 八、知识拓展

多篇文献指出在使用VSD期间，应该采取动态调节负压值管理。负压值应该依据创面情况适时调节，伤口有较多脓液及坏死组织时，负压可调整为约$-300\,mmHg$，创面有红色肉芽出现时，可控制负压在$-125\,mmHg$。据报道，处理慢性伤口时，当有大量渗出的全层伤口，特别是有潜行时，负压值可增加至$-200\,mmHg$。但负压值过大，可能会导致淋巴液、组织液大量被吸引出体外，引起淋巴漏，从而影响伤口的局部血液循环，甚至可能导致皮瓣坏死，影响肉芽生长速度。最合理的负压值应根据综合治疗需求、创面具体情况、患者耐受程度等进行调节。

近年来，PRP因其富含生长因子和促进组织修复的能力被广泛研究。PRP通过促进血管新生、激活成纤维细胞和增强组织再生能力，可以加速创面的愈合过程。PRP中的生长因子具有抗炎和抗感染的效果，有助于减轻炎症反应，降低感染风险，为创面提供更为理想的愈合环境。

在慢病伤口治疗管理中应根据创面的不同时期选择不同的治疗方式，不同方式的结合才能更有效地促进创面愈合和恢复。

九、参考文献

[1]李乐之，路潜.外科护理学[M].7版.北京：人民卫生出版社，2022.

[2]周洋.中西医结合治疗痈临床观察[J].实用中医药杂志，2020，36（6）：743-744.

[3]尚玉，王丹霞.局部注射富血小板血浆联合水凝胶敷料对糖尿病足溃疡患者创面修复的影响及安全性研究[J].陕西医学杂志，2024，53（6）：777-781.

[4]邱燕飞，毛小培，姚斌莲.低温清创联合VSD治疗造血干细胞移植术后背痈患者的护理[J].护理与康复，2023，22（5）：78-79+83.

[5]SU YN，LIJ，FENG D H，et al. Efficacy and safety of au-tologous platelet-rich plasma for diabetic foot ulcers：Asystematic review and metaanalysis[J]. Journal of Wound Care，2023，32（12）：773-786.

[6]KATIAR V，SHANKER P，VERMA K A，et al. Effica-cy of topical application of insulin versus platelet richplasma versus normal saline dressings in the healing ofdiabetic foot ulcers：A study from a tertiary care centerin India[J]. Asian Journal of Medical Sciences，2022，13（11）：82-87.

[7]GONG F，ZHANG Y，GAO J，et al. Effect of plateletrich plasma vs standard management for the treatmentof diabetic foot ulcer wounds：A meta-analysis[J]. Inter-national Wound Journal，2022，20（1）：155-163.

[8]国家老年医学中心，中华医学会老年医学分会，中国老年保健协会糖尿病专业委员会.中国老年糖尿病诊疗指南（2024版）[J].中华糖尿病杂志，2024，16（2）：147-189.

[9]张海敏,周艳红,张凤.负压封闭引流技术在整形科难治创面中的应用与护理分析[J].中西医结合护理（中英文），2024，10（3）：169-171.

10 一例 2 型糖尿病足合并感染患者应用负压封闭引流技术的个案护理

刘美兰　梁新苗　黄晴茵　黄燕娴　湛献能

> 背景:
>
> 糖尿病足病是糖尿病治疗费用高的严重慢性并发症之一,重者可以导致截肢和死亡。糖尿病足溃疡(DFU)的终身发病率为19％～34％。调查发现,我国50岁以上糖尿病患者1年内新发足溃疡的发生率为8.1％,治愈后的DFU患者1年内新发足溃疡的发生率为31.6％。在临床中,对于2型糖尿病足合并感染的患者,病程长,反复换药增加患者的痛苦,还可能引发严重的并发症。因此,负压封闭引流技术(vacuum sealing drainage , VSD)的运用,很大程度上解决了患者的困扰。VSD广泛应用于压迫性溃疡、窦道、糖尿病足溃疡等慢性创面,可促进肉芽生长和足溃疡的愈合。

一、案例介绍

[病史]

患者金某,男,64岁,入院诊断:"2型糖尿病足并感染(wagner 4期),2型糖尿病性酮症,电解质代谢紊乱:低钾血症、低钠血症、低氯血症、低蛋白血症"。

主诉: 因发现血糖升高28年,右足溃烂3个月伴胸闷1周。

现病史: 3个月前患者意外刮伤右足第5趾,自行换药,进行性加重伴第4足趾肿胀伴发黑,第5足趾溃烂,足背红肿痛,为进一步治疗,收入内分泌科。

既往史: 阑尾切除术,冠状动脉粥样硬化性心脏病,PCI术植入支架5枚。

个人史: 否认嗜酒史、吸烟史。

家族史：否认家族成员中有糖尿病病史。

[体格检查]

生命体征：体温36.5℃脉搏：100次/min；呼吸20次/min；血压97/65mmHg。

伤口情况：患者右足背及足底15cm×15cm红肿，按压有波动感，皮温高，足背动脉搏动弱，有血色渗液伴恶臭，足底3处破溃，大小分别为2cm×2cm、1cm×1cm、1cm×1cm，第4足趾肿胀伴发黑，第5足趾可见2cm×2cm溃烂，窦道深4cm。

专科检查：体重64kg，身高176cm，BMI 20.66kg/m²，腰围87cm，臀围93cm，腰臀比0.94。

感觉阈值检查：左下肢属于低风险，右下肢属于中风险；ABI示双下肢中度动脉闭塞性供血不足。

[影像学检查]

双下肢CTA：左侧胫前动脉中下段、足背动脉未见显影，考虑闭塞；右侧胫前动脉轻度狭窄。

胸部、右侧足DR示：①右侧足第5趾近节、远节趾骨及第5跖骨远段骨质破坏、缺如，周围软组织肿胀，结合病史，符合糖尿病足改变；余右侧足退行性变，骨质疏松；②心、肺、膈未见异常。

B超检查：双侧颈部动脉内–中膜毛糙、增厚并多发斑块形成。双下肢动脉内膜增厚并多发硬化斑，符合动脉硬化闭塞症改变。双下肢静脉血流通畅；心脏彩超：轻微主动脉瓣反流。轻度三尖瓣反流。

[诊疗经过]

入院后完善相关检查，MDT团队创伤骨科、心内科、营养科等多学科制订治疗计划，予抗感染、降糖、降脂、右足伤口处理等对症治疗。

👨‍⚕️ 二、高级健康评估与护理

2型糖尿病足合并感染患者的健康评估与护理见表10-1。

表10-1 2型糖尿病足合并感染患者的健康评估与护理

评估维度	评估内容	评估情况	护理措施
疾病/病症	1.2型糖尿病足并感染 2.2型糖尿病性酮症 3.电解质代谢紊乱 4.低蛋白血症	1.1993年确诊糖尿病；空腹C肽141pmol/L，餐后2hC肽285pmol/L，空腹胰岛素4.0mU/L，餐后2h胰岛素4.9mU/L，白细胞25.96×10⁹/L，右足背及足底见红肿伴足底破溃，伴有坏死脓液 2.血糖27.68mmol/L，血酮体3.1mmol/L，pH7.419，血钾3.37mmol/L，血钠131mmol/L，血氯87.04mmol/L 3. 4.白蛋白20.0g/L，总蛋白64.9g/L	1.清创、抗感染治疗，超声清创仪清除坏死组织，Ⅲ型安尔碘消毒，局部广谱银离子填塞，VSD持续负压引流治疗，负压压力0.04～0.06kPa，观察伤口敷料渗液、引流量、性质等情况 2.观察患者的意识、呼吸、血糖、血酮体、pH情况 3.纠正电解质紊乱 4.纠正低蛋白血症
健康状况	1.意识 2.生命体征 3.睡眠 4.饮食 5.营养状况 6.心理健康 7.社会支持	1.意识：意识清醒，精神疲倦 2.生命体征：平稳 3.睡眠：差，容易醒 4.饮食：饮食单一，主食为白米饭，摄入蛋白质少，青菜量少，晚餐后喜欢吃水果，加餐多以饼干、面包为主 5.NRS-2002营养风险筛查：4分，白蛋白20g/L，总蛋白64.9g/L 6.疼痛评分：换药时6分，平时2分 7.心理状况：害怕，担心伤口愈合不良导致截肢 8.家庭状况：育有1子1女，家庭和睦，配偶照护	1.以卧床休息为主 2.观察睡眠情况，使用助眠药 3.落实相关的糖尿病教育：纠正患者饮食误区，指导患者三餐规律定量，粗细搭配，两餐之间适当加餐 4.制订糖尿病餐，热量2100～2200kcal/d，少量多餐，选择优质肉蛋白、奶蛋白，两餐蛋白粉 5.指导患者放松心情，换药时用音乐疗法分散注意力，必要时使用药物缓解疼痛，抬高双下肢20°～30°

评估维度	评估内容	评估情况	护理措施
			6.关注患者的心理感受，同伴教育，家属的沟通和支持，增强治疗的信心
生理功能	1.消化功能 2.循环功能 3.神经系统 4.内分泌系统 5.电解质平衡	1.消化功能：胃纳一般 2.循环系统：心率94～108次/min，血压97～137/60～80mmHg，BNP 2 808 pg/ml，ABI示双下肢中度动脉闭塞性供血不足 3.神经系统：四肢麻痹；感觉阈值检查提示左下肢属于低风险，右下肢属于中风险 4.内分泌系统：高血糖状态，糖化血红蛋白14.6%，空腹血糖8.53mmol/L；血酮体3.1mmol/L，pH7.38 5.电解质紊乱：血钾：3.37mmol/L，血钠131.0mmol/L，血氯87.04mmol/L	1.少量多餐进食，合理搭配 2.双下肢保暖，指导健肢活动技巧，保持大便通畅 3.指导患者日常足部护理的要点，糖尿病并发症的相关知识教育 4.给胰岛素泵降糖，基础率0.7U/h，大剂量三餐前10U皮下注射，极化液降酮等对症治疗，使用动态血糖仪动态监测患者血糖情况，动态调整胰岛素剂量 5.纠正电解质紊乱，补钾及补钠，观察出入量情况，指导进食含钾、含钠、含铁丰富的食物
ICF自理能力	1.自理能力 2.躯体活动和移动	1.BADL评分30分，需协助 2.双下肢乏力，右下肢有伤口，间有胸闷、视力下降，基本以卧床为主	1.协助生活护理 2.指导床上肢体活动的方法

评估维度	评估内容	评估情况	护理措施
风险与并发症	1.深静脉血栓 2.跌倒 3.低血糖 4.足伤口渗血	1.VTE评分4分，高风险 2.跌倒评分45分，高风险 3.使用胰岛素，胃纳一般，8月9日空腹血糖4.1mmol/L 4.足伤口无渗血，凝血酶原时间10.1s	1.协助患者床上健肢踝泵运动，每日2～3次，每次15min，患侧可左右平移 2.落实防跌倒的注意事项，告知患者离床原则 3.8月9日6点动态血糖仪提示4.1mmol/L，因行空腹B超检查，予分离胰岛素泵，规避低血糖发生。告知患者低血糖的识别、预防和处理；床边备食物 4.观察足伤口敷料及引流液情况，关注检验指标

三、护理问题分析

　　该患者发生糖尿病足感染的原因可能有哪些？结合主诉、病史、体征及辅助检查进行批评性思考及判断（图10-1）。

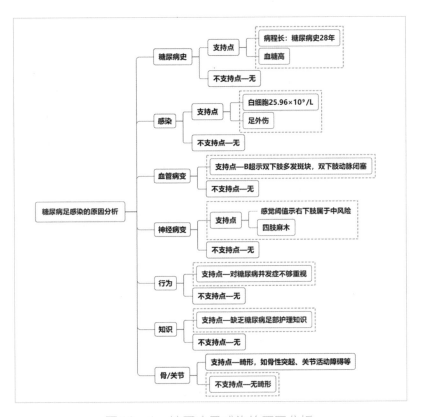

图10-1 糖尿病足感染的原因分析

四、出院诊断

1. 2型糖尿病足并感染。
2. 冠状动脉粥样硬化性心脏病，心功能Ⅳ级，冠状动脉支架植入后状态。
3. 慢性心力衰竭。
4. 慢性下肢动脉硬化性闭塞症。

五、出院指导

患者右足背动脉搏动减弱，右足第4趾、第5趾缺如，右足底可见破损8cm×9cm，足底窦道3cm，伤口表面50%的黄色腐肉坏死组织，伴少量渗液；胃纳好转，NRS营养评分2分。内分泌医护团队跟患者及家属组建微信群，每餐给予实时的饮食指导，及时调整胰岛素剂量。患者通过互联网＋护理服务平台预约，内分泌医护团队上门为患者换药。

饮食指导：根据患者的BMI、血糖情况，给予热量2 100～2 200 kcal/d，补充优质蛋白质、奶蛋白，促进伤口愈合，告知患者饮食原则及进餐注意事项。

血糖监测：制订血糖控制目标。空腹/餐前：6.1～7.8 mmol/L，餐后2 h或随机血糖7.8～10 mmol/L，每日7次，3餐前后及睡前，指导照护者使用血糖仪，出现低血糖反应时及时监测，血糖偏高的点须加测。

药物指导：给予中效胰岛素，早、晚餐前各注射1次，教会患者及家属胰岛素注射方法，告知患者胰岛素注射的剂量、注射要点、轮换部位等；按时按量服药，避免自行加量或减量。

运动指导：考虑患者心功能、活动耐力、伤口情况，指导餐后半小时可进行手臂运动、Burger运动，踝泵运动，每日2～3次，每次15 min左右；照护者协助运动。

足伤口治疗：告知患者及家属保持伤口干燥清洁、居家伤口护理的要点。通过门诊换药或互联网＋护理服务平台预约，定期上门为患者换药。

低血糖管理：识别低血糖的症状，告知低血糖的处理及预防，随身备食物，根据动态血糖趋势图适当加餐。

六、延续护理

家属能按照糖尿病饮食配餐；晚餐后家属能协助患者做踝泵运动；按时服药；血糖波动范围：空腹及餐前5.8～7.1 mmol/L（偶有偏高），餐后血糖：8.5～12.5 mmol/L（稍偏高），胰岛素注射部位无红肿硬结，有轮换部位。

七、总结与反思

糖尿病足伤口感染演变过程，患者由小伤口演变到足趾的坏疽，可见糖尿病足伤口发展之迅猛、凶险，增加了治疗难度，也增加了患者的医疗费用。本案例通过多学科诊治和VSD等多种技术运用，免除了反复换药给患者带来的痛苦，加速患者康复，避免截肢。作为专科护士意识到糖尿病足是可以预防的，糖尿病足的预防成本远低于治疗成本。因此，糖尿病足的预防是糖尿病患者管理工作的重要组成部分，呼吁患者要重视管理，定期接受教育，对高危足做到早发现、早筛查、早处理，才能降低糖尿病足的发病率、复发率、死亡率，降低医疗的成本。不足之处，对于多病共存患者护理评估方面缺乏经验，肢体康复锻炼不足，心理护理欠缺，今后一定加强这方面的学习，不断提高知识水平。

八、知识拓展

VSD技术：它使用内含有引流管的聚乙烯酒精水化海藻盐泡沫敷料来覆盖或填充皮肤、软组织缺损的创面，并通过生物半透膜将创面与外界隔绝，创造一个封闭的环境。在这个封闭空间中，通过引流管接通负压源，应用可控制的负压来促进创面愈合。这种新型高效引流方式能够及时并彻底地清除创面及引流腔隙的渗液，保持引流创面的洁净，避免交叉感染，促进组织修复，并有助于控制感染。

"互联网+护理服务"作为新兴产业，依托互联网技术，通过"线上申请、线下服务"方式，由护士为患者提供上门护理服务。"互联网+护理服务"的开展既能缓解我国医疗资源矛盾，又能使部分患者享受居家护理的便捷，还能增加护士收入，极大发展了医疗服务体系。为此，在国家政策支持下，研究构建基于"互联网+护理服务"糖尿病足信息平台模块内容，对促进"互联网+护理服务"在慢性病管理中应用具有重要意义。

九、参考文献

[1]ARMSTRONG DG，BOULTON AJM，BUS SA. Diabetic foot ulcers and their recurrence[J]. N Engl J Med，2017，376（24）：2367-2375.

[2]JIANG Y，WANG X，XIA L，et al. A cohort study of diabetic patients and diabetic foot ulceration patients in China[J]. Wound Repair Regen，2015，23（2）：222-230.

[3]王美君，张磊，王鹏华，等.踝泵运动对糖尿病足溃疡创面愈合效果的影响[J].中华现代护理杂志，2018，24（2）：147-151.

[4]许娇.基于"互联网+护理服务"的糖尿病足患者信息平台模块内容的构建研究[D].南昌：南昌大学，2020.

[5]蒋娅，谢翠华，罗祥蓉，等.基于三级预防的糖尿病足全程管理模式构

建[J].中国卫生质量管理，2021，28（2）：68-73.

[6]卢爱俊，陈宇航，李园园，等.负压封闭引流技术在糖尿病足中的应用[J].内蒙古医学杂志，2023，55（11）：1319-1323.

[9]徐矫.延伸性护理小组联合"互联网+"对糖尿病足院外护理的效果[J].实用临床医药杂志，2019，23（14）：111-113+117.

<table>
<tr><td>**11**</td><td>**穗疏两地联动下应用封闭负压引流技术在一例糖尿病足感染创面患者的护理**</td></tr>
</table>

温雪满　郑瑞玲　湛献能　刘美兰　赖美铮　米日古丽·麦麦提

背景：

糖尿病足已成为糖尿病患者致残、致死的重要原因之一，也是常见的住院原因，给患者及其家庭和社会带来了沉重的经济负担。研究显示，糖尿病足截肢患者的生活质量与其伤残接受度水平密切相关，患者截肢后更容易出现严重的生理及心理问题，显著降低了患者的治疗依从性和积极性，影响了血糖控制和伤口愈合，进而导致患者的生活质量下降。维吾尔族人群由于地广人稀的地理环境、农牧业为主的生产生活方式，以及较弱的健康保健意识等，造成糖尿病足就诊延迟普遍存在，严重影响治疗结局。

一、案例介绍

【病史】

患者麦某，男，49岁，诊断："2型糖尿病足病（Wagner 3级）"。

主诉： 发现血糖升高17年余，右足趾破溃3月余。

现病史： 患者糖尿病史17年余，3个月前患者因木刺刺入致右足第4趾皮肤破溃，伴双下肢疼痛，在当地医院反复治疗后效果不佳，其间中断治疗致使足部伤口逐步加重。为进一步诊治，将患者收入内分泌代谢科。

既往史： 高血压病史多年，平素未规律服药，未监测血压；糖尿病病史17年余，近期予"门冬胰岛素（早餐前、午餐前14U，晚餐前10U）+甘精胰岛素睡前24U"控制血糖，监测空腹血糖波动在9.0～19.0mmol/L，餐后血糖波动在5.1～19.6mmol/L。

个人史： 出生于新疆维吾尔自治区喀什地区，生长于喀什地区。无吸烟、饮酒史。

过敏史：无。

家族史：配偶及子女均体健，无遗传病史。父母均无糖尿病史。

【体格检查】

生命体征：体温36.5℃、脉搏78次/min、呼吸18次/min、血压121/78mmHg、身高165cm、体重65.0kg、体质指数23.9kg/m²、随机血糖（指尖血糖）19.4mmol/L。

专科检查：意识清晰，体型适中，胸腹部查体无异常。右足皮肤红肿、皮温升高，右侧足背动脉搏动减弱，左侧足背动脉搏动正常。右足第4趾肿胀及两侧伤口分别为2.0cm×2.0cm、2.0cm×3.0cm，向6点方向潜行约3cm，第4趾远端骨质外露，伤口肉芽生长异常突出，有脓液渗出，伴有臭味。

【辅助检查】

生化指标：糖化血红蛋白9.3%↑，血清C肽测定（空腹）0.26mmol/L↓，白蛋白46.5g/L，血红蛋白156.0g/L，红细胞5.42×10¹²/L。白介素62.36pg/ml↑，降钙素原0.04ng/ml↑，超敏C反应蛋白3.81mg/L↑。白细胞6.54×10⁹/L，中性粒细胞比例0.595。

创面分泌物培养出金黄色葡萄球菌，对多种抗生素敏感。

右足正侧位：右足第4跖骨、趾骨骨质破坏。

右足MRI：右足第4趾改变，考虑糖尿病足合并软组织感染、脓肿形成；右足舟骨及第2～5跖骨远端骨髓水肿；右足周围软组织肿胀。

双下肢彩超：右侧胫后动脉不完全性动脉硬化性闭塞。

【诊疗经过】

患者3个月前外伤致右足第4趾皮肤破溃，于外院治疗效果不佳，后转至广州医科大学附属第三医院内分泌科治疗，经过降糖、清创、先后4次持续负压引流治疗，伤口好转出院。

🧑‍⚕️ 二、高级健康评估 与护理

糖尿病足感染创面患者的健康评估与护理见表11-1。

表11-1 糖尿病足感染创面患者的健康评估与护理

评估维度	评估内容	评估情况	护理措施
疾病/病症	1.2型糖尿病 2.糖尿病足	视物模糊，口干，多饮，双下肢麻木伴乏力，右足皮温高，第4趾内外侧溃疡	1.监测患者生命体征及血糖情况 2.指导患者多饮水 3.指导患者按摩双下肢及左足，促进血液循环
健康状况	1.意识 2.生命体征 3.睡眠 4.饮食 5.营养 6.大小便 7.皮肤、口腔 8.肌力活动度 9.语言行为 10.心理健康 11.社会关系与支持	1.意识：清醒，精神疲倦 2.生命体征：体温36.5℃，脉搏79次/min，呼吸20次/min，血压110/80mmHg，血糖19.4mmol/L 3.睡眠：睡眠质量一般 4.饮食：以馕、拉面、烤包子、羊肉、牛肉为主 5.营养状况：体重65kg，BMI 23.88kg/m²，白蛋白46.5g/L，胃纳差，NRS-2002营养风险筛查2分，无风险 6.大小便：正常 7.皮肤、口腔情况：右足第4趾外侧有一直径约2cm浅表溃疡，内侧有一直径约3cm溃疡，可见骨质暴露，向基底潜行约3cm 8.肌力活动：右足肿胀，活动受限 9.语言：维吾尔族语交流，侄子翻译，愿意与医务人员沟通	1.监测生命体征及检查伤口情况，完善相关辅助检查，正确采集伤口分泌物 2.组织烧伤整形科、影像科、骨科、医务科进行多学科（MDT）会诊，量身定制治疗方案。遵医嘱使用抗生素 3.协助医生伤口换药，"蚕食法"清创引流，去除坏死组织 4.联合使用碱性成纤维细胞生长因子、优拓银离子敷料。注意观察患者伤口有无渗血、渗液及皮肤有无红肿热痛现象，伤口的感染、出血控制后才可以负压引流 5.使用VSD引流治疗糖尿病足，观察VSD引流情况，负压引流装置的压力为0.05kPa，密切监测左

评估维度	评估内容	评估情况	护理措施
健康状况		10.心理问题：对保肢期望值较高 11.社会家庭关系：育2子2女，家庭和睦，家人采取积极治疗	足第4、5趾皮温有无降低、颜色有无苍白等缺血情况。保持局部干洁，减少压迫，保持管道通畅 6.指导患者减少下地，保持负压吸引的密闭性及持续性，观察敷料有无松脱、漏气
生理功能	1.呼吸系统 2.消化系统 3.循环系统 4.泌尿系统 5.运动系统 6.神经系统 7.内分泌系统 8.生殖系统 9.水电解质平衡	1.呼吸系统：呼吸规整，双肺呼吸音正常 2.消化系统：腹部平软，肠鸣音3次/min，大便1次/d 3.循环系统：心率78次/min，心电图示窦性心律，大致正常心电图，右侧胫后动脉不完全性动脉硬化性闭塞 4.泌尿系统：肾小球滤过率估算值113.3mmol/L，肌酐59μmol/L↓，尿素9.2mmol/L↑ 5.运动系统：右足红肿，运动受限 6.神经系统：生理反射存在，病理反射未引出 7.内分泌系统：血糖3.4～19.4mmol/L，糖化血红蛋白9.3%，血清C肽测定（空腹）0.26mmol/L，酮体0.1mmol/L 8.生殖系统：无明显异常 9.水电解质平衡：无异常	1.药物治疗及血糖监测：遵医嘱使用胰岛素强化治疗，基础量8U，3餐前大剂量（9U-9U-9U），餐前、餐后睡前监测血糖 2.饮食控制，利用手掌法则，根据患者的病情、活动、身高、体重、BMI指数，计算患者每日的总热量，告知患者饮食的量和种类。根据患者饮食习惯给予碳水化合物50%，蛋白质20%，油脂类30%，按1/5、2/5、2/5比例分配 3.健康宣教：行糖尿病饮食健康宣教，根据患者饮食习惯，协助患者制订饮食计划；糖尿病足部护理宣教，指导患者每日足部观察，保护双足，避免再次感染；血糖监测指导，指导患者皮下注射胰岛素，预防低血糖

续表

评估维度	评估内容	评估情况	护理措施
ICF自理能力	1.认知功能 2.吞咽功能 3.躯体活动和移动功能 4.自理能力 5.感觉功能 6.排泄功能 7.交流功能 8.社会功能	1.认知功能：Mini-Cog 3分，正常 2.吞咽功能：洼田饮水试验I级 3.躯体活动和移动功能：双下肢肌力5级，坐位平衡1级，Holden 2级 4.自理能力：Barthel评分60分，中度依赖 5.感觉功能：右下肢浅感觉减退，右足轻度水肿，足背动脉搏动弱，左下肢麻木，足背动脉搏动正常 6.排泄功能：大便正常，小便困难 7.交流功能：维吾尔族语交流，侄子翻译，愿意与医务人员沟通 8.社会功能：家庭关系和睦，小学文化，患病后除家人外无其他社交，社会适应能力减弱	1.协助患者生活护理 2.给予患者心理护理，与患者侄子沟通（可普通话交流），根据患者需求，给予帮助 3.抬高右足，指导患者足部运动，促进血液循环
风险与并发症	1.跌倒/坠床风险 2.深静脉血栓风险 3.骨髓炎	1.跌倒/坠床风险评估：60分，高风险 2.VTE风险评分5分，高危风险，纤维蛋白原4.42 g/L 3.右足正侧位：右足第4跖骨、趾骨骨质破坏	1.指导患者床上活动及离床活动原则，予"起床三部曲"等防跌倒指导 2.VTE基本预防：抬高患肢，避免下肢静脉穿刺，控制血糖；使用VSD治疗后，肢端血运变差，密切观察患者VSD负压引流情况，观察患者肢端血运及足部温度

续表

评估维度	评估内容	评估情况	护理措施
风险与并发症			3.物理预防：踝泵运动，指导患者每天两次实施踝泵运动，每次20～30组，可以将踝泵运动安排在早、中、晚、睡前几个时间节点，每次3～5 min，趾屈与背屈维持时间3 s为最佳；预防下肢静脉栓塞，改善远端血运 4.预防骨髓炎：多次彻底清创，剔除坏死骨，控制炎症，防止炎症沿血运蔓延扩散；在骨质残端处尝试填塞抗生素骨水泥，可缓慢释放抗生素治疗骨髓炎

三、护理问题分析

该患者发生严重糖尿病足的原因可能有哪些？结合主诉、病史、体征及辅助检查进行评判性思考及判断（图11-1）。

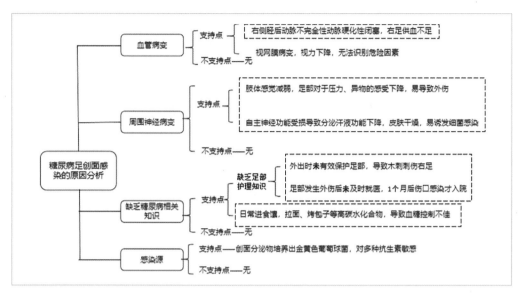

图11-1　糖尿病足创面感染的原因分析

四、出院诊断

1.2型糖尿病足病（右足第4趾，Wagner 3级，TEXAS 3级D期，重度感染）。

2.糖尿病性视网膜病变待排查。

3.下肢动脉硬化闭塞症（右侧胫后动脉不完全性动脉硬化性闭塞）。

4.前列腺增生。

五、出院指导

血糖监测：每日监测空腹及餐后2 h血糖，至少每3个月检测一次糖化血红蛋白（HbA$_1$C），一般将HbA$_1$C控制在7％左右。

足部护理：指导患者定期到当地医院门诊换药；伤口未好转需减少行走，减少足部受压；每日检查双足；鞋子要选择柔软舒适的，每次穿鞋前要检查鞋内有无异物，避免刺伤；新疆天气炎热，避免赤脚走路，以防足部烫伤；每3个月进行1次足部筛查等。

运动康复指导：在右足伤口愈合后，适当进行运动。避免空腹及饱餐后运动，出门运动应随身携带含糖食物。

药物宣教：按时按量服药，避免自行加量或减量，注射胰岛素前应准备好食物，注射完15 min内进食。胰岛素应在有效期内使用，未开封的应放置冰箱保鲜层2～8℃。注射胰岛素时应严格按照正确的注射技术，选择合适长度的针头。胰岛素注射可能会出现脂肪增生、脂肪萎缩、疼痛、出血、淤血和特发性皮肤色素沉着等并发症，为了尽可能减少并发症的发生，需定期轮换注射部位，包括不同注射部位之间的轮换和同一注射部位内的轮换，以及避免针头重复使用。

饮食及控制血压：保持健康的生活方式，合理膳食，控制情绪，监测血压，控制血脂、血糖。饮食上宜遵循清淡、富有营养且易消化、少食多餐不宜过饱的原则，限制食物中钠、钾的摄入。避免激烈运动，保持大便通畅，防止便秘。

六、延续护理

出院5d，到疏附县人民医院糖尿病护理门诊换药，右足无肿胀，未触及足背动脉搏动，未闻及臭味，足底有2处伤口，大小分别是0.5cm×2.8cm、2.0cm×0.5cm，第4趾两侧各有一个伤口，大小均为0.5cm×0.5cm，各伤口见鲜红色肉芽生长。空腹血糖4.9～9.6mmol/L，餐后血糖波动在6.8～11.9mmol/L。出院1周后予拆除负压，见鲜红色肉芽组织生长，伤口较前缩小。隔1d到糖尿病护理门诊随访换药。

患者治疗时间共49d，右足伤口愈合，血糖在目标范围内，可正常行走、洗澡，再次予足部护理指导。

七、总结与反思

患者糖尿病足Wagner 3级，保肢意愿强烈，经与专家远程视频会诊及多方沟通后，家人决定患者在其夫人及会普通话的侄子陪同下前往广州治疗。在广州治疗期间，因新疆地区少数民族的环境、地域以及气候等与广州不同，导致其饮食结构也和内陆有明显差异，新疆维吾尔族以馕、烤包子、烤肉、碎肉拉面、羊肉抓饭、羊汤等饮食为主，喜甜食、坚果，蔬菜食用较低，禁忌猪肉。新疆与广州有2d时差，导致患者不按时就餐及吃药。同时由于语言不通等因素，容易导致医护团队对患者的饮食、运动干预失败。糖尿病专科护理团队根据新疆人民的生活环境以及饮食习惯制订饮食管理计划，在馕、兰州拉面、牛肉干的基础上，增加蔬菜及牛奶的摄入，定时定量，告知患者良好的饮食对疾病的控制的重要作用，进而保证患者营养摄入及血糖维持在平稳的状态。加之疏附及广州两地医护人员建言献策，帮助患者及家属克服心理、生理的各类困难，使患者倍感亲切，坚持及配合治疗。通过干预后，患者的血糖等结果均明显改善，糖尿病足感染得到控制，伤口逐渐缩小，同时干预后患者的依从性明显提高，优化生活方式，提高其生活质量，促进患者的康复。

天山雪莲根连根，穗疏两地一家亲，在疏附县当地医院及广州医科大学附属第三医院的联合治疗下，最大程度为患者进行保肢治疗，极大保留患者足部功能，回归社会正常行走及生活。最后患者一家与广州医科大学附属第三医院建立了更加深厚的友谊，更加体现穗疏两地民族团结一家亲。

🩺 八、知识拓展

糖尿病足主要通过上皮组织、胶原纤维和角蛋白增生而缓慢愈合。早期，糖尿病足因其外周血为高血糖环境，中性粒细胞形成中性粒细胞外诱捕网，使创伤修复功能受损，同时由于糖尿病足糖基化终末产物的堆积，导致内皮细胞及成纤维细胞的功能持续损伤，使肉芽组织生成障碍。糖尿病足患者换药方式多样，其中人工真皮是由硅胶膜外层和胶原蛋白内层构成的双层结构，外层具有防止细菌侵入的作用，内层充当真皮网状支架，便于毛细血管和成纤维细胞迁移长入，生成类似于真皮结构覆盖骨、肌腱。人工真皮覆盖创面5～7 d后揭掉外层硅胶膜，14～21 d后纤维母细胞和毛细血管长入逐渐被降解的内层胶原蛋白，肉芽组织增生并覆盖骨与肌腱。同时，肉芽组织中毛细血管新生使创面呈现粉红色，有利于0.15～0.25 mm薄层表皮形成完整的皮肤结构。

人工真皮修复糖尿病足创面时有以下注意事项：①术中人工真皮可以用生理盐水浸泡但不能用医用酒精浸泡，后者会使其溶解；②人工真皮遇血凝固后网状孔隙易堵塞，影响细胞迁移，也易与骨、肌腱组织隔离影响疗效，故需彻底止血，通常需在硅胶膜上切开多个小口，排除渗血和渗液；③人工真皮抗感染能力弱，覆盖人工真皮前创面需彻底清创和抗感染治疗；④骨外露创面较大或局部供血不足，可能需要多次VSD联合人工真皮；⑤人工真皮网状胶原支架抗压能力有限，包扎过紧或压力较大时易造成海绵组织塌陷影响肉芽组织生长导致创面延迟愈合甚至不愈合；⑥术后患者需卧床休息并制动患足，防止人工真皮脱落。

九、参考文献

[1]王爱红，薛婧，许樟荣.糖尿病足临床治疗进展与展望[J].中华糖尿病杂志，2022，14（7）：643-649.

[2]赵露，顾培培，李玉雪，等.糖尿病足截肢患者应对方式在伤残接受度与生活质量间的中介效应[J].护理学报，2021，28（23）：11-16.

[3]曹强，陈召，刘小龙.新疆地区糖尿病足患者就诊延迟现状及其对治疗结局影响的研究[J].中国糖尿病杂志，2022，30（3）：190-196.

[4]赵寒秋，毛玉梅，熊淑君.蚕食法联合银离子抗菌敷料在护理3级糖尿病足患者中的应用效果[J].国际护理学杂志，2020，39（11）：2022-2025.

[5]季梅，王正霞，沙仕贤.手掌法则在2型糖尿病患者饮食治疗中的作用[J].实用临床医药杂志，2018，22（2）：39-41.

[6]胡建利，施雁，陈明君，等.踝泵运动口令视频在下肢深静脉血栓预防中的应用效果[J].解放军护理杂志，2019，36（7）：89-90.

[7]中华医学会糖尿病学分会.中国2型糖尿病防治指南（2020年版）[J].中华内分泌代谢杂志，2021，37（4）：311-398.

[8]涂振阳，蓝常贡，罗群强，等.皮耐克在创面治疗中应用的研究进展[J].中华实用诊断与治疗杂志，2019，33（7）：720-723.

[9]邹利军，李炳辉，鲍琼林，等.人工真皮联合负压封闭引流技术修复糖尿病足跟部骨外露15例[J].生物骨科材料与临床研究，2019，16（4）：77-80.

[10]中华医学会糖尿病学分会，中华医学会感染病学分会，中华医学会组织修复与再生分会.中国糖尿病足防治指南（2019版）（Ⅱ）.[J]中华糖尿病杂志，2019，11（3）：161-189.

12 一例氯化钙外渗致伤口组织坏死糖尿病患者的中西医结合个案护理

黄燕娴　黄晴茵　曾丽珠　黄芳英　李黎　吴伟珍

> **背景:**
>
> 静脉输液是临床主要的用药途径,在疾病治疗中起着重要作用,但也存在药物外渗等护理安全隐患,成人药物外渗发生率为0.1%～6%。氯化钙(10%)注射液临床常用于电解质异常、过敏性疾病甚至高级心脏生命支持等,pH为4.5～6.5,渗透压1 020.269 mOsm/L,属于强刺激性药物,药品说明书中明确指出不宜皮下或肌内注射,静脉注射时如漏出血管外可引起组织坏死。氯化钙一旦发生静脉外渗且未及时处理或处理不当,可给患者带来如皮肤坏死,甚至肢体功能障碍等严重伤害,影响医疗护理质量,也可能导致医疗纠纷。近年来,随着中医药事业的快速发展,中医疗法治疗药物外渗性皮肤坏死的研究报道逐渐增多,且取得了较好的临床疗效。

一、案例介绍

患者吴某,男,44岁,入院诊断:"①2型糖尿病;②过敏性紫癜(复合型);③葡萄糖6磷酸脱氢酶缺乏(G6PD缺乏);④慢性浅表性胃炎;⑤十二指肠炎"。

[病史]

主诉: 反复口干半年,加重2周。

现病史: 患者无明显诱因出现口干,无口苦,无多饮多尿,无多食,体重无明显下降,遂于当地医院就诊,查空腹血糖8 mmol/L,予中药调理(具体不详),其后监测空腹血糖6.2 mmol/L。入院前2周再次出现口干,并较前明显,时有泡沫尿,伴有轻度视物模糊,到当地医院查空腹血糖11.3 mmol/L,糖化血红蛋白7.8%，现为求进一步系统诊疗入院。

既往史：健康状况良好，曾于当地医院确诊过敏性紫癜，予激素治疗（具体不详），服用激素5d，目前停服激素2d。有蚕豆病病史。

个人史：吸烟20年，每天40支。

家族史：有家族糖尿病史（父亲）。

[**体格检查**]

生命体征：体温36.2℃、脉搏105次/min、呼吸20次/min、血压130/103mmHg、随机血糖7.2mmol/L。

专科检查：意识清醒，正常面容，语音清晰，查体合作，对答切题，双肺呼吸音清，未闻及干湿啰音，心律齐，各瓣膜区未闻及明显病理性杂音。腹平软，无压痛、反跳痛，移动性浊音阴性，左侧足背动脉正常，右侧足背动脉正常，双上肢皮肤感觉正常，双下肢皮肤感觉正常，双下肢无水肿。

[**辅助检查**]

糖化血红蛋白7.8%。

生化：三酰甘油2.59mmol/L、总胆固醇6.4mmol/L。

胃镜提示：慢性非萎缩性胃炎，十二指肠球炎，疑似十二指肠球部淋巴滤泡增生症，幽门螺旋杆菌阴性。

肠镜：紫癜性肠炎（结合双下肢密集紫癜）待排查，所见结肠黏膜未见明显异常，已活检送病理。病理结果：镜下见肠黏膜腺体结构大致增城，局部糜烂，间质伴淋巴浆细胞、嗜酸性粒细胞及中性粒细胞浸润，请结合临床诊断。

[**诊疗经过**]

入院后完善相关辅助检查，西医治疗予降糖、抗过敏、护胃、解痉等对症处理，中医治疗采用温补元阳，散寒除湿，活血化瘀等特色疗法，入院第2天10：10按医嘱静脉输注氯化钙过程中，护士巡视发现留置针穿刺口呈红点状，患者未诉不适，立即停止输注并拔除留置针，抬高患肢，冷敷双柏水蜜膏（本院一种中药外用制剂）。30min后患者注射部位皮肤变为浅紫色，范围约2cm×3cm，使用片状水凝胶外敷。17：30患者出现手臂肿胀，注射部位周围皮肤瘙痒，创面颜色加深为紫红色，穿刺口呈鲜红色，范围未见扩大。患者手臂肿胀消退、瘙痒症状缓解，外渗部位伤口稳定。住院第6天患者血糖控制达标予办理出院，出院时伤口创面呈紫红色，皮肤完整。出院后居家延续性护理。

二、高级健康评估与护理

氯化钙外渗致伤口组织坏死糖尿病患者的健康评估与护理见表12-1。

表12-1　氯化钙外渗致伤口组织坏死糖尿病患者的健康评估与护理

评估维度	评估内容	评估情况	护理措施
疾病/病症	1.2型糖尿病过敏性紫癜，葡萄糖-6-磷酸脱氢酶缺乏（G-6-PD缺乏） 2.慢性浅表性胃炎	1.血糖控制不佳 2.体液免疫功能6项+CRP：C-反应蛋白8.04mg/L↑；葡萄糖-6-磷酸脱氢酶73U/L↓ 3.凝血4项+D-二聚体测定：血浆D-二聚体0.86mg/L↑，活化部分凝血活酶时间22.1s↓	1.入院监测血糖、胰岛素泵持续输注赖脯胰岛素注射液降血糖、完善相关检查 2.血液科会诊 3.密切观察患者的意识、生命体征、有无出血、皮肤黏膜、二便等情况，冷流饮食，予静脉注射地塞米松磷酸钠注射液5mg抗炎抗过敏，静脉注射用奥美拉唑钠40mg护胃。硫酸阿托品片解痉，口服氯雷他定片抗过敏，静脉注射氯化钙注射液 4.中医治则为温补元阳，散寒除湿，活血化瘀
健康状况	1.生命体征 2.饮食 3.营养状况 4.心理状况 5.社会支持	1.生命体征：体温36.2℃，血压130/103mmHg，心率105次/min，随机血糖15.6mmol/L，呼吸无烂苹果气味 2.饮食：冷流饮食 3.营养状况：体重68kg，身高168cm，BMI 24.09kg/m²	1.讲解疾病相关知识，指导患者做好自我疾病管理 2.营养科会诊制订营养管理方案 3.密切关注患者的心理变化，并做好心理护理

续表

评估维度	评估内容	评估情况	护理措施
健康状况		4.心理问题：患者SAS评分23分，评分为无焦虑 5.社会家庭关系：家庭关系和睦，经济条件可	
生理功能	1.消化功能 2.营养指标 3.循环功能 4.内分泌系统	1.消化系统：脐周腹痛，餐后明显，隐隐作痛，伴痛苦表情，疼痛呈阵发性反复发作，持续数秒钟自行缓解，慢性浅表性胃炎，十二指肠炎 2.营养指标：血红蛋白151g/L 3.循环系统：三酰甘油1.95mmol/L↑，载脂蛋白A1 0.96g/L↓，高密度脂蛋白胆固醇0.82mmol/L↓，低密度脂蛋白胆固醇3.92mmol/L↑；血浆D-二聚体0.86mg/L↑，活化部分凝血活酶时间22.1s↓ 4.内分泌系统：血糖15.6mmol/L，糖化血红蛋白7.8% 5.呼吸系统：血常规示白细胞10.61×10^9/L↑	1.冷流饮食，制订每日摄入总热量1 800kcal，合理分配三大营养素的比例，三餐定时定量 2.指导患者适当运动，增强体质，作息规律，避免感染及过度劳累 3.指导患者保持心情舒畅，密切关注患者血糖、感染、凝血指标及大小二便等情况
ICF自理能力	1.自理能力 2.跌倒/坠床风险	BADL评分100分 跌倒/坠床风险评估：0分，低风险	指导患者防跌倒相关注意事项
风险	药物外渗皮肤有感染及破溃风险	伤口创面呈紫红色，皮肤完整	1.密切观察药物外渗皮肤颜色、温度、感觉、远端组织血运情况等，并做好相应记录，每班做好交接班 2.协助患者做好伤口皮肤的护理

三、护理问题分析

该患者发生药物外渗的原因可能有哪些？结合患者病史、体征及辅助检查进行评判性思考及判断（图12-1）。

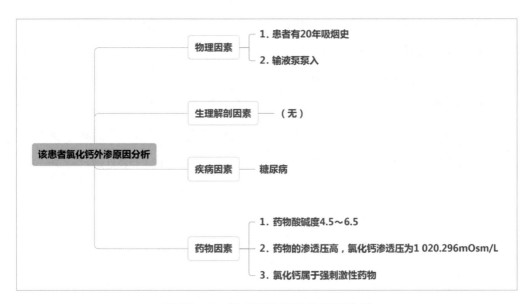

图12-1　患者氯化钙外渗原因分析

四、出院诊断

1. 2型糖尿病

2. 过敏性紫癜（复合型）

3. 葡萄糖6磷酸脱氢酶缺乏（G6PD缺乏）。

4. 慢性浅表性胃炎。

5. 十二指肠炎。

五、出院指导

居家日常指导： 规律作息，避免感染及过度劳累，保持心情舒畅，减轻体重，戒烟酒。

营养膳食指导： 低盐、低脂、糖尿病饮食，控制每日总热量，三餐定时定量，餐后可适当散步，制订1 800 kcal热量的餐单，每日摄入1 500 ml水，保持大便通畅。

血糖监测：监测空腹、餐后2h、睡前血糖并记录，制订个体化控糖目标，空腹或餐前血糖4.4～6.1 mmol/L，餐后2h或随机血糖4.4～7.8 mmol/L，至少每3个月检测一次糖化血红蛋白（HbA_1C），一般将HbA_1C控制在6.5%以下。

运动康复指导：适当进行有氧运动，运动强度以个体可耐受为前提，理想状态为至少每天锻炼30 min、每周5 d。

药物宣教：门冬胰岛素30注射液（早餐前20 U，晚餐前16 U）皮下注射，此为初始剂量，出院后注意监测血糖，根据血糖情况，在医生的指导下调整药物用量；出院后遵医嘱使用醋酸泼尼松龙片，定期内分泌门诊复诊，不可自行停药。

伤口护理：出院后继续予0.9%生理盐水清洗伤口，莫匹罗星软膏（百多邦）及聚维酮碘乳膏适量涂抹患处，一周后伤口护理门诊复诊。

六、延续护理

出院3 d随访：因患者个人原因选择居家换药，指导其正确换药，3～5 d门诊复诊。出院第3天家属换药时搓脱伤口约1 cm×1 cm表皮，损伤表皮组织呈浅红色，后伤口逐渐加重。出院第4天伤口表皮损伤组织出现黑色坏死征，周围潮红肿胀伴疼痛感明显。嘱患者出院后严格控制血糖，血糖管理是糖尿病患者综合治疗的重要组成部分，血糖控制不佳将影响伤口愈合。出院后嘱患者佩戴瞬感扫描式葡萄糖监测仪器，动态监测患者血糖情况，指导患者查看血糖情况，分析饮食、运动、睡眠、情绪等因素对血糖的影响，找出具体原因，及时调整生活方式。监测期间，葡萄糖平均值6.9 mmol/L，血糖控制在目标范围内的时间是84%。加强护患沟通，重获患者信任。由于护理不良事件导致患者伤害，护患双方的沟通和信任受到影响。运用情志护理的"说理开导法"，倾听患者的诉说，冷静分析情况，动之以情、晓之以理，做好疏导工作，使患者心理状态恢复平衡，促使双方在治疗过程中沟通顺畅。

出院后11 d随访：因恰逢春节假期，患者拒绝回院处理伤口，后出现手指麻木，伤口创面呈黑色焦痂状，痂皮固定，周围皮肤环形红肿、疼痛，出院后

第11天回伤口护理门诊就诊，在患者同意下对伤口坏死组织进行清除，使用功能性敷料及中医特色技术对伤口进行处理，患者积极配合治疗。将情志护理中诚挚体贴的原则体现于护理过程中，通过细致入微的工作重获患者的信任，减轻患者对病情的忧虑，助其树立信心。患者见到创面发展迅速，担心伤口不能愈合影响手部功能，又因经常到医院就诊而焦急不安，在患者换药时选择柔和的背景音乐，谈论患者感兴趣的事情，在轻松的环境下使其思想焦点从疾病转移到他处。向患者介绍现代伤口愈合处理技术及中医护理治疗特色，展示多个伤口处理成功个案增强患者治疗信心。

出院第20天随访：患者伤口愈合，焦虑情绪缓解，效果满意。

出院3个月随访：患者患侧皮肤完整，远端肢体功能正常，血运正常，血糖控制达标，糖化血红蛋白5.8%，伤口专科护士及糖尿病专科护士持续全程个案追踪。

七、总结与反思

药物外渗是临床上不可忽视的安全问题，关于氯化钙外渗预防和损伤后处理目前尚未有明确的指南或共识，本例通过中西医结合护理方法处理氯化钙外渗致皮肤坏死的伤口经验总结，在严格控制血糖治疗、全过程实施情志护理的基础上，重点在针对伤口发展阶段影响创面愈合的关键因素，选择火针、刮痧、雷火灸、线香灸等不同作用的中医特色技术，改善患者机体抵抗力，避免伤口再次感染，从而加快创面肉芽生长促进愈合，减轻患者痛苦，为临床处理同类事件提供思路，同时通过案例报导引起医护人员在静脉输注钙剂时对外渗发生的重视与预防。

八、知识拓展

伤口创面愈合是一个受多种因素调节的动态且相互作用的过程，在创面的修复过程中包括炎症、增生及重塑三个阶段。西医认为伤口换药及选择合适功能性敷料是促进愈合的重要环节。中医则认为输液外渗乃经脉创伤致邪毒入侵致局部经络阻塞，加之强刺激性药物的药性属大阴大阳之物，可耗伤气血津液导致毒邪凝滞于血脉或溢于肌肤，使皮肤、筋肉受损，治则在于通血脉、扶正祛邪。

1.炎症期

火针疗法古称"烧针""焠刺",《针灸聚英》所云:"盖火针大开其孔,不塞其门,风邪从此而出。"炎症期使用火针局部施术,利用火针的针和灸作用对伤口周围皮肤局部施术,针直至病所,开启经络外门,借助火力以高温破坏炎性病灶,同时引动壅结的邪物由外门直接排出。第3次针刺时,患者伤口周围皮肤已无分泌物。

《灵枢·经脉》所言:"经脉者,所以能决生死,处百病,调虚实,不可不通。"炎症期使用刮痧疗法刮拭手三阴经以疏通患臂气血、开泄腠理,使滞于经脉的各种邪气透达于外。第1次刮痧,患者手臂皮肤散在暗红色痧斑,伤口边缘带出液体状黑色瘀痧。待皮肤痧消退后行第2次刮痧,操作后患者手臂皮肤微红无出痧,伤口边缘带出少量澄清液体。

2.增生期

《外科启玄》所云:"在凡疮毒已平,脓水来少,开烂已定……则煨脓长肉,风邪不能侵。"同样倡导疮面维持"脓液"的湿性环境可腐去肌生,"脓的本质是气血化生而来,生肌长肉则需要靠气血的濡养",故伤口增生期通过火针刺络放血,以新鲜血液滋养创面,为创面营造利于修护的环境,达到"生肌"功效。

《神灸经纶》开篇即指出灸的功效:"夫灸取于火,以火性热而至速……能通十二经,入三阴,理气血,以治百病,效如反掌。"雷火灸乃传统的明火悬灸,在患臂局部施术时温度较普通艾灸高,强的热力效应可渗透组织深部,改善血液循环及加快局部组织的代谢能力,从而行气活血、扶正祛邪,促进伤口愈合。

3.重塑期

线香灸属于温热疗法,借助灸火的温热及药物的作用平衡人体阴阳,扶正祛邪。因此时期伤口面积逐渐缩小,故选择线香灸,伤口通过线香焠烫产生高温,可抑制局部的病原微生物,保护创面不受污染及促进表面干燥结痂。

本案例中在创面愈合3个不同阶段通过选择合适的中西医方法促进伤口愈合,充分体现了中医辨证施护的临床思维特点,同时结合了西医方法,两者相得益彰,最终达到了满意的临床结局。

九、参考文献

[1]KIM JT, PARK JY, LEE HJ, et al. Guidelines for the management of extravasation[J]. J Educ Eval Health Prof, 2020, 17: 21-23.

[2]ABBOTT J, KOWALSKI EH, KLEIN S, et al. Iatrogenic calcinosis cutis secondary to calcium chloride successfully treated with topical sodium thiosulfate[J]. JAAD Case Rep, 2020, 6（3）: 181-183.

[3]詹丹丹, 杨晶, 卢嘉渝, 等.1例氯化钙药液外渗致患者皮下组织坏死的护理[J].西南国防医药, 2017, 27（9）: 1003-1004.

[4]COMPAA FJP, MIGUEZ J, SANTOS F. Lesions Associated With Calcium Gluconate Extravasation: Presentation of 5 Clinical Cases and Analysis of Cases Published[J]. Ann Plast Surg, 2017, 79（5）: 444-449.

[5]HUANG SM, WU CS, CHIU MH, et al. High glucose environment induces M1 macrophage polarization that impairs keratinocyte migration via TNF-α: an important mechanism to delay the diabetic wound healing[J]. J Dermatol Sci, 2019, 96（3）: 159-167.

[6]KIYA K, KUBO T. Neurovascular interactions in skin wound healing[J]. Neurochem Int, 2019, 125: 144-150.

[7]招瑞兴, 何丽展, 吴志冬.高渗盐水纱联合优拓对肉芽组织水肿创面的效果观察[J].天津护理, 2016, 24（3）: 210-211.

[8]曾珍.芦荟联合喉风散对钙剂外渗性组织损伤影响的实验研究[D].广州: 广州中医药大学, 2018.

[9]苑娟.火针联合刺络拔罐治疗蛇串疮的护理体会[J].天津护理, 2017, 25（2）: 142-143.

[10]周建英, 李梦, 朱林林, 等.火针作用机理及临床应用概况[J].辽宁中医药大学学报, 2016, 18（7）: 86-88.

[11]郑静霞, 吴遍, 徐艳, 等.李氏砭法虎符铜砭刮痧在糖尿病足中的应用体会[J].内蒙古中医药, 2020, 39（8）: 85-86+138.

[12]王华, 陈林伟, 袁成业, 等.雷火灸的研究现状及展望[J].中华中医药杂

志，2019，34（9）：4204-4206.

[13]叶国平，苏美玲，朱定钰，等.线香灸配合刺络拔罐治疗带状疱疹急性期的疗效评价及其镇痛机制探讨[J].中国针灸，2017，37（12）：1289-1293.

[14]阳绪容，李小华，徐玲，等.中药六合丹治疗老年病人高危药物外渗致皮肤损伤的效果观察[J].护理研究，2018，32（2）：300-302.

[15]张丽，李卫玲，芦亚娟，等.中药联合马铃薯湿敷干预造影剂渗漏性损伤疗效评价研究[J].中医临床研究，2015，7（6）：57-59.

13 一例终末期糖尿病肾病合并急性高钾血症患者的个案护理

湛献能　邓意琴　袁惠萍　刘美兰　任雅欣　张晓佩

背景：

糖尿病肾病（DKD）是糖尿病最常见的微血管并发症，30%～40%的糖尿病患者会发展为DKD，一旦出现持续性蛋白尿，通常不可逆转，已经成为我国慢性肾脏病（CKD）的首要病因。电解质、酸碱平衡紊乱是CKD的常见并发症，其中高钾血症因其发生率高、危险性大而备受关注。轻度高钾血症可引起肌无力、心律不齐等，严重的高钾血症可导致心律失常、心搏骤停甚至猝死。

一、案例介绍

[病史]

患者温某，男，59岁，入院诊断："①慢性肾脏病5期；②高钾血症；③2型糖尿病伴多个并发症；④糖尿病视网膜病3期"。

主诉：发现血肌酐升高4年余，血钾升高3h。

现病史：患者4年多前因右侧肢体乏力于当地医院就诊，发现血肌酐升高，排泡沫尿，双下肢呈对称性凹陷性水肿，主要累及双侧踝关节，反复于某院就诊，查血钾7.36mmol/L，肌酐848μmol/L，尿素562mmol/L，糖化血红蛋白9.3%，为进一步诊治收入肾内科。

既往史："糖尿病"病史16年余，近期予"门冬胰岛素30（早餐前10U、晚餐前8U）"控制血糖，血糖控制欠佳。高血压病史3年余，血压控制良好。脑梗死3年，未遗留后遗症。肺结核病史多年，曾规律服药治疗3年。

个人史：吸烟40年，平均10～40支/d。

家族史：母亲及3个妹妹均有糖尿病史。

[**体格检查**]

生命体征：体温36.2℃，脉搏74次/min，呼吸20次/min，血压155/78mmHg，随机血糖17.8mmol/L。

专科检查：意识清醒，慢性病容，颜面部无水肿，双肺呼吸音清，未闻及干湿啰音，心律齐，各瓣膜区未闻及明显病理性杂音。腹平软，无压痛、反跳痛，移动性浊音阴性，双下肢轻度凹陷性水肿。

[**辅助检查**]

急诊生化+急诊心功能组合：尿素31.46mmol/L↑，肌酐882μmol/L↑，钾7.36mmol/L↑；NT端B型利钠肽前体2 569 pg/ml↑，降钙素原0.199ng/ml↑；总蛋白49.1g/L↓，白蛋白26.3g/L↓。

尿液分析：潜血阴性，蛋白（++），葡萄糖2mmol/L；24h尿蛋白4.84g/24h。

胸部CT：拟右肺上叶继发性肺结核，边界尚清，较大约27mm×25mm，未见明确空洞形成；双肺散在多发小结节影，拟增殖钙化灶可能，较前增多。

心脏彩超：轻度主动脉瓣反流，左室收缩舒张功能正常。射血分数：73%。

[**诊疗经过**]

入院后完善各项检查，予降钾、控糖、右颈内静脉置管行血液透析治疗。入院第3天血糖控制不佳，夜间发生低血糖，邀请内分泌科医护团队跨科血糖管理，结合患者病情、治疗、饮食等情况及时调整，摸索血糖规律，使患者血糖逐渐平稳，经过4次血液透析治疗后行腹膜透析置管术，改腹膜透析治疗，患者血钾降至3.59～4.96mmol/L，血糖波动在5.2～10.3mmol/L。经治疗后病情好转，于3月8日腹部伤口拆线后步行出院行居家腹膜透析治疗。

二、高级健康评估与护理

终末期糖尿病肾病合并急性高钾血症患者的健康评估与护理见表13-1。

表13-1　终末期糖尿病肾病合并急性高钾血症患者的健康评估与护理

评估维度	评估内容	评估情况	护理措施
疾病/病症	1.糖尿病肾病 2.高钾血症	1.恶心、呕吐，食欲不振，间诉胸闷、心悸，双下肢轻度凹陷性水肿 2.血清钾离子7.36mmol/L↑，肌酐882μmol/L↑	1.观察生命体征、意识、肢端有无麻木、肌无力、心律不齐等表现 2.予口服及静脉降钾、利尿对症治疗 3.紧急送血透室行右颈内静脉置管术
健康状况	1.意识 2.生命体征 3.饮食 4.睡眠 5.营养状况 6.心理状况 7.社会支持	1.意识：清醒，精神疲倦 2.生命体征：体温36.2℃，脉搏74次/min，呼吸20次/min，血压155/78mmHg，血糖18.0mmol/L 3.饮食：糖尿病优质蛋白膳食 4.睡眠：睡眠质量差 5.营养状况：BMI21.5kg/m²，NRS-2002营养风险筛查3分，存在轻度营养不良 6.心理问题：面对透析恐惧，生存欲低，焦虑自评量表（GAD-7）12分，中度焦虑，抑郁自评量表（PHQ-9）16分，中重度抑郁 7.社会家庭关系：育有一子，家庭和睦	1.血液透析治疗过程中，动态观察右颈内静脉导管穿刺口有无渗血、渗液；每小时监测生命体征变化；观察有无出现失衡综合征，动态监测血糖 2.血透后密切观察生命体征情况，监测血糖、血清钾及出入量变化 3.向患者及家属说明病情、治疗方法和护理措施，饮食控制，限制高钾食物的摄入，禁用低钠盐等特殊食盐，少用酱油等调味品 4.同伴交流，舒缓患者紧张情绪，药物辅助改善睡眠

续表

评估维度	评估内容	评估情况	护理措施
生理功能	1.消化功能 2.营养指标 3.循环功能 4.内分泌代谢 5.肾功能	1.消化系统：食欲减退，胃纳差 2.营养指标：总蛋白49.1g/L↓，白蛋白26.3g/L↓，24h尿蛋白4.84g/24h↑ 3.循环系统：心率69～74次/min，血压140～156/88～96mmHg，BNP2 569pg/ml↑，PCT0.199ng/ml↑；红细胞3.46×10^{12}/L，血红蛋白99g/L 4.内分泌系统：血糖2.5～16.6mmol/L，糖化血红蛋白8.5%，酮体0.5mmol/L 5.泌尿系统：排泡沫尿，尿量1 000～1 500ml/d，尿素21.87mmolL，肌酐662μmol/L，肌酐清除率8.09ml/min	1.优质蛋白膳食 2.邀请内分泌科全程血糖管理：予动态血糖监测及胰岛素泵基础率0.4U/h，大剂量3餐前4U皮下注射，指导患者1 900kcal饮食，根据医院餐单进行饮食搭配、量的调整及加餐 3.纠正肾性贫血治疗 4.予腹膜透析置管术，行腹膜透析治疗，规范化理论、操作培训及考核，个案管理模式全程追踪 5.监测出入量、腹透出入超、血压、血糖变化
ICF自理能力	1.自理能力 2.跌倒/坠床风险	1.BADL评分60分，部分自理 2.跌倒/坠床风险评估：30分，中度风险	1.协助生活护理 2.指导患者床上活动及离床活动原则
风险与并发症	1.腹膜透析相关性腹膜炎	切口稍红肿，少许渗液、无渗血，轻压痛，腹膜透析管引流通畅，引出黄色澄清腹透液	1.加强切口换药，观察伤口有无渗血、渗液 2.严格无菌操作及手卫生

三、护理问题分析

该患者发生高钾血症的原因可能有哪些？结合主诉、病史、体征及辅助检查进行评判性思考及判断（图13-1）。

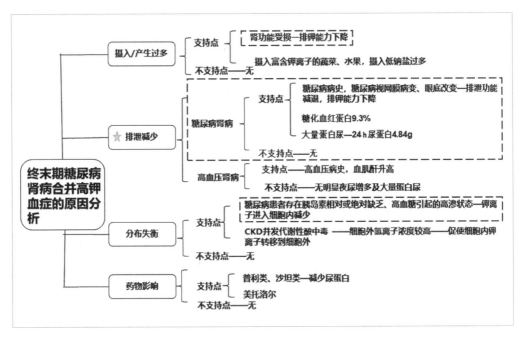

图13-1　终末期糖尿病肾病合并高钾血症的原因分析

四、出院诊断

1.慢性肾脏病5期，腹膜透析。

2.糖尿病肾病、高钾血症。

3.肾性贫血。

五、出院指导

患者血压115/73mmhg，24h尿量1 300～1 550ml，腹部手术切口拆线，伤口愈合，继续居家行腹膜透析治疗。建立医护患线上微信群，录入腹透随访信息系统，指导患者出院后按时腹膜透析及血糖随访管理。

居家腹膜透析指导： 妥善固定腹透短管，避免受压及牵拉管道；保持皮肤出口处敷料干洁，每日换药，换液操作时注意手卫生，严格执行无菌操作，观察腹透液颜色、性质、量，准确记录腹透出入液量、血压及体重。继续维持腹膜透析治疗，目前腹膜透析方案：CAPD模式，1.5%1 500ml×4袋，3d后改2 000ml留腹。若出现腹痛、超滤量明显减少、腹膜透析液混浊或腹膜透析引流不畅等，及时返院复诊或专科联系。

营养膳食指导： 严格限制水盐摄入，一般氯化钠摄入量不超过5g/d；维持血钾平衡，建议糖尿病腹膜透析患者血钾靶目标为3.5～5.0mmol/L；保证优质蛋白的摄入，每日1.0～1.2g/（kg·d），如鱼、鸡蛋等食物，进食新鲜蔬菜、适量水果，补充多种维生素；联合内分泌科共同制订1900～2000kcal热量的餐单。控制入液量，量出为入，保持大便通畅。

血糖监测： 每日监测空腹及餐后2h血糖，制订个体化目标及控糖方案，空腹或餐前血糖7.8～10.0mmol/L，餐后2h或随机血糖7.8～13.9mmol/L，至少每3个月检测一次糖化血红蛋白（HbA_1C），一般将HbA_1C控制在7%左右。

运动康复指导： 适当进行有氧运动，运动强度以个体可耐受为前提，理想状态为至少每天锻炼30min，每周5d。

六、延续护理

1周后门诊随访，腹透日记显示血压138/65mmHg，血糖5.0～11.5mmol/L，腹透处方为1.5%腹透液×4袋，24h入量800ml，尿量600～800ml。皮肤出口处红肿伴局部少许黄色渗液，考虑牵拉管道及沐浴后皮肤出口处维护不到位，予III型安尔碘纱块湿敷10min，再进行皮肤出口处消毒，局部使用百多邦，干燥后敷料覆盖，妥善固定导管。强化沐浴的注意事项，增加优质蛋白的摄入，如鸡蛋、牛奶等，减少碳水化合物的摄入，调整饮食结构，进一步控制血糖。

第2周眼科入院，跨科随访，患者于3月24日上午手术室局麻下行右眼玻璃体腔药物注射＋前房穿刺术，当日下午出院。

3个月随访，患者腹膜透析管皮肤出口处无红肿，视力较前改善，血糖控制达标，糖化血红蛋白6.9%，专科护士持续全程个案追踪、腹透智能管理系统远程管理。

七、总结与反思

糖尿病肾病的发生与高血糖密切相关，患者因血糖控制不佳而加速糖尿病肾病的发展。因此，良好的血糖控制，健康的教育方式，促使糖尿病肾病患者能够不断加深对自身疾病的理解，增强自我效能，促进身体健康，延缓疾病发展。当糖尿病肾病进展至终末期发生严重的高钾血症时，医护人员要快速识别并给予紧急处理，赢得抢救时间。我们更应该重视CKD患者高钾血症的管理原则："关口前移"，着眼于以预防为主；进行持续风险评估，减少复发频率，保持血钾稳定，避免血钾波动。与此同时，患者对知识的接受程度，自我管理能力仍需考量，此案例患者经培训后仍出现皮肤出口处红肿，管道固定不妥当，牵拉管道等问题，引起本中心重视，出院后应加强腹透新置管患者居家操作行为规范的监督及跟进。

八、知识拓展

腹膜透析（peritoneal dialysis，PD）作为一种高质量、低成本的透析方式，是目前治疗终末期肾病的主要肾脏替代疗法。PD是利用腹膜这一半透明膜作为透析膜，将适量透析液引入腹腔并停留一段时间，使腹膜毛细血管内血液和腹膜透析液之间进行水和溶质交换，清除体内过多水分、代谢产物和毒素，达到血液净化，替代肾脏功能的技术。PD相对于血液透析具有明显的优势，能够对患者的残肾功能进行有效的保护，降低血流感染的风险，能够更好地稳定心血管系统的功能，提高患者的生活质量。

目前常规使用的腹膜透析模式主要有：持续非卧床腹膜透析（CAPD）；间歇性腹膜透析（IPD）；自动腹膜透析（APD）等，根据患者腹膜转运特性、尿素Kt/V及肌酐清除率、营养状态和残余肾功能等选择不同的透析模式。葡萄糖腹膜透析液是目前临床最常用的透析液，浓度分为1.5%、2.5%、4.25%三种，近年来新型腹透液是以艾考糊精为渗透剂的腹透液，具有葡萄糖含量低、不易被吸收等特点，不仅可以实现更好的超滤，还可减少腹膜葡萄糖暴露、降低糖负荷，改善患者代谢紊乱，为糖尿病肾病患者带来福音。

腹膜透析治疗是以患者最佳预后和最优生活质量为目标。规范化的腹膜透析操作培训，长期临床随访，能够让PD患者掌握正确的换液操作，提高治疗的依从性和经济安全，从而提高PD患者的生活质量，也能为我国慢病管理奠定坚实基础。

九、参考文献

[1]HARDING JL，PAVKOV ME，MAGLIANO DJ，et al.Global trends indiabetes complications：a review of current evidence[J].Diabetologia，2019，62（1）：3－16.

[2]MONTFORD JR，LINAS S. How dangerous is hyperkalemia?[J].J Am Soc Nephrol，2017，28（11）：3155－3165.

[3]De Nicola L, Di Lullo L, Paoletti E, et al. Chronichyperkalemia in non–dialysis CKD: controversial issues innephrology practice[J]. J Nephrol，2018，31（5）：653－664.

[4]中华医学会肾脏病学分会专家组.终末期糖尿病肾脏病肾替代治疗的中国指南[J].中华肾脏病杂志，2022，38（1）：62－75.

[5]中华医学会肾脏病学分会专家组.中国慢性肾脏病患者血钾管理实践专家共识[J].中华肾脏病杂志，2020，36（10）：781－792.

[6]阳晓，严骏飞，余学清.艾考糊精腹透液的临床优势及获益人群[J].中华肾脏病杂志，2021，37（6）：528－533.

[7]敖漫，杨莲花.国内外腹膜透析患者规范化培训现状比较[J].中国中西医结合肾病杂志，2023，24（4）：365－367.

14 一例糖尿病肾病维持性血液透析患者合并导管相关性血流感染的护理

邓意琴　湛献能　刘美兰　黄芳英　何小霞　苏少玲

> **背景：**
>
> 糖尿病肾病（diabetic nephropathy，DN）是在糖尿病患者人群中普遍存在的并发症，已成为慢性肾脏病和终末期肾病的主要原因。对于终末期DN患者，血液透析是维持其生命的重要途径，良好的血管通路可提高透析效果，也是保证透析顺利进行的重要因素，中心置管是构建血管通路的方式之一。但大量临床研究指出，中心静脉导管置管是一种感染风险较高的操作，由于肾衰竭患者自身免疫力下降而发生感染甚至造成死亡。大部分血液透析患者感染的主要因素为导管相关性感染，不仅会影响透析效果，还给个人和社会带来经济压力。掌握中心静脉置管相关感染发生的危险因素，有助于护理人员制订相关的措施，从而预防感染发生。

一、案例介绍

[病史]

患者霍某，女，64岁，入院诊断："慢性肾脏病5期，血管导管相关性感染"。

主诉： 发现血肌酐升高6年余，发热1d。

现病史： 患者6年多前因"左眼视物不清1个月"在某医院眼科住院，眼底示：糖尿病视网膜病变（右眼3期，左眼5期），因血糖控制不佳，转内分泌科治疗后出院。半年前查肌酐409μmol/L，24h尿蛋白5.16g/24h，NT-ProBNP 1 417pg/ml，诊断：慢性肾脏病5期、2型糖尿病伴有肾的并发症，其后因气促、双下肢水肿、充血性心力衰竭规律就诊于肾内科门诊及住院治疗。1周前患者因"眼睑水肿2周，气促2d"入院，入院后查肌酐853μmol/L，行右颈内静脉穿刺置管术并紧急血液透析治疗后好转出院。4d前患者洗头致右颈内静脉置管敷料污染未予重视，1d前出现畏寒、寒战，伴全身乏力，未测体温。按期行血液透析治疗，发现敷料处见脓性分泌物，测体温39.8℃，收入肾内科。

既往史：2型糖尿病20余年，近期规律予门冬胰岛素8U早晚餐前皮下注射降糖治疗，高血压病3年余，右侧乳腺癌切除术及假体植入术后，输血史，左侧黄斑脱落行左眼手术，术后遗留左眼视力模糊，左眼视力差，右侧丘脑脑梗死9月余。

婚育史：已婚，配偶健在，未育，无子女。配偶体健。

[体格检查]

生命体征：体温39.9℃，脉搏95次/min，呼吸20次/min，血压150/98mmHg，随机血糖28.6mmol/L。

专科检查：呼吸急促，双肺呼吸音粗，可闻及散在湿啰音，心率71次/min，心律齐，腹部膨隆，腹肌柔软，无压痛、反跳痛，肾区无叩击痛，肠鸣音正常。双眼睑水肿，双下肢中度凹陷性水肿。停留右颈内静脉导管，穿刺口有脓性分泌物。

[辅助检查]

血常规组合：白细胞14.01×10^9/L↑，中性粒细胞总数12.99×10^9/L↑，中性粒细胞百分比92.60%↑，红细胞3.80×10^{12}/L，血红蛋白111.00g/L↓；降钙素原3.90ng/ml↑；血清钾4.76mmol/L，尿素27.28mmol/L↑，肌酐929μmol/L↑，尿酸545μmol/L↑，葡萄糖27.60mmol/L↑，糖化血红蛋白8.6%↑，总蛋白54.6g/L↓，白蛋白28.5g/L↓。

检验科危急值：血培养发现阴沟肠杆菌。

胸片：双侧肺纹理增多、增粗，心影增大，心胸比率约0.56，主动脉结部见钙化影。

心脏彩超：左房扩大，轻度二尖瓣反流，左室舒张功能降低，少量心包积液，EF64%。

[诊疗经过]

入院后查中性粒细胞、降钙素原极高，血培养提示阴沟肠杆菌，结合病史及右颈内静脉留置导管史，诊断败血症、血透导管相关性感染。予拔管、多种抗生素联合抗感染、重新置管继续规律血液透析治疗，予改善贫血、降压、降糖、营养支持等治疗。入院时随机血糖28.6mmol/L，肾内病房及血透室团队结合患者病情、治疗、饮食及时调整胰岛素用量，血糖5.5～13.4mmol/L，抗感染治疗后，败血症纠正，病情好转，符合出院标准，予出院。

二、高级健康评估与护理

糖尿病肾病维持性血液透析患者的健康评估与护理见表14-1。

表14-1　糖尿病肾病维持性血液透析患者的健康评估与护理

评估维度	评估内容	评估情况	护理措施
疾病/病症	1.糖尿病肾病 2.维持性血液透析 3.导管相关性血流感染 4.败血症	1.高热、全身发冷、寒战、咳嗽、咳痰、双眼睑水肿、双下肢中度凹陷性水肿 2.停留右颈内静脉导管，穿刺口见黄色脓性分泌物，局部皮肤红肿 3.白细胞14.1×10^9/L↑，降钙素原3.9ng/ml↑	1.观察生命体征、意识、体温变化，予保暖、抗感染治疗 2.立即拔除右颈内静脉导管，留取导管培养及血培养发现阴沟肠杆菌 3.药敏结果显示多重耐药菌感染，药学科会诊予多种抗生素联合抗感染治疗
健康状况	1.意识 2.生命体征 3.饮食 4.睡眠 5.营养状况 6.心理状况 7.社会支持	1.意识：清醒 2.生命体征：体温39.8℃，脉搏95次/min，呼吸20次/min，血压150/98mmHg 3.饮食：糖尿病优质蛋白膳食 4.睡眠：睡眠质量差 5.营养状况：BMI23.4kg/m^2，NRS-2002营养风险筛查1分，正常 6.心理状态：接受疾病，积极配合治疗	1.予左颈内静脉置管行血液透析治疗6d，改右颈内静脉置管为临时血管通路，继续血液透析治疗。动态观察右颈内静脉导管穿刺口有无渗血、渗液；血透过程及透析后密切监测生命体征、血糖及出入量变化 2.根据医院餐单进食糖尿病优质蛋白饮食

续表

评估维度	评估内容	评估情况	护理措施
健康状况		7.社会家庭关系：已婚、未育，家庭和睦	3.向患者及家属说明病情、治疗方法和护理措施，特别是导管维护的方法 4.同伴交流，家人陪伴，药物辅助改善睡眠
生理功能	1.消化功能 2.营养指标 3.循环功能 4.内分泌代谢 5.肾功能	1.消化系统：胃纳可 2.营养指标：总蛋白54.6g/L，白蛋白28.5g/L 3.循环系统：心率85～95次/min，血压145～160/68～78mmHg 4.红细胞3.8×10^{12}/L，血红蛋白111g/L 5.内分泌系统：血糖13.8～28.6mmol/L，糖化血红蛋白8.6% 6.泌尿系统：尿量600～1 650ml/d，维持性血液透析	1.饮食护理干预：营养科会诊，根据患者体重、年龄、血糖值，制订总热量1 500kcal的饮食餐单，三餐膳食结构为3∶4∶3，定时按量用餐。个性化饮食搭配、量的调整及透析前加餐 2.输注白蛋白改善低蛋白血症，罗沙司他等药物纠正肾性贫血 3.终末期糖尿病肾病血液透析患者全程血糖管理：透析前、透析过程中、透析间歇期进行血糖管理；门冬胰岛素30（10U）皮下注射 4.监测出入量、血压、血糖变化
ICF自理能力	1.自理能力 2.跌倒/坠床风险	1.BADL评分60分，部分自理 2.跌倒/坠床风险评估：45分，高度风险	1.协助生活护理 2.指导患者床上活动，离床活动原则，落实防跌倒措施

续表

评估维度	评估内容	评估情况	护理措施
风险与并发症	静脉血栓形成风险	VTE风险评估：6分，高风险	1.指导患者卧床时行踝泵运动及直抬腿运动，每日3次，每次15组 2.予药物抗凝治疗，观察右颈内静脉穿刺口有无渗血及全身皮肤及黏膜出血点情况

三、护理问题分析

该患者糖尿病肾病维持性血液透析发生导管相关性血流感染致败血症的原因可能有哪些？结合主诉、病史、体征及辅助检查进行评判性思考及判断（图14-1）。

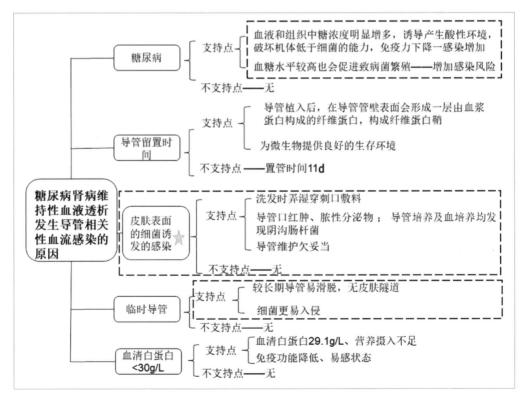

图14-1　糖尿病肾病维持性血液透析发生导管相关性血流感染的原因分析

四、出院诊断

1.败血症。

2.血管导管相关性感染。

3.慢性肾脏病5期,血液透析状态。

4.2型糖尿病伴有肾的并发症。

五、出院指导

患者体温正常,血压139/82mmHg,血糖波动在6.0～12.7mmol/L,停留右颈内静脉导管,敷料干洁,出院后继续规律每周3次血液透析治疗及血糖管理,按时复诊。

右颈内静脉导管维护方法:①预防导管感染。保持导管周围皮肤清洁干燥,避免淋浴,以免导管打湿增加感染风险;自我监测:a.如果自觉导管处发红、瘙痒、疼痛,应及时告知医护人员。b.注意到导管有异常,如漏血、断裂、松动等应先用清洁敷料压住置管部位后及时就诊。②预防和处理导管滑脱:平日穿宽松领口衣服,尽量穿开衫,穿脱衣物时应动作轻柔;居家应观察导管的长度,若有脱出,禁止自行回送导管,应使用清洁的敷料如纱布按压导管口立即送医。

饮食与营养管理:主要原则为优质蛋白、低盐,控制钙、磷、钾等微量元素的摄入量,个性化和均衡的饮食,饮食应富含蔬菜、水果和全谷物。尽量选择升糖指数较低的碳水化合物,保证蛋白质摄入,血液透析患者蛋白质摄入量为1.0～1.2g/(kg·d),50%以上为优质蛋白;钠摄入量应控制在2.0～2.3g/d;限制液体摄入,量出为入,饮水量=前一日尿量+500ml,指导患者控水小技巧,如望梅止渴法,使用有刻度的水杯饮水,准确记录出入量。

血糖监测:每日监测空腹及餐后2h血糖,制订个体化目标及控糖方案,空腹或餐前血糖7.8～10.0mmol/L,餐后2h或随机血糖7.8～13.9mmol/L,至少每3个月检测一次糖化血红蛋白(HbA_1C),一般将HbA_1C控制在7%左右。

运动康复指导:平时可适量运动,如打太极拳、散步等,避免剧烈运动,如有心跳过速、呼吸困难时,应立即停止活动。

药物宣教： 按时按量服药，避免自行加量或减量，门冬胰岛素30（14U、16U）早晚餐前皮下注射，正确服用抗凝药，定期门诊复查。

六、延续护理

第一次门诊血液透析治疗，右颈内静脉导管固定妥当，敷料干洁，血压133~149/85~91mmHg，血糖6.0mmol/L，透析前体重57.1kg，透析后体重56.5kg，超滤300ml。

第二次门诊透析随访，患者在血液透析过程中出现头晕、心悸、饥饿感，测血糖3.5mmol/L，立即予50%葡萄糖60ml静脉注射，复测血糖8.9mmol/L。右颈内静脉导管穿刺口少许泛红，予安尔碘湿敷，百多邦外涂，再次指导患者注意手卫生，沐浴时保持右颈内静脉导管敷料干洁。加强透析前血糖评估，前一餐的餐前胰岛素暂停，在透析过程中密切监测血糖变化，进一步预防低血糖的发生。

两周后在血管外科入院，跨科随访，糖化血红蛋白8.6%，5月9日手术室臂丛麻+静脉麻下行左前臂自体动静脉造瘘术，右颈内静脉导管穿刺口无泛红，一周后出院。指导患者居家每日健瘘操锻炼，一日4次，每次15~20min；避免左上肢动静脉内瘘外力压迫，如穿着袖口过紧的衣物等；10d后返院血管外科门诊复诊，并拆线，左上肢动静脉内瘘震颤强，听诊杂音存在；专科护士持续全程个案追踪、血透智能管理系统远程管理。

七、总结与反思

终末期肾病患者血糖脆性增加，血液透析本身也会干扰糖稳态，增加血糖控制的难度，患者透析期间易发生低血糖，而透析后高血糖也是糖尿病肾病血液透析患者的一大特点。低血糖、高血糖和血糖波动可以加速患者冠状动脉、脑血管和外周血管疾病发生，良好的血糖控制对于改善其长期预后和生活质量是必要的。认识到糖尿病肾病的发生与高血糖密切相关，患者因血糖控制不佳而加速糖尿病肾病的发生发展。因此，良好的血糖控制，健康的教育方式，使糖尿病肾病患者能够不断加深对自身疾病的理解，增强自我效能，促进身体健康，延缓疾病发展。

与此同时，患者对知识的接受程度，自我管理能力仍需考量，此案例患者经过感染拔管，重新置管，培训后仍再次出现右颈内静脉导管穿刺口泛红，引起本中心重视，对糖尿病肾病维持性血液透析患者应加强血透护士严格无菌操作规范，患者居家手卫生等行为规范的监督及跟进。

八、知识拓展

血液透析（HD）是利用半透膜的原理，将患者的血液与透析液同时引进透析器的内外侧，借助浓度梯度、弥散度和渗透梯度通过弥散、对流原理清除血液中代谢废物、有害物质和过多水分，同时纠正内环境，是终末期肾病替代治疗的主要方法。

血管通路是血液透析患者的生命线。血管通路的建立应在充分评估患者全身和血管状况的基础上，建议个体化选择自体动静脉内瘘、移植物动静脉内瘘或带隧道和涤纶套的透析导管作为长期血管通路。根据美国和我国大部分地区的统计数据显示，自体动静脉内瘘是维持性血液透析患者的主要血管通路类型。自体动静脉内瘘具有并发症最少、技术生存率最高、维护成本最低的优点。

动静脉内瘘日常维护是通过视、触、听来辨别内瘘是否通畅，血流是否充足。视诊：观察皮肤清洁及血管充盈情况，有无肿胀、出血、瘀斑、破溃及皮疹；触诊：将手掌前段指腹放置于吻合口可触及明显、连续的震颤和柔和的动脉搏动；听诊：将听诊器放置于吻合口处能听到双期、低调、持续的嗡嗡声。注意内瘘侧肢体不能提重物；睡觉时不要压迫术肢；避免碰撞，防止受伤；衣袖要松大，术肢避免佩带饰物；内瘘术肢禁测压及抽血；保持内瘘术肢的清洁，预防感染。

维持性血液透析患者每周3次透析治疗是一个综合性的过程，需要患者和医护共同努力，通过密切的监测、调整和治疗，确保患者获得最佳的治疗效果和生活质量。

九、参考文献

[1]WFARBER E，HANUT A，TADMOR H，et al.Autophaqy and dia-betic nephropathy [J].Harefuah，2021，160（11）：740-745.

[2]季雯.强化健康教育对慢性肾衰竭血透患者相关知识和行为的影响[J].中国健康教育，2016，32（10）：929-931.

[3]王颜佶，张玲霞.生活方式护理管理在糖尿病合并高血压脑出血病人护理中的应用[J].护理研究，2018，32（3）：473-475.

[4]周文华，李峥，史冬雷，等.2004-2014年预防中心静脉导管相关血行感染的指南评价[J].护理学杂志，2017，32（2）：98-103.

[5]陶燕娜，张凌燕，俞晓龙，等.维持性血液透析患者医院感染的病原学特点及影响因素研究[J].中华医院感染学杂志，2018，28（15）：2302-2305.

[6]王丽君，沈雪云，褚志强，等.质量控制小组对血液透析后中心静脉置管血流感染患者预后的影响分析[J].中华医院感染学杂志，2017，27（22）：5266-5269.

[7]中华医学会肾脏病学分会专家组.糖尿病肾脏疾病临床诊疗中国指南[J].中华肾脏病杂志，2021，37（3）：255-304.

[8]DE BOER IH, KHUNTI K, SADUSKY T, et al. Diabetes management in chronic kidney disease: a consensus report by the American Diabetes Association（ADA）and Kidney Disease: Improving Global Outcomes（KDIGO）[J]. Diabetes Care, 2022, 45（12）：3075-3090.

[9]中国医院协会血液净化中心分会血管通路工作组.中国血液透析用血管通路专家共识（第2版）[J].中国血液净化，2019，18（6）：365-381.

15 一例糖尿病合并肾脓肿的个案护理

易慧琳　湛献能　严诗玉　梁新苗　伍丽婵　毕赐成

背景：

肾脓肿主要是由泌尿系梗阻如肾结石、输尿管结石导致的局部或全部肾组织感染，多见于年老体弱、免疫力低下及外伤后的患者，可导致肾组织的广泛性破坏。老年糖尿病患者随着年龄增长、病程时间长、身体免疫力下降及各种并发症发生的影响，容易诱发身体感染，并发腹腔实质脏器脓肿，例如肝脓肿、肾脓肿、脓胸等部位的深部脓肿。糖尿病合并肾脓肿病情危重，多不易被发现，且病情凶险，容易并发败血症，导致感染性休克、多器官衰竭，甚至死亡。

一、案例介绍

[病史]

患者李某，女，78岁，入院诊断："①泌尿感染；②2型糖尿病"。

主诉： 发热、寒战10d，伴右腰部疼痛4d。

现病史： 12月6日无明显诱因出现发热、寒战，于当地医院查血常规示白细胞16.67×10^9/L、中性粒细胞百分比87.4%，行上腹部CT提示多囊肾，予以抗感染对症退热治疗7d，体温仍波动于39℃。12月16日，患者发热时出现上腹部疼痛，伴腹胀，复查血常规示白细胞18.7×10^9/L、中性粒细胞百分比83.4%，尿常规示白细胞6个/HP，腹部CT示右肾上极低密度灶直径3.8cm，CT值约8.7Hu，继续予以抗感染补液对症治疗，因上述症状无缓解收入重症医学科。

既往史： 糖尿病病史10年余，胰岛素联合药物治疗血糖控制欠佳。高血压病史5年，具体用药及血压控制不详。肾结石行微创手术史，未定期复查及用药。

家族史：父母亲及1个哥哥均有糖尿病病史。

[**体格检查**]

生命体征：T 38.8℃、P 120次/min、BP 105/62 mmHg、BMI 22.1 kg/m²，随机血糖20.8 mmol/L。

专科检查：神志清醒，急性病容，呼吸急促，呼气中未闻及烂苹果味，双肺呼吸音清，未闻及干湿啰音。全腹无压痛、反跳痛，未扪及肿物，右肾区叩击痛（+），心肺查体未见异常。

[**辅助检查**]

血常规：白细胞29.09 × 10⁹/L↑，中性粒细胞百分比93.10%↑，血小板95.00 × 10⁹/L，血红蛋白108 g/L↓，糖化血红蛋白13.2%↑。

急诊生化＋ProBNP＋降钙素原：血糖21.23 mmol/L↑，酮体2.3 mmol/L↑，尿素20.08 mmol/L↑，肌酐261.63 μmol/L↑，血钠132 mmol/L↓，血钾4.6 mmol/L，白蛋白27.60 g/L↓，NT端B型利钠肽前体1 030 pg/ml↑，降钙素原3.75 ng/ml↑。

血气分析：pH 7.174↓，剩余碱−21.6 mmol/L↓，氧分压70.2 mmHg↓，二氧化碳分压36.7 mmHg。

尿液生化：酮体（++）↑，白细胞218.79 μL↑，红细胞26.29 μL↑。

全腹部CT：双肾形态欠自然，边缘欠光整，多发低密度灶，右肾上极低密度灶直径增至3.8 cm，CT值约8.7 Hu。

泌尿系彩超：右肾上极混合回声4.7 cm × 3.3 cm，考虑右肾上极囊性占位为肾脓肿。

[**诊疗经过**]

患者入院后完善相关检查，考虑糖尿病合并肾脓肿，行床边经皮右肾囊肿抽吸术，予抗感染、控糖、纠正酮症酸中毒、血液净化等对症治疗。

二、高级健康评估与护理

糖尿病合并肾脓肿患者的健康评估与护理见表15-1。

表15-1 糖尿病合并肾脓肿患者的健康评估与护理

评估维度	评估内容	评估情况	护理措施
疾病/病症	1.糖尿病合并肾脓肿 2.糖尿病酮症酸中毒	1.血糖21.23mmol/L↑，酮体2.3mmol/L↑，糖化血红蛋白13.2%↑ 2.体温39℃，白细胞29.09×10⁹/L↑，中性粒细胞百分比93.10%↑ 3.泌尿系彩超：右肾上极混合回声4.7cm×3.3cm，考虑右肾上极囊性占位，为肾脓肿 4.右肾区叩击痛（+），疼痛评分NRS6分	1.纠正酮症：胰岛素治疗、床边血液净化，静脉补充液体维持水电解质酸碱平衡。每2～4h复测1次血糖、电解质、动/静脉pH、碳酸氢盐、阴离子间隙 2.测量患者的体温及观察感染指标波动情况 3.观察肾周引流液的颜色、性质及量变化，保持引流通畅 4.予镇痛药静脉泵入，做好心理护理，利用音乐疗法疏散患者的注意力
健康状况	1.意识 2.生命体征 3.睡眠 4.饮食 5.营养状况 6.心理健康 7.社会支持	1.意识清醒 2.生命体征：体温39℃，105/62mmHg，心率126次/min、呼吸28次/min，血氧饱和度92%，随机血糖20.8mmol/L 3.小便留置尿管，尿少；大便1～2d/次、质软、近3d未大便 4.睡眠质量：匹兹堡睡眠质量指数（PSQI）评分为16分，较差	1.观察患者意识变化：向患者及家属说明病情、治疗方法（高流量吸氧及经皮肾囊肿抽吸术、血液净化）和护理措施，强调配合治疗的重要性 2.予物理降温，胰岛素持续静脉输注

评估维度	评估内容	评估情况	护理措施
健康状况		5.营养状况：BMI 20.5 kg/m²，NRS-2002营养风险筛查3分，存在轻度营养不良 6.心理状况：SDS评分为50分，SAS评分35分 7.社会家庭关系：育有2女，家庭和睦，社会支持评定量表（SSRS）评分38分	3.液体管理：①床边血液净化时，评估患者容量负荷状况，确定目标超滤量，24h尿量，24h外周静脉治疗量，24h入量。动态检测患者血压，及时发现容量变化，准确计算每小时出入量及净出超量；②乳果糖通便及甘油不保留灌肠液灌肠，并指导患者每天按摩腹部 4.保持病区环境安静，集中治疗；利用音乐疗法使患者放松、舒缓减轻患者的心理负担，改善患者睡眠质量 5.建立静脉通路，补充白蛋白及肠外营养；计算每日所需热量，制订个性化的饮食计划；根据患者病情程度计算得出每日热量需求；营养支持治疗为肠内营养（包括经口饮食、肠外营养联合使用，单纯葡萄糖输注）
生理功能	1.呼吸功能 2.循环功能 3.消化功能 4.泌尿系统 5.内分泌系统	1.呼吸促、双侧呼吸音粗，可闻及散在干湿啰音。血气分析：pH 7.174、剩余碱-21.6 mmol/L、氧分压70.2 mmHg、二氧化碳分压36.7 mmHg 2.心率100～130次/min，血压94～135/61～94 mmHg	1.观察呼吸及血氧饱和度及动脉血气分析变化，吸氧，指导患者有效咳嗽、咳痰，雾化化痰，缓解气道痉挛 2.动态监测患者血压，及时发现容量变化，准确计算每小时出入量及净出超量

评估维度	评估内容	评估情况	护理措施
生理功能		3.食欲减退，胃纳差；营养指标：BMI 20.5 kg/m²、白蛋白27.60 g/L、血红蛋白91 g/L 4.右肾区叩击痛，泌尿彩超提示右肾脓肿。尿素20.08 mmol/L、肌酐261.63 μmol/L、尿液生化：酮体（++）、白细胞218.79 μ/L、红细胞26.29 μ/L；尿少，200～300 ml/d 5.血糖7.5～21.2 mmol/L、糖化血红蛋白13.2%、酮体2.3 mmol/L、钠128.5～133.5 mmol/L、血气分析：pH 7.174、剩余碱−21.6 mmol/L	3.床边经皮右肾囊肿抽吸术引流淡红色液体120 ml，术后未出现伤口出血、管道堵塞或脱落等并发症，记录引流管量、性状及颜色 4.使用抗感染及护胃治疗。①定时测量患者的体温及观察感染指标波动情况。②予行床边血液净化治疗，清除炎症介质。评估患者容量负荷状况，确定目标超滤量，24h尿量，24h外周静脉治疗量，24h入量。③每2～4h复测1次血糖、电解质、动/静脉pH、碳酸氢盐、阴离子间隙，维持水电解质酸碱平衡 5.MDT会诊（营养科+内分泌科+肾内科）协同血糖管理及饮食管理。定期监测患者体脂量、营养指标、血糖及血压波动情况、血清钠。根据患者病情程度计算得出每日热量需求；营养支持治疗为肠内营养（包括经口饮食、肠外营养联合使用，单纯葡萄糖输注）。予胰岛素治疗、静脉补充液体、维持水电解质酸碱平衡
ICF自理能力	自理能力	BADL评分30分，中度依赖	1.指导患者床上活动原则 2.协助生活护理

续表

评估维度	评估内容	评估情况	护理措施
风险与并发症	1.跌倒风险 2.脱管风险 3.VTE风险	1.跌倒/坠床风险评估：40分 2.与经皮肾囊肿引流术相关 3.Padua风险评估量表评分5分（患者长期卧床状态，急性感染）	1.生活护理，予防跌倒健康知识宣教 2.管道妥善固定，予管道宣教 3.指导患者床上适当活动，监测双下肢小腿围、足背动脉波动及皮温变化，观察 D-二聚体变化

三、护理问题分析

糖尿病合并肾脓肿的原因有哪些？结合主诉、病史、体征及辅助检查进行评判性思考及判断（图15-1）。

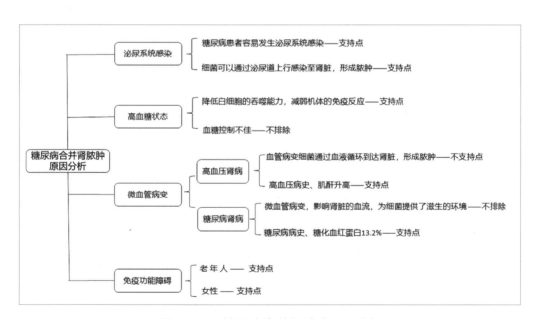

图15-1 糖尿病合并肾脓肿原因分析

四、出院诊断

1. 糖尿病肾脓肿。
2. 糖尿病酮症酸中毒。
3. 急性肾功能衰竭。

五、出院指导

患者体温正常，出院前白细胞7.62×10^9/L，血肌酐116μmol/L，血糖平稳，停留右肾周引流管持续引流，建议出院后按要求配合血糖、液体管理及右肾周引流管护理，按时复诊。

血糖检测：每日监测空腹及餐后2h血糖，制订个体化目标及控糖方案，空腹或餐前血糖7.8～10.0mmol/L，餐后2h或随机血糖7.8～13.9mmol/L，至少每3个月检测一次糖化血红蛋白（HbA_1C），一般将HbA_1C控制在7%左右。糖尿病肾病患者3～6个月检测1次肾功能和尿微量白蛋白，应避免服用对肾脏有损害的药物。

肾功能监测：定期检测患者的肾功能指标，如尿素氮、肌酐等，以评估肾脏功能状况。教育患者如何监测可能的复发症状，如发热、腰痛、尿频、尿急等持续高热、剧烈腰痛或尿液异常。

合理用药：按时按量服药，正确使用胰岛素，避免自行加量或减量，以免出现低血糖。遵医嘱正确使用抗生素，了解药物的剂量、作用和可能的副作用。要做到足量、足疗程，使病情尽快得到控制，避免复发。

饮食指导：在药物治疗期间，患者应进行合理的饮食调理，如低盐、低脂饮食，多饮水，以帮助炎症产物的排出。总热量合理搭配，同类食物相互交换，食盐不超过5g/d。

管道护理：患者停留右肾周引流管转院，指导患者活动时动作缓慢，避免管道牵拉，防止管道脱出。引流袋放置低于腰部，保持引流通畅。做好管道交接班，嘱外院医护人员注意观察右肾周引流液的颜色、性质及量的变化，保持管道固定通畅。

🩺 六、延续护理

患者出院后第一次电话随访，在某院测血压138～150/65～90mmHg，血糖4.6～12.7mmo/L。血常规：白细胞7.19×10^9/L，中性粒细胞百分比43.10%，糖化血红蛋白5.2%，酮体0.1mmol/L。急诊生化+急诊心功能组合：尿素12.48mmol/L，肌酐71.63μmol/L。患者自行排尿，尿量800～1 500ml/d。复查泌尿系彩超，右肾上极探及混合回声，大小0.6cm×0.4cm，拔除右肾周引流管，伤口愈合良好。指导患者观察右肾周伤口有无渗血渗液，周围皮肤有无红肿，保持皮肤干洁。注意个人卫生、避免尿路感染等诱发因素，预防肾脓肿的发生。定时定量进食，避免暴饮暴食，减轻胰岛素分泌负担。

出院1个月电话随访，患者诉间有腰酸腰痛，无发热、尿频、尿急、尿痛。患者饮食依从性好，用药依从性好，血糖控制佳，体重平稳，糖化血红蛋白5.7%。专科护士持续全程个案追踪，指导患者居家检测并记录血压、血糖变化；定期复查肾功能、糖化血红蛋白等指标的变化情况。

🩺 七、总结与反思

在糖尿病患者中肾周脓肿患者的早期症状多不典型，体征较隐匿，不易被发现，同时获取相关信息的渠道也相对匮乏。

在此案例中，医护人员结合患者情况实施个性化治疗、护理管理。护士需密切观察患者病情，及时识别脓毒性休克的临床征兆，警惕并预防脓毒性休克发生。疾病早期给予抗感染治疗，充分的液体管理，维持血糖平稳，同时医护协作落实血液净化治疗方案。控制血糖和感染是预防并发症的关键，做好患者健康教育、生活方式指导，帮助患者逐渐建立良好的生活习惯，提高患者对疾病的自我管理能力，避免并发症的再次发生。

🩺 八、知识拓展

国内多篇文献指出糖尿病肾病患者液体管理难度较大，糖尿病肾病患者感知液体限制的障碍较高，进而导致液体限制的信心不足、液体管理依从性降低且R-IDWG超标的风险升高。研究显示糖尿病患者静息状态唾液流速易降低，加重口腔干燥表现和口渴感觉，因而增加了液体限制难度。同时糖尿病患者由于自主神经病变、血管调节功能障碍等原因，易发生透析中低血压。这可能使患者因耐受力差而提前结束透析，影响透析充分性，导致体内水钠潴留及毒素蓄积，所以糖尿病患者更应加强液体摄入限制。

因此，患有糖尿病的血液透析患者应是医护人员重点评估与监测的人群。通过提高患者对血糖管理重要性的认识，并通过调整饮食、规律用药及适量锻炼等方式，管理、控制血糖水平，提高血液透析患者的液体管理依从性。医护人员应识别并帮助患者改善健康信念不足的方面，对文化程度较低和患糖尿病的患者加强监测，增强患者的液体管理能力。

九、参考文献

[1]丁峰峰，闫春娟，郭鹏，等.中国2009—2019年≥60岁居民糖尿病死亡率趋势分析及预测[J].国际老年医学杂志，2023，44（3）：265-270.

[2]林珊，梁如，陈雅娥，等.循证护理在腹腔镜治疗肾脓肿患者中的应用[J].护理实践与研究，2017，14（10）：52-53.

[3]中华医学会糖尿病学分会.微血管并发症学组中国糖尿病肾脏疾病防治临床指南[J].中华糖尿病杂志，2019，11（1）：15-28.

[4]安淑媛，王美霞，张涛.糖尿病合并肾脓肿漏诊1例报告[J].中国医药科学，2021，11（3）：238-241.

[5]WANG AY, BRIMBLE KS, BRUNIER G, et al. ISPD Cardiovascular and Metabolic Guidelines in Adult Peritoneal Dialysis Patients Part I–Assessment and management of various cardiovascular risk factors[J]. Perit Dial Int，2015，35（4）：379-387.

[6]楚英娜，宋利革，李蕾，等.结肠癌合并糖尿病患者血糖水平与可溶性细胞间黏附分子-1、C反应蛋白的关系及术后感染的影响因素[J].癌症进展，2022，20（1）：38-41.

[7]陈辰，郑晶，刘旭，等.基于健康信念模式的血液透析患者液体管理影响因素的关系模型研究[J].中华护理杂志，2023，58，（24）：2996-3003.

[8]BRUZDA-ZWIECH A, SZEZEPAFISKA J, ZWIECH R. Xerostomia,

thirst, sodium gradient and inter-dialyticweight gain in henmdialysis diabetic vs. non-diabetic patients[J]. Med Oral Patol Oral Cir Bucal，2018，23（4）：e406-e412.

[9]林丽桑，何丽芳，应秀红. 维持性血液透析患者透析中低血压风险预测模型的构建[J]. 中华护理杂志，2021，56（10）：1466-1471.

16 一例糖尿病肾病合并子宫内膜癌下肢重度水肿患者的个案护理

郭晓迪　湛献能　刘美兰　何小霞　罗谷梅

背景：

糖尿病肾脏病（DKD）是糖尿病患者的常见慢性并发症之一，是指由糖尿病引起的慢性肾脏病（CKD），表现为尿白蛋白肌酐比值≥30 mg/g和（或）估算肾小球滤过率（eGFR）<60ml/（min·1.73m²）并持续超过3个月，同时排除其他病因CKD。随着蛋白质不断从尿液丢失，患者出现低蛋白血症，从而导致下肢甚至全身凹陷性水肿。

淋巴水肿是因外部或自身因素引起的淋巴管输送功能障碍导致的渐进性发展的疾病，多发生在肢体，分为原发性和继发性两大类。癌症治疗后的淋巴水肿成为继发性淋巴水肿的主要病因，目前淋巴水肿不能根治，在世界卫生组织对致残类疾病中的排列居第2位。

糖尿病肾病和继发性淋巴水肿共存时，大大增加了鉴别诊断和治疗护理的难度，也给患者的长期自我管理提出了更高的要求。因此，对这类特殊患者进行有效的个案管理具有重要意义。

一、案例介绍

［病史］

患者王某，女，86岁，入院诊断："①2型糖尿病性肾病；②2型糖尿病足；③慢性肾功能不全；④子宫恶性肿瘤；⑤下肢水肿"。

主诉：血糖升高20年，双下肢水肿4年，左胫前破溃1个月。

现病史：患者20年前体检诊断为"2型糖尿病"，长期使用二甲双胍、阿卡波糖及格列美脲降糖治疗。近4年来患者反复出现双下肢水肿，予利尿后好转。1个月前出现左侧胫前皮肤自发水疱，自行破裂后皮肤逐渐溃烂，有大量渗液，在当地不规律治疗。今日由急诊收治内分泌科进一步治疗，自起病以来纳食一般，睡眠、精神欠佳，入院后腹泻3~4次/d。

既往史：确诊高血压20余年，现规律服用降压药；双侧股骨头坏死及腰椎骨折；子宫内膜癌病史，曾使用黄体酮类药物治疗10个月。

手术史：胆囊及扁桃体切除。

个人史：无吸烟史、无饮酒史。

家族史：否认。

[**体格检查**]

生命体征：体温36.3℃，脉搏95次/min，呼吸20次/min，血压116/70mmHg，随机血糖11.0mmol/L。

专科检查：身高147cm，体重60kg，BMI27.76kg/㎡。意识清醒，颜面部无水肿，双肺呼吸音清，未闻及干湿啰音，心律齐，各瓣膜区未闻及明显病理性杂音。腹平软，无压痛、反跳痛，肠鸣音正常。左胫前皮肤破溃发红，渗液面积约6cm×11cm。双下肢凹陷性水肿，双侧足背动脉搏动尚可。

[**辅助检查**]

血常规：中性粒细胞7.75×10⁹/L↑。

糖化血红蛋白：8.3%↑。

肾功能：尿素20.39mmol/L↑，肌酐184μmol/L↑，尿微量白蛋白肌酐比31.96mg/g↑。

血脂：三酰甘油5.11mmol/L↑，总胆固醇7.40mmol/L↑，低密度脂蛋白3.69mmol/L↑。

心梗三项：肌红蛋白378ng/ml↑；血清降钙素原0.221ng/ml↑，D-二聚体1.11μg/ml↑。

伤口分泌物培养：粘质沙雷菌、铜绿假单胞菌。

心脏彩超：轻度主动脉瓣反流，左室收缩舒张功能正常，射血分数73%。

下肢血管彩超：双侧下肢皮下组织增厚水肿，双下肢动脉硬化性变，静脉无异常。

肝胆胰脾CT: 双肾萎缩、双侧股骨头坏死并双髋关节退行性骨关节病。

盆腔CT: 盆腔多发静脉石。

核素淋巴系统显像: 双下肢淋巴回流畅通、皮下组织水肿。

[诊疗经过]

入院后完善各项检查,予胰岛素泵强化治疗、动态血糖监测,抗感染治疗,保钾利尿护肾、补充白蛋白、伤口定时换药。入院第11天多学科会诊考虑继发性淋巴水肿,采用手法淋巴引流、多层低弹力绷带包扎等综合消肿治疗,入院第20天,患者下肢水肿情况改善。第27天出院,造口治疗师教会家属手法淋巴引流技术,并通过互联网医院跟踪指导。

二、高级健康评估与护理

糖尿病肾病合并子宫内膜癌下肢重度水肿患者的健康评估与护理见表16-1。

表16-1 糖尿病肾病合并子宫内膜癌下肢重度水肿患者的健康评估与护理

评估维度	评估内容	评估情况	护理措施
疾病/病症	1.糖尿病足 2.高钾血症 3.感染	1.左胫前皮肤破溃发红,渗液面积约6cm×11cm 2.血清钾离子:6.1mmol/L 3.血常规:中性粒细胞 $7.75×10^9$/L↑,血清降钙素原0.221ng/ml↑,D-二聚体1.01μg/ml↑,伤口分泌物培养:黏质沙雷菌、铜绿假单胞菌	1.局部伤口和水肿护理:①用利多卡因乳膏外敷40min后予保守锐性清创,美盐外贴伤口,三型安尔碘湿敷局部皮肤;②医护一体化制订干预方案,手法淋巴引流、多层低弹力绷带包扎等治疗措施,按时测量腿围,观察效果;③指导患者抬高下肢及适当下肢运动,促进回流

评估维度	评估内容	评估情况	护理措施
疾病/病症			2.高钾血症的护理：①心电监护，观察患者生命体征、血钾、尿量；②停止一切含钾液体输注及限制高钾食物的摄入；③环硅酸锆钠散降钾、呋塞米利尿；④口服碳酸氢钠碱化细胞外液 3.留取伤口分泌物培养，抗感染治疗
健康状况	1.生命体征 2.睡眠 3.营养 4.皮肤 5.活动度	1.生命体征：体温36.3℃，脉搏95次/min，呼吸20次/min，血压116/70mmHg，随机血糖11.0mmol/L 2.睡眠：难入睡，易醒，匹茨堡睡眠质量指数量表15分，睡眠质量差 3.营养状况：BMI 27.76kg/㎡，NRS-2002营养风险筛查0分 4.皮肤：左胫前皮肤破溃发红，渗液面积约6cm×11cm，双下肢重度水肿；腹股沟及腰部皮肤褶皱处受汗渍浸泡，潮红，散在表皮破溃 5.活动度：无法平卧；糖尿病足病伤口疼痛、下肢水肿，无法长时间站立	1.胰岛素泵强化降糖治疗，动态血糖监测，及时调整胰岛素泵基础率 2.疼痛剧烈时，药物止痛，协助患者侧卧位及坐位交替进行，避免长时间局部受压导致疼痛加剧；使用助眠类药物并观察患者睡眠情况 3.糖尿病优质低蛋白饮食，总热量1 300kcal 4.坐骨及骨突处使用泡沫敷料减压；腹股沟及腰部皮肤褶皱处清洁后用电吹风低温吹干，使用液体敷料隔离汗液 5.夜间坐位入睡，在轮椅上设置"固定带"，防止患者前倾跌倒，保证患者安全；鼓励患者进行下肢活动，促进回流

续表

评估维度	评估内容	评估情况	护理措施
生理功能	1.消化系统 2.循环系统 3.泌尿系统 4.运动系统 5.内分泌代谢系统 6.生殖系统 7.电解质/酸碱/体液平衡	1.消化系统：胃纳一般；腹泻 2.循环系统：三酰甘油5.11mmol/L↑，总胆固醇7.40mmol/L↑，低密度脂蛋白3.69mmol/L↑；心率72～100次/min，血压116～156/70～96mmHg，心梗三项：肌红蛋白378ng/ml↑，心脏彩超，轻度主动脉瓣反流；下肢血管彩超，双下肢动脉硬化性变 3.泌尿系统：尿量正常，尿素20.39mmol/L，肌酐184μmol/L↑，尿微量白蛋白肌酐比31.96mg/g↑ 4.运动系统：腰椎间盘突出及股骨头坏死，只能短时间站立，可维持坐位 5.内分泌代谢系统：血糖5.6～24.1mmol/L，糖化血红蛋白8.3%↑ 6.生殖系统：子宫内膜癌 7.电解质/酸碱/体液平衡：双下肢水肿，体液过多，血清钾离子6.1mmol/L	1.护胃，改善肠道菌群治疗；腹泻后温水清洁，使用造口粉、赛肤润，避免失禁性皮炎 2.降血脂、预防血栓治疗；低盐、低脂饮食 3.口服参乌益肾片、开同护肾，予优质低蛋白饮食 4.指导坐位时下肢适度抬高及踝泵运动 5.医护一体化全程血糖管理：动态血糖监测及胰岛素泵强化降糖治疗 6.利尿，同时补充人血白蛋白，准确记录24h出入量

评估维度	评估内容	评估情况	护理措施
ICF自理能力	1.躯体活动和移动功能 2.日常生活自理能力 3.感觉功能（听力/视力/感觉）	1.平地行走需极大帮助，不能上下楼梯 2.BADL评分60分，中度依赖 3.听力下降，沟通需大声讲话	1.体位转换时，注意患者有无头晕、乏力等，避免体位性低血压 2.协助生活护理
风险与并发症	1.跌倒 2.压疮 3.下肢静脉血栓 4.失禁性皮炎	1.Morse跌倒/坠床风险评估：70分，高风险 2.Braden压疮评分：13分，高风险 3.VTE评分：6分，高风险 4.失禁性皮炎风险评估：7分，高风险	1.防跌倒设施：防滑脚踏凳、轮椅固定带、扶行器置于轮椅前；床高度调至最低 2.坐骨及骨突处使用泡沫敷料减压 3.赛肤润涂抹按摩易受压皮肤，建立皮肤保护屏障 4.嘱少量多次饮水，指导患者抬高下肢及适当下肢运动 5.腹泻时及时清理大便，便后温水清洁，使用造口粉及赛肤润，避免失禁性皮炎 6.保持会阴部皮肤干燥，皮肤清洁后用红外线灯照射20 min

三、护理问题分析

该患者发生下肢水肿的原因可能有哪些？结合主诉、病史、体征及辅助检查进行评判性思考及判断（图16-1）。

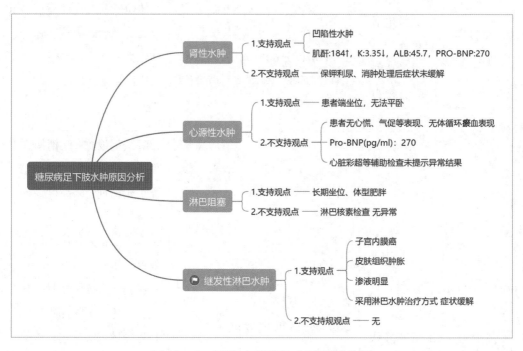

图16-1 糖尿病足下肢水肿原因分析

四、出院诊断

1.2型糖尿病性肾病（G4A2）。

2.2型糖尿病性下肢感染。

3.高钾血症。

4.慢性肾功能不全。

5.子宫内膜恶性肿瘤。

6.下肢水肿。

7.腰椎间盘突出。

五、出院指导

住院期间对患者实施精细化血糖管理、局部伤口清创换药、综合淋巴水肿治疗，患者血糖控制平稳，下肢水肿程度减轻。建立患者、家属及医护人员院外线上管理微信群，指导居家换药及手法淋巴引流、多层低弹力绷带包扎等治疗。

居家换药指导：保持皮肤敷料干洁，每日换药，注意手卫生，严格无菌操作，观察伤口渗液颜色、量，多层低弹力绷带包扎。发现伤口颜色改变、渗液明显增加、疼痛加剧，及时至糖尿病足病门诊处理。

营养指导：糖尿病优质低蛋白饮食，蛋白质 $0.6 \sim 0.8$ g/（kg·d），如鱼、鸡蛋、牛奶、瘦肉等食物；进食新鲜蔬菜、适量水果，补充多种维生素，保持大便通畅。

运动指导：每天进行踝泵运动、抬高下肢运动等，每天锻炼3次，每次 $10 \sim 15$ min。

血糖监测：每日监测空腹及餐后2h血糖，制订个体化控糖目标，空腹或餐前血糖 $7.8 \sim 10.0$ mmol/L，餐后2h或随机血糖 $7.8 \sim 13.9$ mmol/L，每3个月检测糖化血红蛋白，控制在7%左右。

药物宣教：按时按量服药，胰岛素早晚餐前皮下注射；居家胰岛素注射指导；予药物不良反应、低血糖等知识宣教。

六、延续护理

出院后10d通过微信随访，患者下肢肿胀较出院前缓解；

出院后24d伤口处开始"爬皮"。

七、总结与反思

该患者糖尿病肾病合并继发性淋巴水肿，血糖控制不佳加重感染，增加各种水肿发生的机会。因此，通过循证鉴别了水肿原因，采取有效的干预措施，良好的血糖控制、饮食调整、伤口干预、继发性淋巴水肿消肿治疗等综合管理，延缓患者疾病进展，并使其能正确认识疾病，促进居家自我管理和身体康复。

淋巴水肿是高致残类疾病，无论是原发性、还是继发性，均终身不可治愈，且进行性发展，严重影响患者生活质量和社会功能。所以及时鉴别、有效处理是预防及治疗淋巴水肿的有效手段。

八、知识拓展

继发性淋巴水肿皮肤护理最佳证据总结见表16-2。

表16-2 继发性淋巴水肿皮肤护理最佳证据

主题	推荐内容	证据等级	推荐级别
皮肤检查	1.鼓励患者每天检查皮肤是否有发红、划痕、擦伤或割伤	5	A
	2.检查皮肤皱褶处有无脱皮或真菌感染，如有，应及时就医，便于早期处理	5	B
皮肤清洁	3.每天清洗皮肤，推荐使用pH为中性的肥皂、天然肥皂或肥皂替代品，避免使用碱性肥皂，防止破坏皮脂层；清洗后应彻底干燥，尤其皮肤皱褶处，应保证其干净和干燥	5	A
润肤护理	4.避免使用带香味的润肤剂。在气候炎热时，推荐使用植物类润肤产品，避免使用含凡士林油或矿物油的润肤产品	5	A
	5.建议每天晚上用润肤剂滋润皮肤	5	B
避免损伤	6.鼓励淋巴水肿患者优先使用电动剃须刀。做一些可能会造成皮肤损伤的工作时应戴手套和穿鞋，以保护皮肤	5	B
	7.衣着、佩戴首饰、戴手表或手套时一定要宽松	5	B
	8.避免患侧肢体被划伤、割伤、烧伤，避免肢体皮肤或软组织感染	5	B
	9.避免宠物抓伤和挠伤	5	B
	10.鼓励淋巴水肿患者使用驱虫剂，防止蚊虫叮咬或传播蚊媒感染病	5	B

主题	推荐内容	证据等级	推荐级别
避免损伤	11.避免皮肤接触过敏原或刺激物,如洗涤时戴宽松手套,避免长时间接触有刺激性的洗涤液	5	B
	12.避免高温损伤,避免烫伤;患侧手臂不要热敷,沐浴时水温不要过高。避免蒸桑拿、蒸气浴或热水泡澡,避免暴露在炎热的气候中,防止淋巴水肿加重。避免强光照射,使用防晒霜避免肿胀肢体晒伤	5	B
	13.避免肢体长时间暴露在低温环境下,防止冻伤	5	B
	14.避免在肿胀肢体进行医疗操作,如采血、静脉注射、接种疫苗、血压监测、针灸、静脉造影和淋巴管造影	5	B
感染预防	15.采用综合消肿疗法控制肢体肿胀,以降低感染发生	5	B
	16.去除指/趾间污垢,保持指/趾甲卫生,修剪指/趾甲时避免损伤皮肤	5	B
	17.积极处理皮肤问题,如皮炎、毛囊炎、真菌感染、开放性伤口(皮肤皲裂和溃疡)等	5	A
	18.既往发生蜂窝织炎者,建议采用4%氯己定洗浴,每周2次,连续4周;然后改为每周1次,共3个月,以预防蜂窝织炎复发	5	B
	19.建议床单和衣服用热水洗,并在阳光下曝晒;使用一次性海绵等洗漱用品	5	B
健康教育	20.淋巴水肿患者应接受有关预防皮肤损伤和皮肤护理方面的健康教育	5	B
	21.告知癌症幸存者有关淋巴水肿的体征和症状,发生感染的体征和症状(如发红、疼痛、皮肤条纹/触摸发热)以及及时就医的重要性	5	A

九、参考文献

[1]万婷，李罗成.继发性淋巴水肿的诊疗研究新进展[J].武汉大学学报（医学版），2023，44(8)：1018-1022.

[2]杨伊兰，龙笑.继发性淋巴水肿的治疗进展[J].医学研究杂志，2020，49（3）：170-174.

[3]宋丹丹，陈丽，杨婧，等.喜辽妥乳膏联合CDT疗法治疗继发性肢体淋巴水肿的效果观察[J].四川医学，2019，40（10）：1031-1034.

[4]中华整形外科学分会淋巴水肿学组.外周淋巴水肿诊疗的中国专家共识[J].中华整形外科杂志，2020，36（4）：355-360.

[5]王玲，尚少梅，王海燕，等.继发性淋巴水肿患者皮肤护理的最佳证据总结[J].护理学杂志，2021，36（9）：102-105.

[6]蒋天祥，王晓琼，王瑞英，等.腹股沟分开装置和腹股沟吹氧装置的制作及应用[J].循证护理，2023，9（7）：1326-1330.

[7]李润，杨支兰，翟艳萍，等.液体敷料联合造口粉治疗失禁相关性皮炎效果的Meta分析[J].循证护理，2021，7（13）：1712-1719.

[8]钟巧玲，张丽娟，张慧珍，等.淋巴水肿患者对综合消肿治疗接受度的质性研究[J].齐鲁护理杂志，2022，28（23）：29-32.

[9]王焕焕，吕永利，王培红，等.宫颈癌根治术后患者下肢淋巴水肿自我护理的最佳证据总结[J].护理学杂志，2023，38（9）：91-94.

[10]王汉，王敦方，宋红新，等.肠道菌群失调在糖尿病肾病发病机制中的作用研究进展[J].海南医学院学报，2022，28（8）：626-634.

17

一例特殊类型糖尿病酮症酸中毒合并重型 β 地中海贫血患者的个案护理

郭晓迪　湛献能　刘美兰　吴伟珍　欧素芳

> **背景：**
>
> 糖尿病酮症酸中毒（DKA）是糖尿病的严重急性并发症之一，若不及时治疗，可危及生命。而地中海贫血是某个或多个珠蛋白基因异常导致珠蛋白链合成不平衡所引起的遗传性血液疾病，临床症状呈轻重不一的慢性进行性溶血性贫血。重型患者需要长期规则输血，而慢性溶血、长期输血及不规范的祛铁治疗，导致铁元素大量沉积于机体各个脏器，内分泌腺体的铁过载导致糖尿病和性腺功能减退等。当这两种疾病合并存在时，给临床治疗和护理带来了巨大的挑战。因此，对这类特殊患者进行有效的个案管理具有重要意义。

一、案例介绍

［病史］

患者胡某，女，23岁，入院诊断"1.2型糖尿病酮症酸中毒；2.2型糖尿病伴血糖控制不佳；3.重度贫血：地中海贫血"。

主诉： 发现血糖升高2年，口干、乏力2天。

现病史： 2年前无诱因出现多尿、口干、多饮等。有四肢乏力，至当地医院体检发现血糖升高，体重无明显减轻，间断口服二甲双胍，未规律监测血糖。2天前出现口干、四肢乏力，伴下肢抽搐一次，就诊于急诊，急诊血糖24.97 mmol/L↑，考虑糖尿病酮症酸中毒，予小剂量胰岛素降糖及大量补液、维持电解质平衡等治疗，症状稍缓解，无再发抽搐。为进一步诊治收入内分泌科。

既往史：患有"地中海贫血病史"，曾多次输血治疗。

个人史：生活习惯无喜食甜食、油腻等高热量食物，无久坐少动、熬夜，无烟酒嗜好。

家族史：祖母有地中海贫血病史，否认家族中肥胖病史及糖尿病病史。

婚育史：未婚未育。

月经史：至今无月经。

[体格检查]

生 命 体 征：体温36.3 ℃，脉搏106次/min，呼吸18次/min，血压114/65 mmHg，随机血糖24.1 mmol/L。

专科检查：身高157 cm，体重51.5 kg，BMI 20.9 kg/m²。神清，贫血貌，双肺呼吸音清，未闻及干湿啰音。各瓣膜区未闻及明显病理性杂音。双下肢无水肿，双侧足背动脉搏动良好。全身皮肤黏膜颜色稍苍白，轻度脱水。四肢多普勒血流图：右下肢ABI指数为1.05，左下肢为1.03，均正常。感觉阈值测量：触觉、温凉觉、针刺痛觉、振动觉、踝反射均正常。神经障碍电生理检查提示严重的外周自主神经病变。人体成分分析：体脂百分比30.2%，蛋白质缺乏。

[辅助检查]

血常规：白细胞2.19 × 10⁹/L↓，中性粒细胞0.8 × 10⁹/L↓，红细胞1.75 × 1012/L↓，血红蛋白45 g/L↓，血小板86 × 10¹²/L↓；

急诊血糖24.97 mmol/L↑，糖化血红蛋白12.8%↑，空腹c肽0.11 nmol/L↓，β-羟丁酸6.57 mmol/L↑；

血气分析：pH 7.317↓，碳酸氢盐6.4 mmol/L↓；

血 生 化：白蛋白32 g/L↓；钾3.05 mmol/L↓，钠131 mmol/L↓，氯98.8 mmol/L↓；

性激素：促卵泡成熟激素0.22 mIU/ml↓，黄体生成素0.14 mIU/ml↓，雌二醇＜37 pmol/L↓；

尿微量白蛋白测定+尿肌酐测定：尿微量白蛋白肌酐比60.44 mg/g↑；

彩超肝胆胰脾：脂肪肝声像，肝增大，脾增大，脾门静脉扩张，少量腹水；

彩超甲状腺及颈部淋巴结：甲状腺偏小，双侧颈部见多个肿大淋巴结。

［诊疗经过］

　　入院后予完善各项检查，予吸氧、大量补液、小剂量胰岛素降糖消酮、胰岛素泵联合动态血糖监测调糖、输血、升白、纠正电解质平衡治疗。营养专科护士、营养师共同制定患者饮食计划。第8天，白蛋白35 g/L恢复正常，血红蛋白53 g/L有所上升；白细胞3.58 × 10^9/L和血小板100 × 10^9/L恢复正常；血糖控制在5.2－10.7 mmol/L，改为胰岛素注射方案出院。

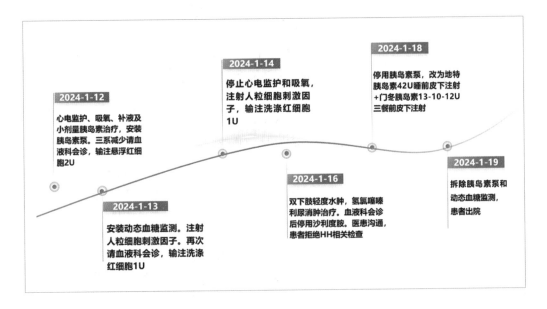

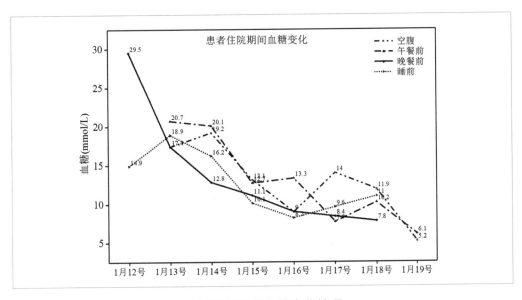

住院期间患者血糖变化情况

👨‍⚕️ 二、高级健康评估与护理

评估维度	评估内容	评估情况	护理措施
疾病/病症	1.高血糖 2.脱水 3.电解质紊乱 4.酮症酸中毒 5.重度贫血 6.白细胞减少	1.静脉血糖24.97mmol/L↑，入院随机指尖血糖24.1mmol/L↑，糖化血红蛋白：12.8%↑，空腹c肽0.11nmol/L↓； 2.体查患者皮肤粘膜干燥，呈轻度脱水貌，主诉疲乏、口干、小便量减少； 3.血清钾3.05mmol/L↓，血清钠131mmol/L↓，血清氯98.8mmol/L↓； 4.β-羟丁酸6.57mmol/L↑，pH7.317↓，碳酸氢盐6.4mmol/L↓； 5.体查患者贫血貌，面色晦暗，口唇、睑结膜苍白，血红蛋白45g/L↓，红细胞1.75×10^{12}/L↓；白细胞2.19×10^{9}/L↓。	1.胰岛素控制血糖：（1）快速大量补液，小剂量胰岛素（0.1U.kg-1.h-1）静脉持续推注，监测血糖降至13.9mmol/L改用5%葡萄糖+胰岛素；（2）3C疗法：胰岛素泵治疗，利用智能血糖工作站，及时捕抓异常血糖报警，根据血糖情况，动态调整餐前大剂量； 2.静脉补液，纠正脱水、电解质紊乱和酸中毒：（1）大量补液，前2小时内输入1000ml；24小时补液总量5000ml，先快后慢，先盐后糖；（2）补充电解质，10%浓氯化钠注射液稀释口服； 3.输注红细胞；每天注射人粒细胞刺激因子150ug。
健康状况	1.生命体征 2.饮食、营养、大小便、皮肤 3.心理健康、社会关系与支持等	1.生命体征：脉搏106次/min，随机血糖24.1mmol/L； 2.饮食：胃纳差； 3.营养：BMI 20.9kg/m²，体脂率：30.2%↑；总蛋白58.6g/L↓，白蛋白32g/L↓；人体成分分析体脂百分比30.2%，蛋白质缺乏； 4.全身皮肤黏膜稍苍白，轻度脱水；	1.联合营养科共同制定糖尿病普食餐单，1300kcal（碳水化合物55%，蛋白质20%，脂肪25%）； 2.糖尿病饮食教育：细嚼慢咽，大量饮水，每天2000ml以上；

评估维度	评估内容	评估情况	护理措施
健康状况		5.口唇稍苍白； 6.四肢乏力； 7.情绪稳定，患者健康问卷（PHQ-2）0分（无抑郁）； 8.家庭经济状况尚可，未婚未育。	3.DKA纠正，胃纳情况好转，逐步增加每日总热量至1650kcal，保证蛋白质每日摄入70g； 4.指导床上运动。
生理功能	1.消化系统 2.循环系统 3.神经系统 4.内分泌代谢系统 5.生殖系统 6.电解质/酸碱/体液平衡	1.消化系统：胃纳差，近一周饮食量下降； 2.循环系统：心率：106次/min；白细胞2.19×10^9/L↓、中性粒细胞0.8×10^9/L↓、红细胞1.75×10^{12}/L↓、血红蛋白45g/L↓、血小板86×10^{12}/L↓； 3.神经系统：神经障碍电生理检查提示严重的外周自主神经病变； 4.内分泌与代谢系统：静脉血糖24.97mmol/L↑，入院随机指尖血糖24.1mmol/L↑，糖化血红蛋白：12.8%↑，空腹c肽0.11nmol/L↓；促卵泡成熟激素0.22mIU/ml↓、黄体生成素0.14mIU/ml↓、雌二醇<37pmol/L↓； 5.生殖系统：无月经来潮 6.电解质/酸碱/体液平衡：血清钾3.05mmol/L↓、血清钠131mmol/L↓、血清氯98.8mmol/L↓；pH7.317↓，碳酸氢盐6.4mmol/L↓。	1.根据胃纳情况动态调整热量，必要是肠外营养补充；DKA纠正后胃纳好转，制定热量1650kcal低升糖指数、低铁、优质蛋白的个性化食谱； 2.密切监测白细胞、血红蛋白水平，保护性隔离，输注洗涤红细胞纠正贫血； 3.双下肢气压治疗，一天2次； 4.胰岛素泵联合动态血糖监测调控血糖至目标范围； 5.密切监测24小时出入量和电解质水平，大量补液纠正脱水，酸中毒，静脉及口服补钾纠正电解质紊乱。

评估维度	评估内容	评估情况	护理措施
ICF自理能力	1.日常生活自理能力 2.躯体活动和移动功能 3.排泄功能	1.BADL评分95分，轻度依赖； 2.上下楼梯需要帮助； 3.小便近期量少。	1.床上踝泵运动、直腿抬高、侧抬腿等运动； 2.饭后半小时走廊散步20分钟，渐进逐步增加活动量。
风险并发症	1.跌倒 2.低血糖风险 3.糖尿病肾病	1.Morse跌倒风险评估：45分，高危跌倒； 2.动态血糖监测4.4mol/L 3.尿微量白蛋白测定+尿肌酐测定：尿微量白蛋白肌酐比60.44mg/g↑；	1.防跌倒护理； 2.智能血糖管理移动终端查房，24小时动态观察血糖变化趋势，根据血糖情况及时调整胰岛素用量，防止低血糖反应、跟进患者进餐； 3.监测血糖、血压情况，跟踪随访β-地中海贫血治疗情况，延缓糖尿病肾病进展。

三、护理问题分析

该患者发生酮症酸中毒的原因可能有哪些？结合主诉、病史、体征及辅助检查进行评判性思考及判断。

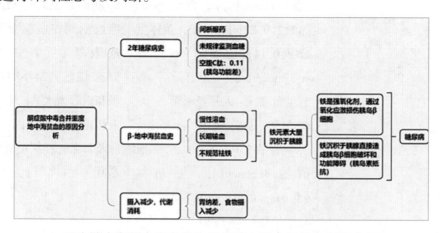

重度地中海贫血患者发生酮症酸中毒合并的的原因分析

四、出院诊断

1.糖尿病伴血糖控制不佳（特殊类型糖尿病可能）；

2.β 型地中海贫血（继发性血色病）；

3.重度贫血；

4.白细胞减少；

5.糖尿病性自主神经病。

五、出院指导

患者空腹血糖5.2 mmol/L，饭后2小时血糖10.7 mmol/L，达到血糖控制目标，住院期间未发生低血糖。出院后加入微信群管理，密切监测血糖。定期复诊检测铁负荷、糖代谢各项指标，跟进胰岛素及祛铁治疗。

饮食指导：平衡膳食，进食富含蛋白质的食物，如牛奶、鱼、鸡肉等。不宜食用如蛋黄、猪肝、紫菜、黑木耳、菠菜等铁含量高的食物。

用药指导：根据医嘱及时、按量、规律祛铁治疗。每3个月评估、检测血清铁蛋白，当＞1000 μg·L-1需联合去铁铵及去铁酮两种药物进行祛铁治疗。门冬胰岛素早中晚餐前13u－10u－12u皮下注射，甘精胰岛素睡前42u皮下注射。

血糖监测：建议使用连续葡萄糖监测系统，根据个体化控糖目标，每日监测空腹、三餐前后血糖；每3个月检测糖化血红蛋白。

休息与活动指导：中度以上贫血增加卧床休息时间，减少活动。轻度贫血时日常生活中适当进行有氧运动，可选择散步、打太极、慢跑、骑车、游泳等方式，运动强度以个体可耐受为前提，运动过程中感觉不适及时就医。

六、延续护理

出院后利用智能化基础胰岛素剂量调整小程序进行医护患一体化血糖管理。

出院后10天门诊随访，β－羟丁酸0.064 mmol/L，糖4.63 mmol/L，钾4.25 mmol/L，钠142 mmol/L，氯104.1 mmol/L，均恢复正常。

出院后3周门诊随访，血红蛋白71g/L↓，红细胞2.57×10^{12}/L↓，较出院时有所升高；白细胞 $4.73 \times 10^9/L$，血小板 $163 \times 10^9/L$，维持正常。

利用互联网医院护理门诊，指导患者保证优质蛋白质摄入，以维持身体的正常代谢和免疫功能。利用基础胰岛素剂量调整的智能化决策系统，对患者实施院外延续性血糖管理，使患者快速、低成本地获得优质的诊疗服务。

七、总结与反思

β地中海贫血在血液科并不少见，但该例患者以糖尿病调控血糖为目的收入内分泌科治疗，值得思考两种疾病之间是否具有相关性。经过循证，本例患者由重型β地中海贫血长期输血导致糖尿病的发生，因此需要整体对该患者进行疾病管理，不能只关注患者血糖情况。规律祛铁治疗能改善胰岛素抵抗，有利于患者的血糖控制，避免再次发生酮症酸中毒。

在此案例中，医护团队应用3C疗法、借助智能血糖管理工作站帮助患者快速、平稳控制血糖，营养专科护士联合营养师对患者进行个体化营养指导、制定个体化食谱，并进行规范的饮食、运动健康指导，提高了患者对疾病的认识和自我管理能力，促进形成健康的生活方式。同时，抢救酮症酸中毒后出现三系减少，与血液科共同动态评估、有计划的实施干预，做好输血管理、保护性隔离，加强防跌倒护理，避免了不良事件的发生。为此后临床上糖尿病酮症酸中毒合并β地中海贫血患者的个案管理提供了经验与参考。

八、知识拓展

智能血糖管理工作站，实时同频动态血糖监测与胰岛素输注、辅助医护远程"看糖调糖"，提高护理服务质量和效率。专科护士移动查房，提高护理干预准确性：（1）专科护士通过美领先行APP，每天上午使用Ipad或手机对患者实施床边查房，通过观察动态血糖图谱分析患者血糖特点，全面评估患者当前饮食活动及用药手术情况，发现患者血糖波动的真因，利用血糖一体机记录进食减少或未进食等特殊情况上传血糖管理系统。（2）与营养师共同探讨患者饮食调整方案，预防低血糖发生，并对患者进行个体化教育。（3）利用血糖管理系统将患者监控治疗过程的血糖数值进行自动分析并生成图表，为护士提供快捷简明的统计数据，提高了护理干预的准确性和护理服务效率。

发低血糖风险模型、基础胰岛素剂量调整策略集合成一个智能化远程决策支持系统，在授权理论基础上医护患三方共同参与，通过授权教育提高患者的决策能力和依从性，确保自我审核系统设定剂量的安全、有效，实现对基础胰岛素治疗糖尿病患者的专业化、智能化地安全血糖管理。突破了时间及地域限制，为患者提供可获得的、持续的、高质量的智能化远程管理，有效提高随访的效率，最大限度地利用现有的医疗资源，使患者快速、低成本地获得优质的诊疗服务，变被动的医疗服务为主动的诊疗服务，对患者的长期居家血糖管理具有积极意义，对其他慢性疾病患者的居家安全用药也有重要的借鉴意义。

🧑‍⚕️ 九、参考文献

[1]方建培，尹晓林，兰和魁，等.儿童非输血依赖型地中海贫血的诊治和管理专家共识[J].中国实用儿科杂志，2018，33（12）：929-934.

[2]叶宇凡，李海亮.地中海贫血铁过载与糖尿病发病机制研究进展[J].赣南医学院学报，2020，40（9）：972-976.

[3]范凤珍，陈倩，朱银梅，等.输血依赖型β地中海贫血小儿铁代谢与心肾功能的关系分析[J].安徽医药，2021，25（7）：1379-1382.

[4]代平平，农丝洁，吴标良.2型糖尿病合并β地中海贫血对肾脏功能的影响[J].右江医学，2024，52（1）：12-16.

[5]叶艺艺,陆泽元,邵豪,等.暴发性1型糖尿病并β地中海贫血一例报道[J].中华糖尿病杂志，2010，2（4）：307.

[6]范宪双，赵少俐，莫朝晖.1例以糖尿病酮症酸中毒为首发症状的β-地中海贫血继发性血色病[J].临床与病理杂志，2022，42（7）：1769-1774.

[7]曾聪灵，陈国华，魏苗苗，等.重型地中海贫血患儿糖代谢指标检测及并发糖尿病的发病机制研究[J].徐州医科大学学报，2019，39（1）：38-41.

18 应用健康信念模式对一例 Cronkhite Canada 综合征合并 2 型糖尿病的个案护理

袁惠萍　湛献能　刘美兰　苏少玲　严诗玉

背景：

Cronkihite-Canada综合征（CCS）是一种罕见的非遗传性疾病，又称息肉病-色素沉着-秃发-指甲萎缩综合征，主要见于日本、北美及欧洲，以中老年多见，平均发病年龄约63.5岁，男性多于女性。CCS病因尚不明确，主要表现为胃肠道弥漫性息肉病和外胚层发育不良（如脱发，指甲萎缩和皮肤色素沉着），以及味觉减退，腹泻，体重减轻，贫血，低蛋白血症等。CCS尚未建立标准的治疗方案，以糖皮质激素（GCs）为主的免疫抑制疗法为主，其他营养支持、5-氨基水杨酸制剂、肠道益生菌、维生素和根除幽门螺杆菌等治疗为辅。临床上CCS以胃肠道症状（腹痛、腹泻、多发胃肠道息肉）、厌食常见，且容易病情反复，饮食上多以易消化少纤维的半流饮食为主。此外，CCS患者常需长期服用GCs维持疗效。由此可见，CCS合并糖尿病患者在控糖治疗和管理上存在诸多焦点冲突，如何帮助患者建立良好的健康行为显得尤为重要。

一、案例介绍

［病史］

患者罗某，男，72岁，入院诊断："1.Cronkihite-Canada综合征；2.2型糖尿病不伴有并发症；3.高血压3期；4.甲状腺机能减退；5.慢性支气管炎"。

主诉： 味觉减退6年余，加重伴头晕、胸闷4月。

现病史： 患者分别于2016、2017、2018年相继出现腹泻、稀水样便10余次/

日，伴腹痛、味觉减退、食欲不振、毛发-爪甲萎缩，体重下降等症状，经检查后诊断为Cronkihite-Canada综合征。近4月体重下降2.5kg，味觉减退，食欲稍下降，远端指（趾）甲萎缩，与甲床分离，毛发稀疏，四肢可见色素沉着伴皮肤瘙痒，头晕无头痛，自觉天旋地转感，口干无口苦，活动后气喘，平卧可缓解，间咳白痰。

既往史：2型糖尿病5年余，血糖控制不详，未服降糖药及胰岛素治疗，高血压病、全身多发脂肪瘤、碘性甲状腺机能减退多年。

个人史：饮酒（2两/天）、吸烟50余年（1-2支/天），未戒烟酒，无家族史。

［体格检查］

生命体征：体温36.4 ℃，脉搏75次/min，呼吸20次/min，血压145/81 mmHg。

专科检查：身高165 cm，体重60 kg，BMI 22.0 kg/m²，腰围76 cm，臀围80 cm，微量血糖：15.7 mmol/L，微量血酮：0.1 mmol/L。神志清楚，精神疲倦，自主体位，味觉减退，毛发稀疏，四肢可见色素沉着伴皮肤瘙痒，远端指（趾）甲萎缩，与甲床分离（见图1），头晕自觉天旋地转感，口干、味觉消退、恶心欲呕、纳差，活动后气喘，平卧可缓解，间咳白痰。

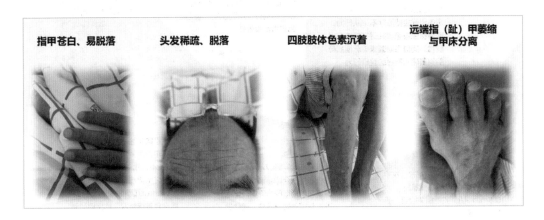

指甲苍白、易脱落　　头发稀疏、脱落　　四肢肢体色素沉着　　远端指（趾）甲萎缩与甲床分离

［辅助检查］

肠镜检查结果：结肠多发息肉。

胃镜检查结果：1.复合性溃疡（霜斑样，A2期）；2.胃多发息肉；3.慢性胃

炎；4.HP：强阳性。

GCP生化组合：葡萄糖 10.8 mmol/L ↑，总蛋白60.1 g/L，白蛋白35 g/L ↓；糖化血红蛋白8.1% ↑。

尿液分析：蛋白 阴性，葡萄糖 4+（mmol/L）↑，酮体 阴性。

甲状腺功能：FT3 3.08 pg/ml，FT4 0.84 ng/dL，TSH 10.647 μIU/nL ↑。

血常规：血红蛋白121 g/L，中性粒细胞计数6.68 × 10^9/L ↑，白细胞计数5.81 × 10^9/L ↑，红细胞计数4.01 × 10^{12}/L

癌相关五项：癌胚抗原：5.14 ng/ml ↑，糖链抗原：34.54 tU/ml ↑。

[诊疗经过]

入院后完善相关检查，结合中西医予降压，降糖，护胃，苍术散贴敷，子午流注开穴、耳穴压豆等治疗。患者依从性差，不配合降糖治疗，邀请内分泌科、消化科与中医科医生共同制定治疗方案，应用健康信念模式帮助患者建立良好的健康行为。

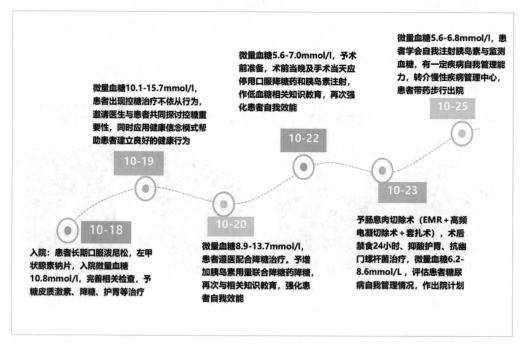

图 治疗经过

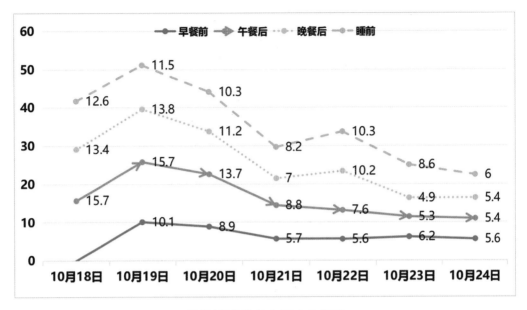

住院期间患者血糖变化情况

👨‍⚕️ 二、高级健康评估与护理

评估维度	评估内容	评估情况	护理措施
疾病/病症	1.Cronkihite-Canada综合征 2.2型糖尿病不伴有并发症 3.高血压3期 4.甲状腺功能减退 5.慢性支气管炎	1.味觉减退，食欲下降，口干、恶心、头晕、四肢皮肤瘙痒，活动后气喘，平卧可缓解，间咳白痰； 2.远端指（趾）甲萎缩、苍白，与甲床分离，毛发稀疏，四肢可见色素沉着；	1.多学科管理：邀请营养科、中医科、心血管内科结合患者病情共同制度治疗方案并动态调整； 2.指导患者按时正确服药，制定饮水计划； 3.予皮肤护理，指导避免使用碱性沐浴露，勤修剪指甲，勿抓破皮肤，预防糖尿病足的发生；

评估维度	评估内容	评估情况	护理措施
疾病/病症		3.血清葡萄糖10.8mmol/L,总蛋白60.1g/L,白蛋白35g/L;糖化血红蛋8.1%,尿葡萄糖4+;胃肠镜检查结果:胃、结肠多发息肉;HP强阳性;FT3 3.08 pg/ml,FT4 0.84 ng/dL,TSH 10.647μIU/nL;癌胚抗原:5.14ng/ml,糖链抗原:34.54tU/ml。	4.协助患者完成相关检查—(1)肠镜检查前,予肠道准备,动态监测血糖,预防低血糖的发生;(2)肠镜检查后,禁食期间,予补液治疗,并观察和询问有无恶心腹胀等不良反应。全流饮食期间,指导患者进食粥水、汤水等,少量多餐;5.予耳穴、子午流注等治疗调节脏腑,刺激经络;6.予健脾祛湿、活血化瘀中药温服。
健康状况	1.意识 2.生命体征 3.饮食 4.睡眠 5.营养状况 6.心理状况 7.社会支持	1.清醒,精神疲倦; 2.体温:36.4℃,脉搏:75次/min,呼吸20次/min,血压:145/81mmHg; 3.粥为主食,蛋白质、脂肪摄入不足; 4.匹兹堡睡眠质量指数PSQI 4分,睡眠质量很好; 5.食欲下降,BMI:22kg/m²,NRS-2002营养风险筛查2分,长期服用泼尼松;	1.制定每天1300-1400kcal糖尿病饮食餐单计划,食谱按照"3+2"模式; 2.应用健康信念模式激发患者内在动机,帮助其建立良好的健康行为:(1)让患者知晓糖尿病的威胁和严重性—进行面对面的访谈,针对健康行为方面的薄弱环节,采取相应措施,提高患者控糖的信心和动力;

评估维度	评估内容	评估情况	护理措施
健康状况		6.SAS评分：54分（轻度焦虑）情绪稳定，害怕反复进行肠息肉切除术，其他基础疾病不重要，拒绝执行控糖相关治疗；Morisky用药依从性问卷：25分（依从性差）；糖尿病自我管理行为量表：17分（差）； 7.育有一女，家庭和睦，职工医保。	（2）让患者知晓采取健康行为的益处：通过多媒体形式、同伴教育等形式，对患者实行集中培训及一对一教育，旨在让患者感知到执行一些健康行为对延缓疾病进展是有效的，实施这些健康行为所获得的收益远远大于所付出的代价；（3）制订个体化的行为转变计划，并指导实施。同时充分利用社会支持系统，通过家属或其他人员的鼓励和监督，间接帮助患者执行健康行为；（4）与患者共同制定随访计划，定期回院随访，对薄弱环节给予针对性的反馈和指导，鼓励其正确行为方式。
生理功能	1.呼吸系统 2.消化系统 3.神经功能 4.内分泌代谢系统	1.咳嗽，间咳白痰，活动后气促，休息可缓解，吸烟50余年； 2.恶心欲呕，纳差，饮酒； 3.头晕，自觉天旋地转感，血压145/81mmHg，未规律服用降压药； 4.拒绝服用降糖药和监测血糖；	1.指导患者进行有效咳嗽、咳痰的方法，教会患者缩唇呼吸和腹式呼吸； 2.提供食物餐图，直观食物搭配方法，讲解进餐顺序对控糖的优势，引导戒烟戒酒；

评估维度	评估内容	评估情况	护理措施
生理功能			3.讲解规律服用降糖药和降压药的重要性,进行床边服药指导,使用口服降糖药及降压药图谱,让患者直观了解药物的特点、作用和不良反应等; 4.讲解监测血糖的重要性,指导患者家属购买血糖仪及使用方法。
ICF自理能力	1.健康感知与健康管理 2.自理能力 3.社会能力(社交和社会适应)	1.仅重视CCS,忽略其他基础疾病的自我管理; 2.BADL评分85分; 3.有休闲活动,喜与他人沟通,邻里关系融洽。	1.加强疾病知识教育,告知患者糖尿病、高血压等疾病的性质、危害、患者自我管理的重要作用,使患者能够主动参与日常自我管理; 2.指导患者每周进行150-300分钟中等强度有氧运动,每次30-40分钟内,如太极拳、老年健身操等运动。
风险并发症	1.跌倒/坠床风险 2.消化道出血 3.低血糖	1.头晕、夜尿1-2次,Morse跌倒评分:45分(高风险); 2.长期口服泼尼松,胃复合性溃疡纳差; 3.胰岛素治疗。	1.提供必要的生活协助,指导"起床三部曲"; 2.关注患者服药后的不良反应,尤其服用降糖、降压药起效时段(发生跌倒的高危时段)的巡视管理; 3.鼓励患者每天坚持散步;运动前做好防护,运动前测心率、血糖,如有不适,立即停止;

续表

评估维度	评估内容	评估情况	护理措施
风险 并发症			4.指导患者正确口服抑酸护胃药，观察有无腹痛、腹泻等胃肠道反应，便秘等胃肠到反应； 5.指导出现低血糖时应遵循315原则。

三、护理问题分析

该患者控糖不依从行为的原因可能有哪些？结合主诉、病史、体征及辅助检查进行评判性思考及判断。

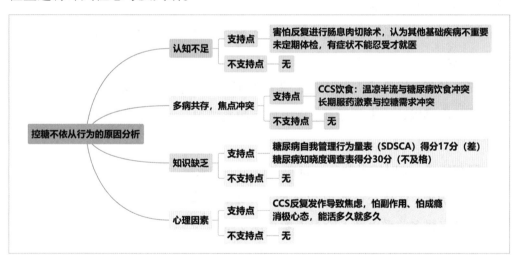

控糖不依从行为的原因分析

四、出院诊断

1.息肉–色素沉着–脱发–爪甲营养不良综合征；

2.高血压3期；

3.2型糖尿病不伴有并发症；

4.甲状腺机能减退；

5.慢性支气管炎。

👥 五、出院前指导

糖尿病不只是药物治疗，正确的生活方式行为管理同样重要，如何帮助糖尿病患者树立良好的健康行为方式对糖尿病患者至关重要。

血糖监测及胰岛素注射指导：控糖目标为餐前血糖6.1~7.8mmol/l，餐后2小时血糖7.8~13.9mmol/L，糖化血红蛋白7%~8%，发放血糖、饮食登记表，制定血糖监测计划，加强低血糖自我管理，如有不适，随时进食，外出随身携带食物。

饮食指导：与患者共同制定1500kcal的居家"3+2"饮食餐单，各类食物平均每天大致摄入量是主食180克、蔬菜525克、水果135克、肉类和鱼虾120克、鸡蛋50克、大豆25克、奶类285克、烹调油24克，盐5克。

血压管理指导：制目标为<140/85mmHg，指导按时服药降压药，每天起床前及睡前测量血压并登记。

运动指导：三餐后进行健身操、太极拳、肢体活动等有氧运动30分钟，避免空腹运动。

皮肤护理：指导病人勿抓挠，禁用刺激性的清洗液；皮肤感觉发凉时用温水泡手、泡脚以改善末梢循环；指甲如有脱落情况，给予温水浸泡，及时修剪，防止划伤。

用药指导：按时按量服药，避免自行加量或减量。

心理护理：保持心情愉悦和充足的睡眠，避免悲伤、消极、焦虑等不良情绪，鼓励家属多关爱患者，给予患者心理支持。

复诊指导：门诊每月定期复诊。血糖控制不佳时，随时回院就诊。

👥 六、延续护理

出院第二天电话随访，能按时服药，无药物不良反应。饮食仍以粥为主，晚餐进食烂饭，再次予饮食宣教，强化患者自我效能，提高患者控糖的信心和动力。

第一周门诊复诊：血糖：6.8~9.5mmol/L。头发有脱落的情况，指甲苍白、完整；散步20分钟/次，一周2~3次；间有漏服药，早午餐以粥为主，晚餐烂饭。

调整为口服降糖方案。针对薄弱环节再次给予反馈和指导，派发警示标语和不良健康行为造成危害的生动图片给家属贴到家中；同时指导家属分装每餐口服药，设定服药闹钟，提醒患者服药。

出院第二周后随访，因"头晕加重"入住神经内科。

出院后1月门诊随访：血糖：6.8-12.1 mmol/L，血压：患者能按时服药，但饮食仍以粥为主，白蛋白和脂肪摄入不足，建议饮食改混合粥（麦片+肉蛋白+蔬菜）混搭，两餐间加餐蛋白粉。吸烟1支/周，饮酒4两/周，较前改善，未出现低血糖。

出院后3个月门诊随访：血糖：4.5-11.1 mmol/L，每周监测全天血糖一天，能定期门诊随访，食欲有所增加，体重增长1斤。出现1次餐后低血糖，建议落实加餐。

七、总结与反思

CCS是一种罕见病，目前尚无标准化的治疗手段。该患者合并多种基础病，其中以2型糖尿病为第二管理目标。本案例在护理上存在诸多矛盾、困难之处，其中最大的护理问题是不依从行为，由于住院时间短，后续的督导主力由慢性疾病管理中心跟进，设定长期的目标和计划，并定期进行随访跟踪。健康信念与患者自我效能感呈正相关，正向发展促进健康。由于本个案患者的自我效能感较高，因此，从健康信念模式来分析患者的服药行为，可以纠正患者的信念、态度，从而改变其生活方式。但存在一些不足，比如未能整合现有的社会资源，联动多部门一起做好慢病管理，今后可在管理过程中，加入社区、社工、慢病俱乐部等社会支持力量，以促进患者自我管理能力的提高。

八、知识拓展

健康信念模式（Health Behef Model. HBM）是由学者Hochbaum于1958年提出的。该理论模式认为，一个人能否实施某种特殊的健康行为取决于两个因素。即个体感觉到健康威胁的程度，以及对于某种健康行为是否将会有效地减轻这种威胁的感知程度。HBM认为，人们要采取某种促进健康行为或戒除某种危害健康行为，必须具备以下4个方面的认知：认知到疾病易感性、认知到疾病严重性、认知到行为效益、认知到行为障碍。

近年来，在国家政策的导向下，在医疗机构和企业的探索下，互联网医院、远程医疗、在线复诊等新型诊疗模式相继出现，糖尿病教育和管理的时机更灵活及时，方式更丰富多样，内容更个性精准。比如，可以通过手机应用程序和远程健康管理系统中设置健康评估提醒功能，通过支持双向传输的可穿戴设备智能化识别潜在的危险因素，对患者进行即刻的危险预警和健康教育，通过人工智能技术自动生成血糖数据报告、阶段性评估报告和健康档案，自动实现对患者的智能分层、提供精准的管理建议等。未来，随着数字医疗、医工融合的持续发展，将进一步提升和丰富有中国特色的糖尿病慢病管理模式的内涵和循证证据。

九、参考文献

[1]朱晓琳，郭丽，李芳芳.Cronkhite-Canada综合征合并桥本甲状腺炎1例[J].中华消化杂志，2023，43（12）：845-847.

[2]Watanabe C，Komoto S，Tomita K，et al.Endoscopic and clinical evaluation of treatment and prognosis of Cronkhite-Canada syndrome：a Japanese nationwide survey[J].J Gastroenterol，2016;51（4）：327-36.

[3]林惠明，蔡艺玲，张鸣青.Cronkhite-Canada综合征1例并文献复习[J].四川医学，2020，41（4）：442-444.

[4]吴瑶，林燕铭，郭恺，等.基于计划行为理论的北京市社区2型糖尿病患者服药依从性影响因素研究[J].中国全科医学，2021，24（34）：4398-4403.

[5]胥祉涵，王世强，李丹，等.2022年美国运动医学会《2型糖尿病患者的运动/身体活动指南》解读及启示[J].中国全科医学，2022，25（25）：6.

[6]孙宏伟，黄雪薇.健康心理学[M].北京：人民卫生出版社，2020.

[7]周翔，肖新华.如何打造有中国特色的糖尿病慢病管理模式[J].中华糖尿病杂志，2022，14（9）：877-880.

一例肥胖糖尿病患者生活方式干预的个案护理

梁新苗　湛献能　刘美兰　何小霞　黄芳英　赵欣燕

背景：

随着生活水平不断提升和生活方式的转变，超重、肥胖以及2型糖尿病的发病率日益攀升。超重和肥胖现象的加剧，不仅直接推动了糖尿病的流行，更对多个系统疾病的发病率产生了显著影响。此外，这一现象还对育龄女性的生殖健康造成了不容忽视的威胁，影响她们备孕和怀孕的过程。2018年国际糖尿病管理指南提出A级推荐意见：通过生活方式改变联合限制能量摄入，中等程度减轻体重（＞5％-10％）对超重或肥胖的成年2型糖尿病患者和有糖尿病风险的个体有益。

一、案例介绍

[病史]

患者，冯某，女，34岁，入院诊断："1.糖尿病；2.高血压病；3.高脂血症；4.多囊卵巢综合征；5.不孕症"。

主诉：因发现血糖升高2年，血糖控制不佳1月，有备孕需求。

现病史：近1年来患者自行停药，未监测血糖。1月余前，患者因备孕体检查空腹血糖19.51mmol/L，总胆固醇5.23mmol/L，甘油三脂3.22mmol/L，为进一步治疗收入内分泌科。

既往史：高血压1月余，未规律监测血压。

个人史：月经不规律。

家族史：父亲有糖尿病史。

［体格检查］

生命体征：体温36.7 ℃；脉搏：112次/min；呼吸：22次/min；血压：168/113mmHg。

专科检查：指尖血糖：17.9mmol/L，微量血酮：0.2mmol/L；体重：85kg；身高157cm，BMI 34.5kg/m^2，腰围110cm，臀围112cm，腰臀比0.98；体脂测定：体脂率：45.7%，肥胖程度：52.8%；感觉阈值检查：双下肢属于低风险；ABI示双下肢供血正常；眼底检查示正常。

［辅助检查］

实验室检查：

项目	数值	项目	数值
糖化血红蛋白（g/L）	12.5↑	总胆固醇（mmol/L）	6.0↑
血糖（mmol/L）	17.05↑	甘油三脂（mmol/L）	2.3↑
酮体（mmol/L）	0.1	高密度脂蛋白胆固醇（mmol/L）	1.36
尿酸μmol/L	425↑	低密度脂蛋白胆固醇（mmol/L）	3.8↑
ALT（U/L）	50↑	AST（U/L）	39↑

9-15馒头餐试验：

项目/数值	空腹	餐后半小时	餐后两小时	餐后三小时
血糖（mmol/L）	13.42↑	16.97↑	22.86↑	21.59↑
C肽（pmol/L）	464	659	1024	1200
胰岛素（mU/L）	9.3	13.9	15.9	15

B超检查：双侧颈部动脉内-中膜毛糙，右侧椎动脉阻力指数升高；轻度脂肪肝，肝S3囊肿，右肾结石；

［诊疗经过］

入院后予完善相关检验检查，予降糖、降压、降脂、护肝等对症治疗，制定医学体重管理计划等治疗。

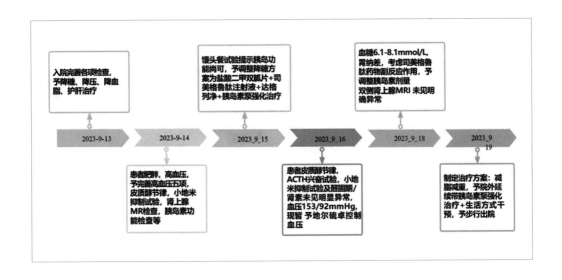

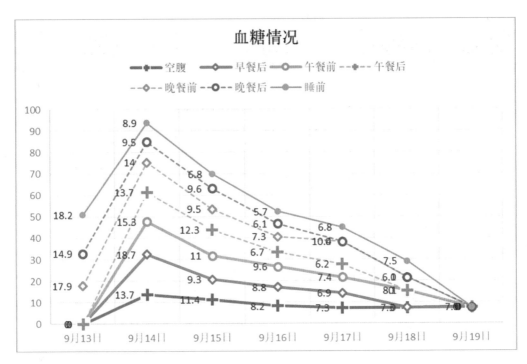

住院期间患者血糖变化情况

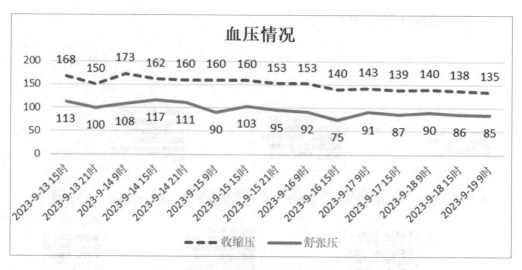

住院期间患者血压变化情况

👨‍⚕️ 二、高级健康评估与护理

评估维度	评估内容	评估情况	护理措施
疾病/病症	1.糖尿病 2.高血压病 3.高脂血症 4.多囊卵巢综合征 5.不孕症	1.2021年确诊糖尿病；空腹C肽464（pmol/L），餐后两小时C肽1024（pmol/L），空腹胰岛素9.3（mU/L），餐后两小时胰岛素15.9（mU/L）；随机血糖17.9mmol/L，微量血酮体0.1mmol/L； 2.血压168/113mmHg，脉搏111次/min； 3.总胆固醇6.0mmol/L，三酰甘油2.3mmol/L，低密度脂蛋白胆固醇3.8mmol/L； 4.B超结果：双侧卵巢多囊样改变，月经稀发，黑棘皮症； 5.2018年孕1＋月自然流产一次，之后一直未孕。	1.落实相关检验检查，关注血糖情况； 2.观察血压、脉搏变化； 3.了解患者饮食及生活习惯，订制糖尿病低盐低脂餐，热卡1000－1100kcal/天，规律的生活作息； 4.观察月经情况。

续表

评估维度	评估内容	评估情况	护理措施
健康状况	1.意识 2.生命体征 3.睡眠 4.饮食 5.营养状况 6.心理健康 7.社会支持	1.意识：清醒； 2.生命体征：体温36.7℃，血压168/113mmHg，脉搏111次/min，呼吸22次/min； 3.睡眠：睡眠差； 4.饮食：每餐进食4两白米饭，喜欢甜食、宵夜，喝水800ml/天； 5.营养：BMI 34.5kg/m²，属于肥胖； 6.心理状况：心情不佳，急于怀孕； 7.社会家庭关系：已婚，适龄结婚，家庭和睦。	1.血压高时指导患者卧床休息，放松心情，药物降压治疗； 2.观察睡眠情况，音乐疗法，必要时使用药物辅助睡眠； 3.落实相关的糖尿病教育：分析食物成分表，识别隐形的高糖食物，纠正患者饮食误区，利用动态血糖波动图讲解食物GI指数对血糖的影响，给患者推荐合适的食物，纠正患者生活方式中的误区； 4.医学体重管理，三餐定时定量，粗细搭配； 5.同伴交流，舒缓患者紧张情绪； 6.关注心理感受，家属陪伴，增强信心。
生理功能	1.消化功能 2.循环功能 3.神经系统 4.内分泌系统	1.消化功能：胃纳一般，有恶心； 2.循环系统：心率92-112次/min，血压150--173/108-113mmHg，B超示双侧颈部动脉内-中膜毛糙，右侧椎动脉阻力指数升高，ABI示双下肢供血正常； 3.神经系统：感觉阈值检查提示双下肢属于低风险； 4.内分泌系统：高血糖状态：糖化血红蛋白12.5%，空腹血糖：17.05mmol/L；微量血酮：0.1mmol/L。	1.告知胰高血糖素样肽-1针的副作用，让患者解除担忧； 2.筛查高血压原因，确定降压方案； 3.向患者讲解糖尿病并发症的相关知识，指导患者日常足部的护理要点； 4.予口服药及胰岛素泵降糖，基础率0.5U/h，大剂量三餐前6U皮下注射，连续动态血糖仪监测患者血糖情况，动态调整胰岛素剂量。

续表

评估维度	评估内容	评估情况	护理措施
ICF自理能力	1.自理能力 2.躯体活动和移动	1.BADL评分85分； 2.自主活动。	1.指导患者餐后一小时有氧运动。
风险	1.低血糖	1.使用胰岛素及胰高血糖素样肽-1针有恶心，胃纳一般。	1.指导低血糖的识别、预防和处理；床边备食物； 2.可根据患者进食情况补打胰岛素或减量注射胰岛素。

🩺 三、护理问题分析

超重/肥胖与糖尿病相关原因分析？结合主诉、病史、体征及辅助检查进行批评性思考及判断。

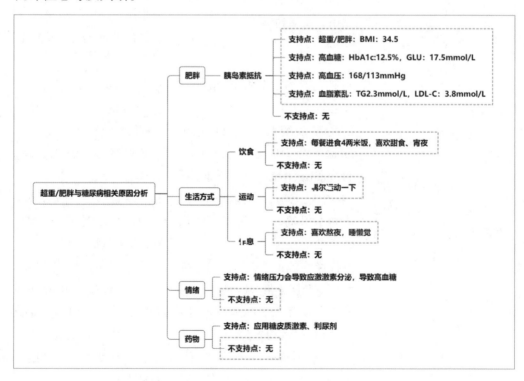

超重/肥胖与糖尿病相关原因分析

四、出院诊断

1. 2型糖尿病；
2. 高血压病；
3. 高脂血症；
4. 高尿酸血症；
5. 代谢综合征。

五、出院指导

通过互联网＋内分泌医护团队共同管理，与患者建立微信群沟通，通过对营养、运动、心理等生活方式干预，基于减重及强化治疗策略，每餐给予实时的饮食指导，及时调整胰岛素剂量，要求患者每日线上打卡，定期线上学习糖尿病相关科普知识，从让患者学会自我管理；

设定减重目标：建议目标体重下降5-10％。

饮食指导：建议热量1100-1200kcal/天，合理搭配饮食结构，每日饮水2000ml以上。

血糖监测：制定血糖控制目标：空腹/餐前：3.9-6.5mmol/L，餐后2h或随机：4.5-7.8mmol/L；每日七次血糖监测，三餐前、后及睡前，指导患者血糖仪使用方法，出现低血糖反应时及时监测，血糖偏高的点须加测。

药物指导：给予胰岛素泵降糖，一周强化治疗后回医院复诊拔泵，重新制定方案，告知胰岛素注射的剂量、胰岛素泵的使用注意事项，如洗澡、外出的注意点等；指导胰高血糖素样肽-1针注射，按时按量服药，避免自行加量或减量。

运动指导：根据患者的年龄、劳动情况：指导餐后半小时可进行高强度有氧及无氧抗阻运动如跳绳、打球、健身操、平板支撑等，每日1-2次，每次30分钟左右。

六、延续护理

9月26日患者一周强化治疗后复诊，制定新方案：采用口服长效降糖药，注射胰高血糖素样肽-1针和生活方式管理；

复诊时体重：83.5kg，BMI：33.9kg/m^2；建议产科孕前咨询。

复查相关代谢指标

评估维度	评估内容	评估情况	护理措施
体重（kg）	78.8	73.1	68
BMI（kg/m2）	32	29.7	27.6
体脂率（%）	43.9	40.5	37.8
肥胖程度（%）	45.4	34.9	25.3
腰围（cm）	100	94	89
臀围（cm）	107	97	93
糖化血红蛋白（g/L）	7.9 ↑	6.2 ↑	5.9
血糖（mmol/L）	6.5 ↑	5.9	5.3
尿酸 μmol/L	381 ↑	350	368 ↑
ALT（U/L）	38.6	28.3	13.7
AST（U/L）	34.6	24.2	14.8
总胆固醇（mmol/L）	4.29	3.44	4.38
甘油三脂（mmol/L）	2.69 ↑	1.59	1.21
低密度脂蛋白胆固醇（mmol/L）	3.1 ↑	2.14	2.3

七、总结与反思

超重/肥胖的糖尿病是一种慢性基础代谢病，积极控制体重能有效预防、延缓糖尿病发生及进展。国内外指南推荐超重/肥胖糖尿病患者应积极通过生活方式干预，为患者提供了一种便捷、全面、高效的生活方式管理方案，让患者的血糖、体重、胰岛素抵抗及 β 细胞功能等内分泌代谢指标等可以得到有效控制，甚至帮助患者逆转糖尿病。本个案重点关注患者的认知行为改变，对于患者的心理改变关注比较少，今后可在管理过程中，增加对患者的心理评估及护理，及时了解患者的心理状态，增强患者战胜疾病的信心。

八、知识拓展

生活方式干预作为一种新医学管理模式，利用线上线下联动管理方式对患者实施包括饮食、运动、行为、教育、监测、药物的综合体重管理，这种干预模式结合了互联网技术的便利性和团队支持的有效性，以患者为中心，"三师共管"，通过营养、运动、行为、心理等综合干预，提倡在减重期每天监测肥胖患者的食物摄入、体力活动的情况，定期测量体重，实时在线给与患者指导和纠正误区，从而让患者建立良好的生活方式。大量研究证实，生活方式干预对糖尿病具有长期的预防作用，而且能有效地降低糖尿病引起的心脑血管事件和死亡风险。这种生活方式干预同样适合慢性疾病的管理，并且贯穿始终。

超重/肥胖对育龄女性备孕怀孕的影响：超重/肥胖引起女性体内性激素分泌与代谢失衡，胰岛素抵抗、体内雄激素水平改变是肥胖妇女发生女性生育力下降的重要因素。无论是自然受孕还是辅助生育，超重/肥胖患者妊娠后流产的风险均增加。

九、参考文献

［1］唐黎之，童南伟.美国糖尿病学会2018年版糖尿病医学诊疗标准更新内容解读[J].华西医学，2018，33（5）：513–519.

［2］中华医学会内分泌学分会.中国2型糖尿病合并肥胖综合管理专家共识[J].中华糖尿病杂志，2016，8（11）：662–666.

［3］中国超重/肥胖医学营养治疗指南（2021）[J].中国医学前沿杂志（电版），2021，13（11）：1-55.

［4］刘亚丹，段飞，6符宇，等.司美格鲁肽在肥胖人群中的应用[J].中国新药与临床杂志，2023，42（11）：689-694.

［5］中国2型糖尿病防治指南（2020年版）（下）[J].中国实用内科杂志，2021，41（9）：757-784.

［6］李丽.基于循证的糖尿病前期人群远程干预方案的构建与应用[D].青岛大学，2023.

［7］陈儒新.肥胖对育龄妇女生育力的影响[J].中国计划生育学杂志，2018，26（10）：1008-1009.

［8］沈焕玲.互联网+团队式体重强化管理对超重/肥胖患者体重及内分泌代谢的影响[D].广州医科大学，2020.

［9］岳红文.生活方式医学的兴起与发展历程[J].健康体检与管理，2023，4（3）：229-233.

20 家庭医生签约服务模式在一例老年糖尿病患者的个案护理

刘江红　温雪满　刘美兰　湛献能　赖美铮　吴凤玲

背景

随着我国人口老龄化趋势的加剧，糖尿病的发病率也呈逐年增长趋势。但大多数老年糖尿病患者对于糖尿病只是片面的认为：按时吃药就行。普遍存在不规律，甚至不监测血糖，饮食控制差，自我管理能力差，低知晓率及低控制率等情况。家庭签约医生服务是深化我国医药卫生体制改革，实现"全民健康"战略目标的重要选择。该服务通过团队协作管理，纠正患者的不良行为、治疗误区，以达到患者出现问题时能够及时管理及解决，一定程度降低慢性疾病的发展，提高患者的生活质量，增强治疗信心。本社区在册糖尿病患者人数有4349人，其中门诊就诊管理人数有2623人，占比60.3%。社区门诊在糖尿病患者管理中覆盖面广，为糖尿病患者提供更加全面、细致和个性化的管理服务，有助于提高患者的治疗依从性和生活质量，同时有效控制医疗成本。

一、案例介绍

[病史]

患者刘某，女，82岁，诊断："2型糖尿病"。

主诉：发现糖尿病30余年，血糖控制不佳1年余。

现病史：患者30年前外院确诊"2型糖尿病"，社区卫生服务中心已建立糖尿病患者健康档案，签约家庭医生长期规范化管理，血糖波动在6.2-12.0mmol/L，近1年血糖控制欠佳，偶发低血糖，伴泡沫尿和下肢浮肿，夜间睡眠较差，精神胃纳一般，近期体重无明显改变。

既往史：高血压30余年，规律服用降压药，血压控制稳定。肾功能不全10年余，多次住院治疗，有脑梗史、心脏起搏器植入史，左边乳腺全切术后。

个人史：无不良嗜好

家族史：妹妹有2型糖尿病史

[**体格检查**]

生命体征：体温36.2 ℃、脉搏82次/min、呼吸19次/min、血压150/78 mmHg。

专科检查：随机血糖19.2mmol/L，身高149cm，体重56.5Kg，BMI 25.45Kg/m^2，腰围88cm，臀围96cm，腰臀比0.92，体型中等，神志淡漠，呼之有反应，懒言，慢性面容，双肺呼吸音清，心律齐，心脏各听诊区未闻及病理性杂音，腹部平软，腹部无压痛反跳痛，左侧肢体肌力3级，右侧肢体肌力4+级，四肢肌张力减弱，病理性反射未引出，双下肢轻度凹陷性浮肿，双足背动脉波动减弱、10g尼龙丝足底压力检测减弱。

[**辅助检查**]

5月社区体检：空腹血糖16.5mmol/L↑，尿素12.1mmol/l↑，肌肝149μmol/L↑，尿酸：514μmol/L↑；2024年5月30日抽血生化随机血糖15.2mmol/L↑，尿素10.4mmol/l↑，肌肝139.3μmol/L↑，尿酸406.3μmol/L↑，肾小球过滤率30.4，糖化血红蛋白：10.9%↑。

[**诊疗经过**]

患者糖尿病初期口服降糖药降糖治疗，因饮食不当、行动不便、糖尿病相关知识掌握不全面等因素导致血糖控制不佳、血糖波动大，后外院予中效胰岛素控糖治疗，1月因患者频发低血糖改用长效胰岛素。5月起联合新型长效胰高糖素样肽-1（GLP-1）类似物注射液注射降糖治疗，结合正确的膳食结构及连续动态血糖监测，目前血糖波动情况有明显缓解。

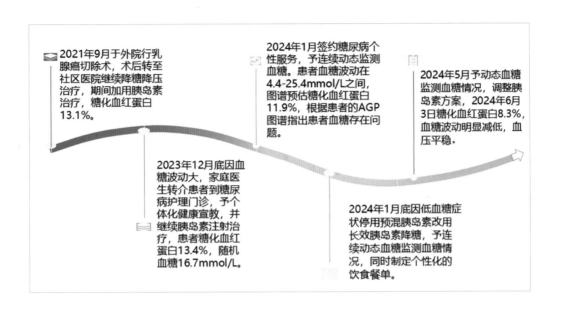

2021年9月于外院行乳腺癌切除术，术后转至社区医院继续降糖降压治疗，期间加用胰岛素治疗，糖化血红蛋白13.1%。

2024年1月签约糖尿病个性服务，予连续动态监测血糖。患者血糖波动在4.4-25.4mmol/L之间，图谱预估糖化血红蛋白11.9%，根据患者的AGP图谱指出患者血糖存在问题。

2024年5月予动态血糖监测血糖情况，调整胰岛素方案，2024年6月3日糖化血红蛋白8.3%，血糖波动明显减低，血压平稳。

2023年12月底因血糖波动大，家庭医生转介患者到糖尿病护理门诊，予个体化健康宣教，并继续胰岛素注射治疗，患者糖化血红蛋白13.4%，随机血糖16.7mmol/L。

2024年1月底因低血糖症状停用预混胰岛素改用长效胰岛素降糖，予连续动态血糖监测血糖情况，同时制定个性化的饮食餐单。

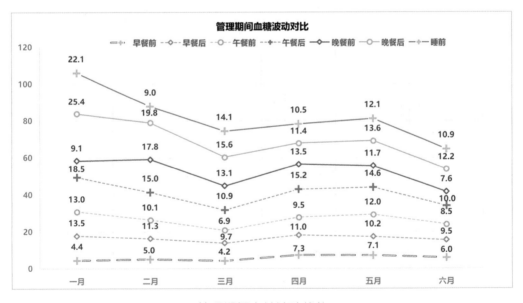

管理期间血糖波动趋势

二、高级健康评估与护理

评估维度	评估内容	评估情况	护理措施
疾病/病症	2型糖尿病	随机血糖19.2mmol/L↑，糖化血红蛋白：10.2%↑，空腹c肽：0.3nmol/L↓	1.动态监测患者血糖情况； 2.胰岛素联合口服药物降压降糖治疗； 3.签约家庭医生服务，提供个性化指导、指尖糖化血红蛋白、耳穴压豆及动态血糖监测服务。
健康状况	1.意识 2.生命体征 3.睡眠 4.饮食 5.营养 6.皮肤情况 7.行为 8.心理健康 9.社会支持	1.意识：清醒，精神疲倦； 2.生命体征：体温36.2℃，脉搏75次/min，呼吸19次/min，血压150/78mmhg，血糖19.2mmol/L； 3.睡眠：入睡困难； 4.饮食：三餐饮食结构不合理、缺乏蔬菜，肉类比重大； 5.营养状况：BMI：25.45kg/m²，腰围88cm，臀围96cm，腰臀比0.92； 6.皮肤情况：干燥、双侧足背轻度凹陷性水肿； 7.行为：糖尿病患者自我管理行为量表得分17分，自我管理意识薄弱； 8.心理状况：患者及家属情绪紧张，贝克焦虑量表；（BAI）34分，提示中度焦虑； 9.社会支持：与女儿同住，医保，经济条件良好。	1.观察患者生命体征及监测血糖情况； 2.计算每日摄入热量为1100千卡，每天限制盐的摄入6g，油15克。患者轻体力劳动，为正常体重患者，指导正确掌握碳水化合物（60%）、蛋白质（15%）及脂肪（25%）的换算，按照早中晚1/5、2/5、2/5进餐。家庭医生团队营养师制定每周进餐的食谱； 3.尽量减少白天睡眠时间，创造舒适的睡眠环境，避免情绪波动，养成良好睡眠习惯； 4.指导患者家属学会进食顺序：蔬菜-肉-米饭；

评估维度	评估内容	评估情况	护理措施
健康状况			5.指导患者做好足部护理，加强营养，睡前调高下肢，减轻水肿； 6.糖尿病相关知识宣教，出现乏力视力模糊等低血糖症状时及时对症处理； 7.心理护理，与患者女儿沟通，树立患者治疗的信心。
生理功能	1.呼吸系统 2.消化系统 3.循环系统 4.泌尿系统 5.运动系统 6. 7.内分泌代谢	1.呼吸系统：呼吸平顺，20次/min； 2.消化系统：B超示脂肪肝，腹软，无压痛反跳痛，肠鸣音正常； 3循环系统：心电图示T波异常；足背动脉减弱，双侧踝关节浮肿； 4.泌尿系统：尿素12.86 mmol/L↑，肌酐158 μmol/L↑，肾小球滤过率26.31 ml/min↓，尿蛋白+++，尿糖+++，尿潜血++；泡沫尿； 5.运动系统：左侧肢体肌力III级； 6.神经系统：足部神经筛查异常，10克尼龙丝足底压力检测减弱； 7.内分泌系统：随机血糖19.2mmol/L，糖化血红蛋白：10.2%，空腹c肽：0.3nmol/L。	1.糖尿病护理门诊实施一对一个性化健康指导，给予生活方式干预，包括低盐低糖低脂饮食，注意蛋白的摄入，饮水，糖尿病足部护理宣教，指导患者及家属每天检查足与鞋袜，并穿合适具有足保护作用的鞋子； 2.家庭医生指导患者及其家属踝泵运动，促进患者下肢血液循环和淋巴回流，改善和机体功能的恢复。 3.进行血糖监测指导，告知患者及家属胰岛素注意事项，预防低血糖发生。

评估维度	评估内容	评估情况	护理措施
ICF自理能力	1.认知功能 2.吞咽功能、3.躯体活动/移动能力 4.日常生活能力	1.简易精神状态检查27分； 2.洼田饮水试验3级，饮水易呛咳； 3.坐轮椅（可拄拐仗短距离行走）； 4.日常生活活动能力评分60分，中度依赖。	1.指导患者或家属帮助采取正确的进食体位，饮水时要采取坐位，或者使用吸管辅助饮水，以减少呛咳的发生； 2.指导患者使用辅助器具，如拐杖、轮椅等，以提高其自主性； 3.指导家属做好安全监护，协助患者生活护理。
风险并发症	1.跌倒 2.压疮 3.DVT 4.高血糖 5.低血糖	1.跌倒风险评分：40分，低风险； 2.压疮风险评分：17分，低风险； 3.韦尔斯评分：0分，低风险； 4.血糖过高，存在酮症酸中毒的风险； 5.注射胰岛素。	1.确保患者在活动时有人陪伴，做好防跌倒指导、密切观察患者的身体状况，及时发现异常情况。 2.指导患者正确注射胰岛素，不可自行调整剂量或停药；保持均衡的饮食习惯；患者低血糖大多发生在晨起空腹状态，指导患者早餐及时进食或睡前通过app观察血糖值，若血糖＜5.0mmol/L时，可进食纯牛奶200ml或三个核桃或者三块燕麦苏打饼；并及时通知家庭医生调整胰岛素。

三、护理问题分析

该患者乳腺癌术后发生血糖波动的原因可能有哪些？结合主诉、病史、体征及辅助检查进行评判性思考及判断。

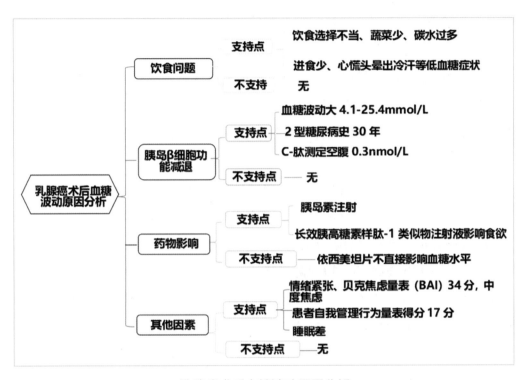

乳腺癌术后血糖波动原因分析

四、门诊诊断

1.2型糖尿病；

2.高血压2级；

3.室性早搏；

4.乳腺癌术后；

5.老年性骨质疏松。

五、健康指导

为了降低社区老年糖尿病患者急慢性并发症风险的发生，患者需要密切监测其血糖水平，遵循医嘱进行饮食、运动和药物治疗，每月续约家庭医生糖尿病个性包服务，定期接受家庭签约医生的评估和指导，不适及时就医。

血糖监测：连续动态血糖监测，关注低血糖事件，至少每3个月检测一次糖化血红蛋白（HbA$_1$c），HbA$_1$c控制≤8.5%为宜。

足部护理：每天清洗双足、检查双足情况；当足部皮肤有伤口时，及时就医；每3个月进行1次足部筛查等。

药物指导：按时按量服药，避免自行加量或减量，胰岛素注射部位的选择及轮换，并须在有效期内使用，未开封的应放置冰箱保鲜层2-8℃。长效胰高糖素样肽-1（GLP-1）类似物注射液使用的不良反应，包括恶心呕吐和腹泻等症状。

饮食指导：制定饮食餐单，按照中国居民膳食指南（2022）制定个性化的饮食计划，如早餐可以选择4个饺子、1个煮鸡蛋和200ml牛奶，午餐建议食用250g菜心和140g鱼肉，搭配100g杂粮饭，晚餐则建议食用250g生菜和140g鸡肉，同样搭配100g杂粮饭，以保障患者均衡的营养摄入。也可按个人需求和口味进行适当调整，保持饮食的多样性和适量性，强调低升血糖指数（GI）食物的摄入，控制碳水化合物的总量，避免高GI食物导致的血糖快速上升。同时建议定期进行动态评估，以确保饮食计划的有效性和适应性。

并发症筛查指导：

1、糖尿病肾病：每半年检查一次尿微量白蛋白测定，每年检测血肌酐水平；

2、糖尿病周围神经病变：每年最少一次周围神经病变筛查，包括踝反射、针刺痛觉、震动觉、10g尼龙丝压力觉、温度觉，甚至可进行神经电生理检查；

3、糖尿病视网膜病变：每年至少进行一次视网膜病变筛查，包括视力检查、眼底检查等；

4、糖尿病下肢动脉病变与足病：每年最少进行一次下肢动脉粥样硬化性病变（LEAD）的筛查，查看有无足溃疡、进行双足视、触诊，有否足畸形如胼胝、拇外翻、皲裂和皮肤颜色、温度改变以及霉菌感染等，并进行周围血管评估（如足背动脉搏动）或进行踝肱指数ABI及超声多普勒等血管检查。

六、延续护理

家庭医生团队为患者建立糖尿病健康档案，并进行定期面访或电话回访。

1、建立家庭病床，由家庭医生签约团队每两周一次上门进行家庭病床访视：包括居家环境、药物药品的保存和使用、糖尿病相关知识指导，了解家人支持和配合程度，并及时解决存在的问题。

2、每月门诊随访：患者复诊时，糖尿病专科护士对患者各方面进行评估，发现问题及时指导，需要医疗解决的问题转介专科医生；专科护士根据医生的意见给予个性化指导。

3、定期电话回访：了解用药和血糖控制情况、提高患者依从性。

七、总结与反思

本个案展示了针对老年共病患者，特别是血糖波动大的糖尿病患者，通过签约家庭医生服务、实施连续动态血糖监测、制定个性化营养处方及膳食指导的综合管理模式，有效促进患者血糖平稳。我们作为基层社区医院，越来越多的糖尿病病人走进社区，今后应继续大力推进家庭医生制度下的重点人群服务、督促家庭医生团队及时关注应激事件及患者平时精神状况变化，着重改善对高龄及癌症术后患者的签约服务，以持续改善及提高患者生命质量。为增强社区糖尿病患者对疾病的认识及普及率，指导他们加强健康管理，延迟或预防糖尿病发生、发展，社区医疗机构应建立一个有效的监测和反馈机制，及时发现血糖波动的问题并迅速调整治疗方案，从而达到优化完善基层糖尿病管理服务体系。

八、知识拓展

家庭医生签约服务是以全科医生为核心，家庭医生服务团队为支撑，通过签约的方式，与居民建立一种长期、稳定的服务关系，为签约服务对象提供安全、方便、有效、连续、经济的基本医疗、基本公共卫生服务和健康管理服务。广州市家庭医生签约服务包分为政府全额付费（免费服务包）、个人固定付费（基本服务包）和个人协议付费（个性服务包）三种类型。居民可以根据身体状况、需求及享受的医疗保险类型的不同，选择不同的服务包。签约机构按约定服务包提供的服务内容，收取相应的签约服务费。糖尿病个性化服务包是指在已签约免费包或基本包的基础上，为签约居民提供本中心个性化饮食指导及动态血糖监测，以及糖尿病专科护理门诊的套餐服务，具体服务内容包括1.指尖糖化血红蛋白监测（共1次）；2.糖尿病耳穴压豆（共1次）；3.个性化饮食指导及糖尿病专科健康教育（1次）；4.连续动态血糖监测（共14天）。通过家庭医生签约服务，可以实现对社区糖尿病患者的连续性、综合性健康管理，有助于提高血糖控制的效果，改善患者的生活质量。

九、参考文献

[1]程呈，尹文强，李玲玉等.我国家庭医生签约服务政策执行研究[J].中华医院管理杂志，2020，36（5）：366-369.

[2]王红岩，赵静，贾芸.2021年版《中国血糖监测临床应用指南》护理实践解读[J].上海护理，2023，23（10）：1-5.

[3]《营养学报》编辑部《中国居民膳食指南（2022）》在京发布.营养学报，2022，44（6）：521-522.

[4]李霞，厉学敏，王陈军，等.专科护士主导的家庭赋权方案在老年脑卒中吞咽障碍患者中的应用[J].中华现代护理杂志，2021，27（36）：4957-4963.

[5]中华医学会糖尿病学分会，国家基层糖尿病防治管理办公室.国家基层糖尿病防治管理指南（2022）.J中华内分泌杂志，2022，61（3）：249-262.

[6]刘帅，顾卫英."1+1+1"家庭医生签约服务模式下糖尿病患者生命质量调查及影响因素研究[J]中华全科医师杂志，2021，20（9）：959-964.

[7]广州市卫生健康委员会.关于推进广州市家庭医生签约服务高质量发展实施方案.穗卫函〔2023〕1930号.

21 一例 2 型糖尿病合并乳腺癌术后急性淋巴管炎的个案护理

阳红娟　湛献能　刘美兰　吴伟珍　何小霞

背景：

淋巴管炎是由致病原（包括微生物、寄生虫）经皮肤黏膜裂伤、手术切口或局部化脓性感染灶（疖、手部感染及足癣等），经组织淋巴间隙进入淋巴管所致，致病菌多为乙型溶血性链球菌及金黄色葡萄球菌。该病为淋巴系统常见疾病，多见于四肢，尤其好发于下肢，伤口近侧出现一条或多条红线，局部硬肿并有压痛，伴有发热、恶寒、乏力等全身临床表现。合并2型糖尿病的急性淋巴管炎患者更易面临继发感染、皮肤破溃甚至迁延不愈的情况。

一、案例介绍

［病史］

患者王某，女，52岁，入院诊断"1.右上肢急性淋巴管炎；2.右乳腺癌术后；3.2型糖尿病"。

主诉： 右乳腺癌术后5年，右上肢肿胀伴发热1天。

现病史： 患者5年前余诊断为2型糖尿病，规律口服降糖药物，血糖控制稳定；5年前行右乳腺癌改良根治术，并完成6个疗程化疗，后予放疗，继而予内分泌治疗至今；入院前一晚有淋雨，睡眠时压迫右上肢，次日清晨自觉右上肢肿胀，伴发热（最高达38.9℃）伴畏寒、恶心，无呕吐，收治乳腺外科治疗。

既往史： 右乳腺癌改良根治术后5年；抑郁症。

个人史： 已婚已育，无特殊嗜好。

家族史： 无。

［体格检查］

生命体征： 体温38.9 ℃，脉搏101次/min，呼吸20次/min，血压140/62 mmHg，随机血糖7.8 mmol/L。

专科检查： 右侧乳房缺如，伤口愈合良好，无皮肤坏死、渗液。右上肢较对侧肿大，皮温高，有多处散在红斑，触及右侧桡动脉搏动，右上肢末梢循环正常。于右上肢肘上10 cm测上段臂围34.5 cm↑（左31.5 cm），于右上肢肘下10 cm测下段臂围16 cm↑（左14.5 cm）。

［辅助检查］

降钙素原1.21 ng/ml↑，白细胞9.43（10^9/L），中性粒细胞8.53（10^9/L）↑，需氧+厌氧未检出真菌。

胸部CT平扫+增强： 双下肺少量渗出、肺纹理增粗。

上肢动、静脉B超显示血流通畅。

［诊疗经过］

入院后予降温并监测体温、血糖，同时予抗感染、消肿、止痛、心理护理等对症处理。体温波动在37～39℃，入院第4天起恢复正常。右上肢肿胀程度缓解，并于出院当天测量上肢臂围差＜1 cm。

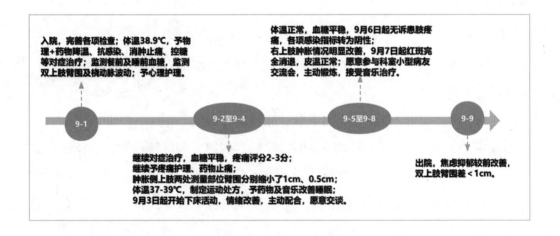

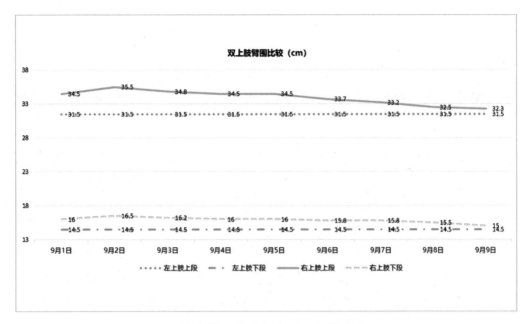

患者双上肢臂围各段变化情况

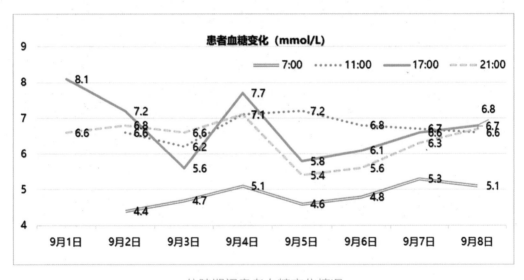

住院期间患者血糖变化情况

二、高级健康评估与护理

评估维度	评估内容	评估情况	护理措施
疾病/病症	右上肢急性淋巴管炎、糖尿病合并乳腺癌术后	1.右上肢肿胀、疼痛及皮肤情况:(1)入院后右上肢进行性肿胀,入院第3天开始肿胀程度逐渐缓解;(2)右上肢疼痛明显,入院时疼痛评分4分,予止痛药物治疗,入院第2天开始疼痛逐渐缓解,疼痛评分维持在2-3分;(3)入院时皮温高,有多处散在红斑; 2.血糖情况:随机血糖7.8mmol/L,餐前血糖4.4-7.7mmol/L,睡前血糖5.4-6.7mmol/L。	1.右上肢急性淋巴管炎的护理:(1)卧床期间以软枕垫高右上肢,勿受压,监测双上肢臂围、桡动脉搏动、患肢皮肤情况,出院前双上肢臂围差＜1cm;(2)予硫酸镁湿热敷右上肢,每天3～4次,每次20～30分钟,外用消肿止痛药物,动态评估疼痛,疼痛评分≥3分即予药物止痛,入院第6天起无疼痛;(3)予观察和保护右上肢皮肤,并予健康指导,入院第7天起红斑完全消退,未发生皮肤受损; 2.监测餐前及睡前血糖,制订糖尿饮食方案,血糖控制稳定。
健康状况	1.意识 2.生命体征 3.睡眠 4.饮食 5.营养 6.活动度 7.心理健康 8.社会支持	1.寡言、情绪淡漠; 2.生命体征:入院前4天体温37-39℃,入院后第5天起体温正常,脉搏98-101次/min、呼吸20-21次/min、血压130-140/62-66mmHg; 3.睡眠情况:难入睡,易醒; 4.饮食:糖尿病普食;	1.高热期间卧床休息,物理降温联合药物降温,入院后第3天开始体温恢复正常,依据运动方案行活动锻炼; 2.予药物、音乐辅助睡眠,患者睡眠明显改善;

评估维度	评估内容	评估情况	护理措施
健康状况		5.营养：BMI：$25.1\,kg/m^2$，营养风险筛查2分，总蛋白60.2–63.07g/L↓，白蛋白40–41g/L，血红蛋白106g/L↓； 6.活动度：高热期间活动无耐力，退热后可依据运动方案进行活动锻炼； 7.心理健康：明显焦虑抑郁，入院当天HAMA：28分，HAMD：23分； 8.社会支持：育有一子，家庭和睦。	3.心理科会诊，患者拒绝心理科干预治疗，予倾听音乐、同伴交流，入院后第3天起情绪改善，愿意交谈，主动配合治疗，焦虑仍明显，抑郁程度减轻，HAMA：26分，HAMD：16分；出院当天焦虑抑郁程度明显改善，HAMA：13分，HAMD：16分，评估结果为可能有焦虑抑郁。
生理功能	1.消化系统 2.循环系统 3.内分泌系统	1.消化系统：高热期间胃纳差，体温正常后饮食有改善； 2.循环系统：高热期间脉搏98–101次/min； 3.内分泌系统：随机血糖7.8mmol/L，目前为内分泌治疗阶段。	1.高热期间予静脉营养支持治疗，退热后可依据乳腺癌合并糖尿病营养处方饮食； 2.监测脉搏，体温正常后脉搏为86–92次/min； 3.监测血糖变化，指导内分泌药物治疗的注意事项。
ICF自理能力	自理能力	入院前2天高热及右上肢进行性肿胀，自理能力评分75分，部分需要协助。	根据自理能力评估结果进行生活协助护理；入院后第3天起BADL评分100分，完全自理。
风险并发症	1.VTE风险 2.继发感染	1.VTE风险评估5分，高危； 2.入院时高热，感染指标：降钙素原1.21ng/ml↑，白细胞9.43（10^9/L），中性粒细胞8.53（10^9/L）↑。	1.遵循运动方案进行康复训练，住院期间无发生深静脉血栓；

续表

评估维度	评估内容	评估情况	护理措施
风险 并发症			2.加强个人防护，保护右上肢皮肤，复查感染指标，入院第5天起起无发热，血象指标正常，住院期间无继发性感染。

三、护理问题分析

2型糖尿病合并乳腺癌术后急性淋巴管炎的风险因素分析？结合主诉、病史、体征及辅助检查进行评判性思考及判断。

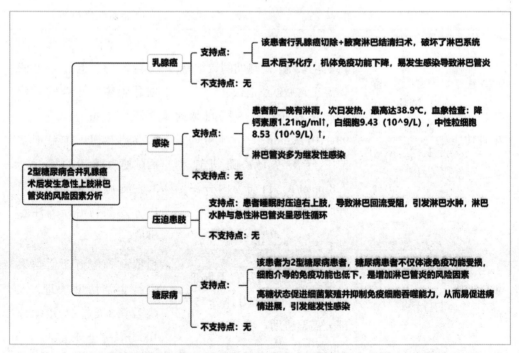

2型糖尿病合并乳腺癌术后急性淋巴管炎的风险因素分析

四、出院诊断

1. 急性淋巴管炎；
2. 右乳腺癌改良根治术后；
3. 抑郁症；
4. 2型糖尿病。

五、出院指导

患者血糖平稳，控制在目标范围内，负面情绪改善明显，未出现相关并发症。指导患者做好血糖的自我管理，做好乳腺癌术后的康复锻炼及双上肢臂围的监测，按时复诊。

营养膳食指导：高蛋白高维生素饮食，保持大便通畅；注意进食利水消肿的食物，低脂、低钠饮食，避免水钠潴，食用优质蛋白，如牛肉、鸡蛋等，少量多餐，以减轻肾脏负担。控制体重，避免过度肥胖。

血糖监测：每日监测空腹、餐前及睡前血糖，空腹或餐前血糖：7.8-10.0mmol/L，餐后2h或随机血糖：7.8-13.9mmol/L，至少每3个月检测一次糖化血红蛋白（HbA$_1$c），将HbA$_1$c控制在7%左右。

运动康复指导：遵循运动方案，每日早、中、晚各1次双上肢抓球运动+双上肢爬墙运动，抓球运动每次15-30分钟，爬墙运动15-20次，晨间、晚间进行乳腺癌术后康复锻炼操2-3次，约15-20分钟。

药物宣教：患者在出院时，需配备针对乳腺癌的内分泌治疗药物、消肿药物以及控糖药物等，以确保治疗过程的持续性和效果。医护人员应详细指导患者遵循医嘱，正确服药，并强调一个月后必须按时复诊，以确保病情的稳定和康复进展。

六、延续护理

出院后1周电话随访：患者积极配合随访，自诉左上肢无疼痛，皮肤无潮红，测量皮温与健侧对比无差别；由家属协助测量双上肢臂围，上段臂围差

0.6cm，下段臂围一致。近一周内无发热。食欲正常，遵循糖尿病饮食处方，空腹及餐前血糖稳定并控制在目标范围内。遵循运动方案，了解复诊相关内容。

出院后1个月电话随访：患者遵循运动方案及糖尿病饮食处方，双上肢2处测量段臂围一致。

七、总结与反思

糖尿病患者易受到细菌及病毒的感染或侵害，程度较为严重则会引起机体应激反应，导致血糖水平不断升高，引发一系列不良后果，且负性情绪可对患者治疗及预后造成一定干扰，还可能引发血糖水平的升高。通过此次个案追踪，认识到有效控制血糖水平对于患者的情绪调节和疾病预后均有积极的作用。该患者为糖尿病并发上肢急性淋巴管炎，若血糖控制效果不佳，一旦出现感染，则可能引发一系列并发症，如上肢淋巴水肿，蜂窝织炎、脓肿、败血症等局部或全身继发感染。运用前瞻性护理管理方法，识别风险因素并尽早进行科学干预，有利于改善糖尿病合并急性淋巴管炎患者的护理结局。

八、知识拓展

急性淋巴管炎是指致病菌经破损的皮肤、粘膜或其他感染病灶侵入淋巴管，引起淋巴管及其周围组织的炎症。临床表现：急性淋巴管炎分网状淋巴管炎和管状淋巴管炎。网状淋巴管炎即"丹毒"，有明显的全身症状及高热，皮肤表现为鲜红色片状红疹，中央淡，边界清并隆起，局部有烧灼样痛。红肿向周围扩散时，中央红色消退、脱屑、颜色转为棕黄，红肿区可发生水泡，感染严重者可导致全身脓毒血症。管状淋巴管炎可发生在浅层或深层淋巴管。①浅层淋巴管炎：表现为表皮下一条或多条红线，触之硬且有压痛。②深层淋巴管炎：肢体不出现红线，患肢出现肿胀、压痛。感染严重者还伴有寒战、发热、头痛、乏力、食欲不振等全身症状，血象白细胞计数和中性粒细胞增多。

避免淋巴管炎的诱发因素：积极做好患肢皮肤保护，皮肤是人体一道天然的保护屏障，淋巴水肿的肢体淋巴通路回流障碍，吞噬细胞能力减弱，免疫力下降，皮肤受损时，细菌就容易入侵，富含蛋白质的淋巴液回流障碍外渗，就成了细菌天然的培养基，最终导致炎症的发生。

九、参考文献

[1]徐璐，黄栎有，温林春.乳腺癌根治术后调强放疗早期不良反应与糖尿病的相关性[J].肿瘤研究与临床，2022，34（3）：194-197.

[2]王萌，杨超.2型糖尿病不同血糖水平对乳腺癌根治术患者围术期指标的影响[J].实用癌症杂志，2019，34（5）：856-858.

[3]李敏，黄湛，李晓勇.乳腺癌合并糖尿病患者血糖控制对术后切口的影响[J].心理医生，2018，24（22）：180-181.

[4]吴小凤，郑剑菁.心理护理对乳腺癌合并2型糖尿病患者不良情绪的 影响效果[J].糖尿病新世界，2019，22（13）：127-128.

22 一例糖尿病合并多种慢性疾病的乙状结肠癌患者的个案护理

何小霞　阳红娟　湛献能　刘美兰　吴伟珍

背景：

结肠癌属于常见的恶性肿瘤，手术是治疗的首选方式。糖尿病是多发于中老年群体的慢性代谢性疾病，近年来在人们生活习惯改变的背景下，两者发生率均逐年上升，合并发生时会加重患者病情。结肠癌并糖尿病患者的手术耐受力与机体状态均有所下降，临床治疗难度增高。大量研究表明，给予糖尿病并结肠癌患者有效的护理干预，对于控制血糖水平及促进康复具有重要意义。

一、案例介绍

[病史]

患者董某，男，76岁，入院诊断"1.乙状结肠腺癌；2.高血压病；3.糖尿病；4.冠状动脉粥样硬化性心脏病"。

主诉：腹痛伴排水样便1月余，加重2天。

现病史：诊断2型糖尿病10余年，平素口服降糖药物，血糖控制欠佳，入院前1月因发生低血糖性昏迷，后未再规律使用降糖药物，血糖控制欠佳。因"反复胸闷10余年，加重1月余，伴反复上腹部不适，反酸嗳气"，收治胃肠外科治疗。

既往史：有高血压病40余年，规律服药，血压控制稳定；4年前在当地医院行冠状动脉支架植入术，植入3个支架，术后规律服用阿司匹林抗凝治疗；有重度阻塞性睡眠呼吸暂停综合征并重度低氧血症病史，长期进行家庭氧疗。

个人史：已婚已育，配偶子女体健。

家族史：母亲有糖尿病史及高血压病史。

［**体格检查**］

生命体征：体温36.8 ℃、脉搏62次/min、呼吸20次/min、血压135/85 mmHg、餐前血糖13.8 mmol/L。

专科检查：轻度腹痛，无腹胀，患者腹部平坦对称，未见肠型或肠蠕动波，肠鸣音3次/min，腹壁柔软，无压痛及反跳痛。

［**辅助检查**］

实验室指标：白细胞：8.29（10^9/L），中性粒细胞总数：7.35（10^9/L），红细胞：4.6（10^9/L），血红蛋白：130 g/L。

胸腹部CT：乙状结肠隆起，考虑肿瘤性病变。

心脏彩超：符合冠心病心梗后超声改变，左室血流稍滞，升主动脉硬化并扩张，左室收缩舒张功能减退。

心电图：窦性心律，一度房室传导阻滞。

冠脉CTA：左冠状动脉前降支近端支架植入术后改变，主动脉粥样硬化。

电子胃镜：1.反流性食管炎（LA-A）；2.慢性非萎缩性胃炎。

电子肠镜病理：（距肛门17 cm–20 cm）乙状结肠腺癌。

大便潜血试验：阳性。

［**诊疗经过**］

予完善各项术前检查，予护胃、降压、控糖等对症治疗。入院第4天行腹腔镜乙状结肠癌根治、肠周淋巴结清扫、肠粘连松解、降结肠–直肠肠端吻合术，术后予监测生命体征、多模式镇痛、降压、控糖、预防性抗感染、保持呼吸道通畅、管道护理及预防并发症护理等，住院期间未出现术后并发症，于5月9日出院。

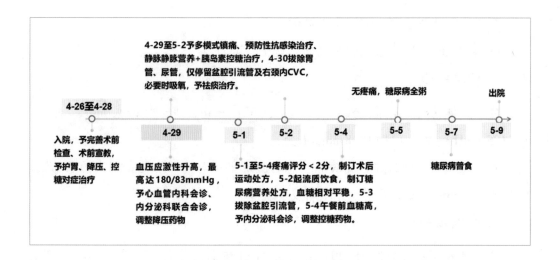

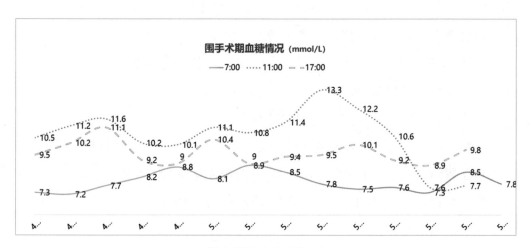

围术期患者血糖情况

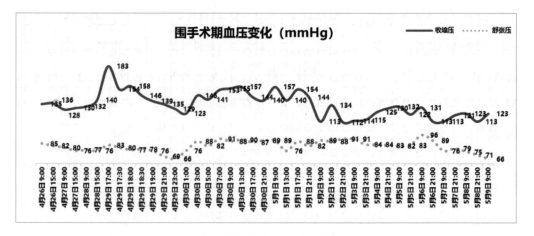

围术期患者血压变化情况

👨‍⚕️ 二、高级健康评估与护理

评估维度	评估内容	评估情况	护理措施
疾病/病症	1.糖尿病 2.高血压病 3.冠心病 4.乙状结肠腺癌	1.围术期血糖：6.6~13.3mol/L； 2.围术期血压：手术当天至术后第2天血压出现应激性升高，最高达183/83mmHg； 3.术后情况：（1）管道情况：盆腔引流管引出血性液；引流管口敷料少许渗液，尿管引出黄色尿液；右颈内深静脉导管接补液通畅、穿刺口无红肿；（2）伤口疼痛情况：患者偶诉腹部手术切口疼痛（安静时疼痛评分为1~2分，活动时疼痛评分3~4分）；（3）术后肛门首次排气排便时间及情况：术后第2天肛门首次排气，术后第4天排出少量黄色糊状便。	1.监测血糖、血压，制定围术期血糖、血压控制目标，术后予多学科联合会诊，调整降糖、降压治疗方案，并制订术后饮食、运动方案，术后第3天起血压平稳，围术期血糖控制在目标范围内； 2.妥善固定并严密观察引流液颜色、性状、量； 3.动态评估疼痛情况，予止痛药物联合音乐治疗缓解术后疼痛，术后第5天起无诉疼痛； 4.指导术后嚼口香糖促进胃肠蠕动，根据运动方案进行术后活动指导。
健康状况	1.生命体征 2.饮食 3.营养状况 4.心理健康 5.社会支持	1.生命体征：术前生命体征平稳，术后血压有应激性升高，经调节后转为平稳并控制在目标范围内； 2.饮食：术后从禁食到进普通饮食过程过渡顺利； 3.营养状况：围术期各项营养指标正常，营养风险筛查3分，低风险；	1.严密监测血压，观察有无头晕、头疼、胸闷、胸痛的情况，患者生命体征平稳，无出现上述症状； 2.营养科会诊，制订营养处方，控制血糖；术后予静脉营养支持，术后第2天起按照营养处方进食；监测营养指标变化，术后患者每日热卡达标，各项营养指标平稳；

续表

评估维度	评估内容	评估情况	护理措施
健康状况		4.心理健康：术前恐惧手术、担心疾病预后，焦虑抑郁明显，HAMA：28分，HAMD：23分； 5.社会家庭支持：家属24小时陪伴。	3.心理科会诊，无需药物干预，予加强健康指导、聆听音乐、同伴交流、家属支持等措施，缓解患者焦虑抑郁，出院当天HAMA：13分，HAMD：15分，评价结果为可能有焦虑抑郁。
生理功能	1.呼吸系统 2.消化系统 3.循环系统	1.夜间使用床旁简易呼吸机辅助，术后血氧饱和度94%-96%，患者偶诉夜间胸闷，憋醒； 2.消化系统：患者术后进食后无腹痛腹胀，无恶心呕吐等； 3.围术期心率、心律均正常，术后中心静脉压5-12cmH20，仅血压出现一过性应激性升高，最高达183/83mmHg。	1.监测血氧饱和度，呼吸内科会诊并调整简易呼吸机参数后，患者血氧饱和度98%以上，无诉夜间胸闷，憋醒； 2.围术期指导有效咳嗽咳痰及呼吸功能锻炼，术后予雾化吸入保持呼吸道通畅； 3.术后首次进食予少量多次，严密观察有无不适； 4.严密监测术后血压及出入量，每24小时出入量平衡，经多学科干预，血压控制平稳。
ICF自理能力	1.自理能力 2.躯体活动和移动功能	1.术前完全自理，术后当天完全依赖，术后第2天起部分自理，BADL评分45分； 2.术后当天卧床，以踝泵运动为主，术后第1天开始离床运动，术后第2天开始下床活动。	1.动态评估患者生活自理能力，术后协助患者生活护理并鼓励患者自理； 2.指导患者按照术后运动方案进行活动，患者完成每日运动量。

续表

评估维度	评估内容	评估情况	护理措施
风险并发症	1.跌倒 2.深静脉血栓 3.继发感染	1.跌倒风险评定：术前至手术当天均为低风险，术后第1天离床活动起跌倒风险评分升高至30~45分； 2.VTE风险：术前VTE风险评分5分，术后VTE风险评分7分，均为高危； 3.血象检查：术后当天白细胞：13.27（10^9/L）↑，中性粒细胞总数：12.35（10^9/L）↑，中性粒细胞百分数：88.20（％）↑，术后当天停留多类管道。	1.动态评估跌倒风险，对家属及患者双方同步进行防跌倒健康指导，患者住院期间无发生跌倒； 2.术后第1-3天予药物防治深静脉血栓，清醒后予半坐卧位，鼓励遵照术后运动方案进行活动，患者住院期间无发生深静脉血栓； 3.做好各类管道的护理，术后第1天停测CVP，拔除胃管、尿管，自行排尿顺畅，术后第4天拔除盆腔引流管，无腹痛腹胀，出院前一天拔除右颈内CVC导管，穿刺口无异常； 4.手术当天至术后第2天予抗生素预防性抗感染；严密观察体温变化，各类感染指标于术后第5天起转为正常，患者无继发感染。

👨‍⚕️ 三、护理问题分析

该患者术后血糖的影响因素有哪些？结合主诉、病史、体征及辅助检查进行评判性思考及判断。

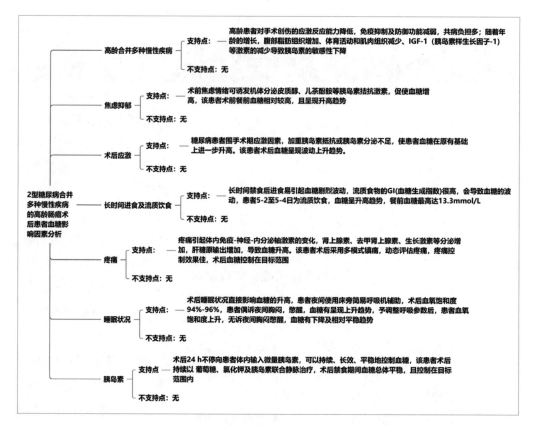

2型糖尿病合并多种慢性疾病的高龄肠癌术后患者血糖影响因素分析

👩‍⚕️ 四、出院诊断

1.乙状结肠腺癌；

2.慢性非萎缩性胃炎；

3.反流性食管炎；

4.冠状动脉粥样硬化性心脏病；

5.高血压2级很高危组；

6.2型糖尿病。

👨‍⚕️ 五、出院指导

患者血压、血糖平稳，均控制在目标范围内，未出现术后并发症，焦虑抑郁明显改善。指导家属与患者出院后共同做好慢性疾病的自我管理，按时复诊。

伤口护理指导：一周后回院复查，拆线。期间保持伤口敷料干洁，如有红肿热痛应就近就诊或返院就诊查看伤口情况。

血糖监测：制订血糖监测方案，监测频率为每日监测空腹、三餐后和睡前血糖，至少每 3 个月监测一次糖化血红蛋白（HbA$_1$c）；血糖控制目标为空腹或餐前血糖：7.8～10.0 mmol/L，餐后 2 h 或随机血糖 7.8～13.9 mmol/L，HbA$_1$c 控制在 7% 左右。

血压监测及管理：每天早晚各测量 1 次。早上在服药前、早餐前、排空膀胱后测量血压；晚上在晚餐前测量血压，血压不超过 135 / 85 mmHg，测量血压后应记录测量血压的时间及数值。BMI 控制 $18.5 \, kg/m^2 \leqslant BMI < 24 \, kg/m^2$。

饮食指导：制订营养处方，每日 1470 – 1837 kcal 热量的餐单，即主食 220 – 280 g，蛋白质 150 – 165 g，脂肪 25 g，蔬菜 500 g，低 GI 水果 200 g，总热量合理搭配，同类食物相互交换，食盐不超过 5 g/天，戒烟、限制饮酒或戒酒。遵循少食多餐的饮食原则。

运动康复指导：术后 1 个月内，慢速行走，1～2 次/天，20～30 分钟/次；术后 1 个月后，中速行走，3～5 次/周，30～40 分钟/次。餐后 1 – 2 小时开始运动，如有不适，立即停止运动。保持大便通畅，切勿用力排便。

家庭简易呼吸机使用注意事项指导：注意维持呼吸机的清洁，每次使用前检查呼吸机的性能和参数。

药物宣教：遵医嘱服用降压、控糖、护胃、助消化及治疗冠心病相关药物。

六、延续护理

术后一周电话随访，患者伤口已拆线，无红肿热痛等不良现象；夜间睡眠质量好；大便 1 次/1 – 2 天，排成形黄褐色软便；反酸、嗳气现象有缓解，仅早餐后少许，频率 2 – 3 次/周；血压、血糖稳定均控制在目标范围内。

术后一个月电话随访：伤口完全愈合，排黄褐色成形软便 1 次/天，血压、血糖稳定且均控制在目标范围内，无反酸嗳气现象。

七、总结与反思

通过此次个案追踪，认识到术后各项指标与血糖水平存在互相影响的关系，有效地控制围术期血糖水平能促进其他指标的恢复。该患者为合并多种慢性疾病的老年糖尿病患者，术后未发生继发感染、VTE等并发症，经多学科联合干预，有效应对了术后应激性血压升高现象，多模式镇痛、多方式心理护理、良好的社会支持，在患者术后康复中起到了积极作用，并对血糖控制起到了一定的正向影响。根据《围术期血管理专家共识》2021版，正常饮食的患者监测空腹血糖、三餐后血糖和睡前血糖，禁食患者每4~6h监测一次血糖。但在该案例中，仅监测了餐前血糖，值得重视和反思。另该患者术后血压应激性升高，收缩压最高达183/83mmHg，未做到前瞻性评估和干预，应重视和反思。

八、知识拓展

围术期血糖管理的基本原则是避免低血糖、预防酮症酸中毒、维持水电解质平衡、避免严重高血糖。围术期血糖控制目标：避免低血糖和严重的高血糖，推荐围术期血糖控制在7.8~10.0mmol/L。高龄（≥75岁）、频繁发作低血糖、合并严重心脑血管疾病的患者，血糖目标上限也可适当放宽至≤12.0mmol/L，最高不超过13.9mmol/L。

运动锻炼能够提高肌群肌力、心肺功能，从而改善糖脂代谢，并且阻力运动能够改善肌肉质量，提高对糖摄取、利用，增强骨骼肌及胰岛素敏感性，降低血糖。术后应基于快速康复外科理念，尽早拔除不必要的管道，尽早经口进食，尽早离床活动。

九、参考文献

[1]林娜，郑艳，卢晓.加速康复外科护理干预对结直肠癌合并糖尿病患者术后营养代谢指标、血糖水平的影响[J].糖尿病新世界，2023，26（1）：102-105.

[2]张玲.结直肠癌合并糖尿病患者围手术期血糖管理研究现状[J].西南医科大学学报，2022，45（1）：88-92.

[3]杭云香，刘皎.综合护理干预对直肠癌合并糖尿病患者血糖指标的影响[J].甘肃科技，2020，36（10）：142-144.

[4]林娜，郑艳，卢晓.加速康复外科护理干预对结直肠癌合并糖尿病患者

术后营养代谢指标、血糖水平的影响[J]. 糖尿病新世界，2023，26（1）：102－105.

[5]张玲. 结直肠癌合并糖尿病患者围手术期血糖管理研究现状[J]. 西南医科大学学报，2022，45（1）：88－92.

23 一例动脉硬化闭塞症合并糖尿病患者的个案护理

李丹君　何小霞　陈丽敏　湛献能　刘美兰　吴伟珍

背景：

动脉硬化闭塞症（arteriosclerosis obliterans，ASO）是全身性动脉粥样硬化在肢体局部表现，全身性动脉内膜及其中层呈退行性、增生性改变后血管壁变硬、缩小。ASO可发生于全身各主要动脉，下肢大中动脉是发病率最高的动脉之一。下肢动脉硬化闭塞症（peripheral arterial disease，PDA）近年发病率呈阶梯式增长，以下肢疼痛麻木、足坏死溃疡等为主要表现，若不重视治疗可增加病变风险。当下肢动脉硬化闭塞合并糖尿病足时，病情已发展成为外周动脉疾病中最严重的一种，受糖尿病的影响，治疗难度进一步增加。

一、案例介绍

［病史］

患者黎某，男，26岁，入院诊断："右下肢动脉栓塞"。

主诉： 右下肢苍白、麻木1月余，加重伴疼痛半月。

现病史： 入院前1月余跑步后出现右足拇趾麻木感，伴右足拇趾苍白，发凉，随后逐渐发展至右足其余各趾麻木、苍白，发凉，并出现右小腿及右足肿胀，行走时疼痛，至当地中医院予中药敷患肢及理疗，自行用热水包敷患足，导致右足第二及第三趾背烫伤，出现溃烂瘀黑。门诊拟"右下肢动脉栓塞"收入血管外科治疗。

既往史： "糖尿病"病史6年余，平素口服降糖药物，血糖控制欠佳。

个人史：吸烟10余年，平均10-30支/日，酒10两/天。

家族史：父亲有糖尿病史。

[体格检查]

生命体征：体温36.2 ℃、脉搏69次/min、呼吸20次/min、血压98/64 mmHg、随机血糖21.9 mmol/L。

专科检查：右下肢肿胀，以膝关节以下明显，非凹陷性，右足各趾苍白，右足第二及第三趾皮肤发黑，范围分别约0.5*0.5厘米、1.5*1厘米，无明显渗液，右小腿及右足皮肤温凉，无压痛，右股动脉、右腘动脉、右足背动脉未触及。

[辅助检查]

降钙素原0.054（ng/ml）↑；血常规组合+快速CRP：快速CRP 13.69（mg/L）↑，白细胞 14.50（10⁹/L）↑；凝血常规/D二聚体：D二聚体.1789（ng/ml）↑；GCP生化组合：葡萄糖 10.9（mmol/L）↑；

双下肢动脉CTA示右下肢动脉栓塞。

[诊疗经过]

入院后即予完善各项术前检查，予胰岛素皮下注射控糖治疗，入院当天急诊行腹主动脉造影术+双髂动脉造影术+右下肢动脉造影术+机械吸栓+球囊扩张+置管溶栓术，术后予腹股沟溶栓导管尿激酶溶栓，住院期间血糖波动在7.1-17.1 mmol/L。入院后第8日行右下肢动脉造影复查动脉，血管复通，术后拔除溶栓导管及血管鞘，伤口愈合良好，入院后第12日出院。

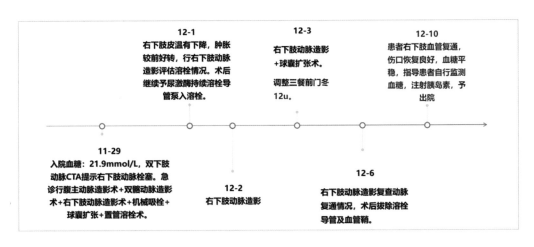

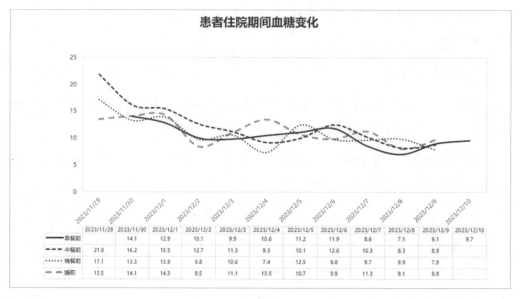

患者住院期间血糖变化

	2023/11/29	2023/11/30	2023/12/1	2023/12/2	2023/12/3	2023/12/4	2023/12/5	2023/12/6	2023/12/7	2023/12/8	2023/12/9	2023/12/10
—— 早餐前		14.1	12.9	10.1	9.9	10.6	11.2	11.9	8.6	7.1	9.1	9.7
----- 午餐前	21.9	16.2	15.5	12.7	11.3	9.3	10.1	12.6	10.3	8.3	8.9	
······ 晚餐前	17.1	13.3	13.9	9.8	10.6	7.4	12.5	9.8	9.7	9.9	7.9	
– – 睡前	13.5	14.1	14.3	8.5	11.1	13.5	10.7	9.9	11.3	8.1	9.8	

住院期间患者血糖变化情况

👥 二、高级健康评估与护理

评估维度	评估内容	评估情况	护理措施
疾病/病症	1.动脉硬化闭塞 2.糖尿病	1.右下肢皮肤苍白，趾端青紫，疼痛评分4分，皮温凉，足趾麻木，足背动脉搏动不可触及，双下肢周径：大腿（左/右cm）48/49，小腿（左/右cm）37/39，踝肱指数（左/右）1.1/0，卢瑟福分级（左/右）1级/6级，双下肢动脉CTA提示右下肢动脉栓塞； 2.随机血糖：21.9mmol/L。	1.（1）严密观察患者右侧肢体皮温变化、肢体周径、下肢动脉搏动和感觉运动功能和趾端伤口情况；（2）取头高脚低位，便于血液灌注下肢，避免患肢受压；（3）遵医嘱使用止痛药； 2.术后监测三餐前及睡前血糖，控制目标空腹血糖：6.1-7.8mmol/L，随机血糖：7.8-10.0mmol/L。

续表

评估维度	评估内容	评估情况	护理措施
健康状况	1.生命体征 2.饮食 3.睡眠 4.营养状况 5.活动度、 6.心理状况 7.社会支持	1.生命体征：体温36.2℃，脉搏69次/min，呼吸20次/min，血压98/64mmHg； 2.饮食：糖尿病普食； 3.睡眠：难入睡； 4.营养指标：总蛋白67.2g/L白蛋白44.5g/L，BMI：23.1kg/m²； 5.活动度：右下肢活动受限； 6.心理问题：术前恐惧手术、担心疾病预后，焦虑抑郁明显，HAMA：27分，HAMD：22分； 7.社会支持：独子，父母健在，家庭和睦。	1.密切监测患者生命体征等； 2.三餐定时定量，选择低糖低脂肪高优质蛋白的食物，嘱戒烟戒酒； 3.予助眠药物加音乐治疗辅助睡眠，患者睡眠明显改善； 4.指导患肢做踝泵运动、健肢踝泵运动加屈伸运动； 5.心理科会诊，无需药物干预，予加强心理健康指导、聆听音乐、及时答疑解惑并鼓励患者调整心态，家属支持等措施，缓解患者焦虑抑郁，出院当天HAMA：14分，HAMD：15分，评价结果为可能有焦虑抑郁。
生理功能	1.循环系统 2.内分泌系统	1.循环系统：HR 61－88次/min，血压95－129/61－78mmHg； BNP 15.6pg/ml，PCT 0.054ng/ml，RBC 4.45×10¹²/L，Hb138g/L； 2.内分泌系统：血糖7.1－17.1mmol/L，糖化血红蛋白8.5%、酮体0.5mmol/L。	1.溶栓期间每两小时监测一次血压、血氧饱和度； 2.请内分泌专科会诊，根据会诊意见调整降糖药物，每日常规7am-11am-5pm-9pm四次监测指尖血糖，控制血糖在目标水平内。

续表

评估维度	评估内容	评估情况	护理措施
ICF自理能力	1.自理能力 2.躯体活动和移动功能	1.BADL评分60分； 2.术后右下肢留置溶栓导管溶栓治疗，制动。	1.指导患者床上活动及离床活动原则； 2.协助生活护理及管道护理。
风险并发症	1.肺栓塞 2.右下肢坏疽 3.败血症	1.右下肢动脉栓塞，留置溶栓导管持续尿激酶溶栓； 2.右足第二、三足趾趾背溃烂瘀黑；	1.患肢制动，禁止热敷及按摩； 2.观察患者右下肢血运情况； 3.严密监测患者凝血指标及血常规。

三、护理问题分析

糖尿病患者发生下肢动脉硬化闭塞症的危险因素分析？

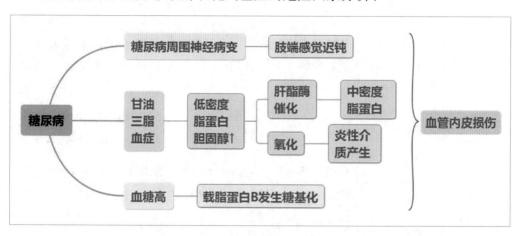

糖尿病患者发生下肢动脉硬化闭塞症的危险因素分析

四、出院诊断

1.右下肢动脉栓塞；

2.下肢动脉血栓形成；

3.糖尿病。

五、出院指导

患者血糖控制在目标水平内，右下肢动脉血管复通，下肢缺血症状改善，足部伤口肉芽组织形成上皮化，未出现相关并发症。指导患者出院后自我监测下肢血运情况，定期门诊复查凝血功能。

饮食指导： 指导患者控制每日摄入总热量，每日食盐不超过5克，三餐定时定量，食物多样化，选择低糖低脂肪高优质蛋白的食物；随身携带零食，防止低血糖；指导戒烟戒酒。

运动指导： 以症状限制性有氧运动为主，如步行、每次20-30分钟，逐渐延长至40-50分钟，每天1-2次，以能耐受、感觉舒适为宜，宜餐后一小时血糖升高时进行，勿空腹运动。

血糖监测： 制订血糖监测方案，每日监测空腹及餐后2小时血糖。空腹或餐前血糖：7.8-10.0mmol/L，餐后2h或随机血糖：7.8-13.9mmol/L，至少每3个月检测一次糖化血红蛋白（HbA_1c），HbA_1c 控制在7%左右。

用药指导： 按时服药，请严格按照医嘱服用药物，早中晚餐前皮下注射胰岛素，不得随意增减剂量或更换药物；同时口服利伐沙班抗凝治疗、口服头孢呋辛酯抗感染治疗、口服甲钴胺片营养治疗，因患者需服用多种药物，请注意观察各种药物的不良反及药物之间的相互作用，如有疑问，请及时咨询专科医生。

伤口护理指导： 保持右足创面敷料干洁，每周至少换药2次，穿着合适的鞋袜，每天自行检查足部，注意观察皮肤温度和颜色变化。

六、延续护理

出院后一周血管外科门诊复诊，纤维蛋白原：2.73g/L，部分凝血活酶时间：33.9s，凝血酶原时间：14.6s，右小腿中下段及远端稍肿胀，肤色较前红润，皮温暖，右足第一足趾稍凉，右足第二、第三趾间隙皮肤创面红润，基底肉芽生长，右股动脉、腘动脉搏动良好，右足背动脉稍弱。予创面消毒、干燥后敷料覆盖。

出院后一周糖尿病专科门诊复诊，随机血糖9.2mmo/L，自诉出院后血糖波动在5.3-10.7mmol/l，强化饮食宣教及血糖管理，增加优质蛋白的摄入，如鸡蛋、牛奶等，减少碳水化合物的摄入，调整饮食结构，进一步控制血糖。

七、总结与反思

糖尿病与动脉硬化闭塞症可互相影响，增加了治疗与护理难度，同时对患者的身心健康及生活质量均造成影响。此次个案中患者为26岁的青年男性，面对截肢风险时患者极度焦虑，医护能及时评估患者心理状况并介入护理，使患者能积极配合治疗；同时糖尿病属于典型的慢性代谢障碍性疾病，发病后人体会出现胰岛素抵抗、胰岛素分泌不足、糖代谢障碍等特点，而且在漫长的病程当中还会引发各种并发症。糖尿病足是糖尿病最严重的并发症之一，常进一步导致下肢动脉硬化闭塞症的发生，使患者足部皮肤及皮下组织溃烂且难以愈合。出院后应加强血糖管理，定期监测血糖，调整饮食结构，以控制血糖。

八、知识拓展

血管腔内介入主要是将导丝通过病变闭塞段进行球囊扩张，可及时再通动脉并改善临床症状。置管溶栓能利用导管于血栓内部注入溶栓药物，使血栓溶解，与腔内介入治疗联用时能减少并发症、提高血管通畅率，是治疗下肢ASO目前应用最为广泛的手术方法，有微创、安全、有效和恢复快等优点。

下肢动脉硬化闭塞症是一种全身性疾病，应整体看待和治疗，包括控制血压、血糖、血脂，严格戒烟等，在医护指导下加强锻炼，促进侧支循环形成；并注意足部护理，避免皮肤破损、烫伤等；服用抗凝药物的重要性和注意事项，以预防手术部位血管再狭窄及身体其他部位的动脉发生病变。

九、参考文献

[1]LU Y，GAN H，YUAN Y，et al. Perceived social support and sleep quality in patients with arteriosclerotic obliter-ans：The mediating roles of psychological flexibility[J]. Nurs Open，2023，10（3）：1647-1655.

[2] ATTAR A. Apolipoproteins and peripheral arterial disease[J]. Eur J Prev Cardiol，2022，28（18）：1978-1979.

[3]ESPINOLA-KLEIN C，WEIßER G，SCHMITT V，et al. Anti-thrombotic

therapy in peripheral arterial disease[J].Front Cardiovasc Med，2022，（9）：927645.

[4]CONDE ID，BAUMANN F. Medical Management of Periph-eral Arterial Disease[J].Tech Vasc Interv Radiol，2022，25（3）：100837.

[5]郑月宏，下肢动脉硬化闭塞症诊治进展概述[J].中华老年多器官疾病杂志，2020，19（1）：7-10.

[6]秦怡，汤文浩，冉峰.下肢动脉硬化闭塞症腔内治疗术后再狭窄机制及预防性用药进 展[J].实用老年医学，2020，34（4）：406-409，414.

[7]顾久青，王燕，孙蓬.血管腔内介入治疗下肢动脉硬化闭塞症疗效分析[J].血管与 腔内血管外科杂志，2019，5（2）：100-101，155.

24 一例胸段脊髓损伤术后老年糖尿病患者的个案护理

湛献能　杨　燕　刘美兰　吴伟珍　何小霞　谭建群

> **背景:**
>
> 脊髓损伤(spinal cord injury,SCI)是由各种原因导致椎管内神经结构(包括脊髓和神经根)及其功能的损害,出现损伤水平及以下脊髓功能(运动、感觉、反射等)障碍,最终影响患者的身体、心理健康以及社会参与能力。糖尿病共病诱发脊髓损伤是一种严重的并发症,需要引起足够的重视。脊髓损伤术后,康复治疗对于患者的恢复至关重要,尤其是对于那些还伴有糖尿病共病的老年患者通过合理的治疗和管理,可以有效减缓病情的进展,提高患者的生活质量。

一、案例介绍

[病史]

患者杜某,男,76岁,入院诊断:"胸部脊髓损伤,截瘫"。

主诉:跌倒致右胸背部疼痛1月余,伴双下肢乏力、麻木3天余。

现病史:患者入院前2天出现便秘,腹胀,24小时无小便,双下肢乏力,不能站立,为进一步诊治收入脊柱外科。

既往史:"2型糖尿病"病史20年余、"高血压"、冠心病、冠脉支架植入术后、肾功能不全、创伤性血胸。

个人史:吸烟35年,平均10-20支/日。

家族史:无。

218

[体格检查]

生命体征：体温36.5℃，脉搏114次/min，血压101/77mmHg，呼吸20次/min，随机血糖11.2mmol/L↑。

专科检查：双下肢肌力0级，感觉消失，平肋弓平面感觉减退，平脐平面感觉消失，提睾反射消失，肛门括约肌收缩消失。

[辅助检查]

血常规：白细胞9.59×109/L，血红蛋白90g/L，糖化血红蛋白：11.6%↑。

急诊生化＋降钙素原：血糖13.8mmol/L↑，糖化血红蛋白8%↑，降钙素原0.179ng/ml↑C反应蛋白：121.86mg/L↑，肌酐：209ummol/ml↑。

影响学检查：胸椎CT提示：1.胸8椎体附件粉碎性骨折并向后移位（骨痂形成期），骨碎片突入椎管内，相应骨性椎管狭窄；胸9椎体前缘骨折（骨痂形成期），胸椎MR提示：1.结合病史，拟胸8椎体附件骨折并向后移位，胸9椎体前缘骨折伴骨髓水肿。

[诊疗经过]

予完善各项检查，入院后第三天在手术室全麻下行后路胸9骨折脱位复位＋胸8-9椎管减压＋胸6-腰1椎弓根螺钉内固定＋植骨融合术，术后予持续监测血糖变化，胰岛素降糖，激素冲击疗法，抗感染，营养神经、脱水等对症治疗。

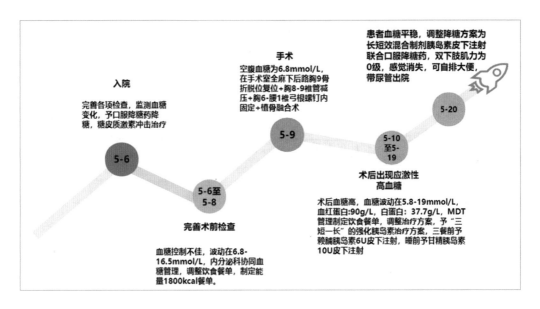

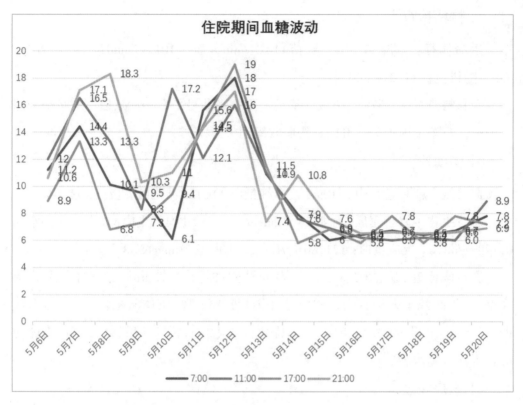

住院期间血糖波动情况

👨‍⚕️ 二、入院时高级健康评估与护理

评估维度	评估内容	评估情况	护理措施
疾病/病症	1.胸9椎体前缘骨折伴骨髓水肿/脊髓压迫、截瘫；2.糖尿病。	1.双下肢肌力0级，感觉消失，大小便功能障碍；2.随机血糖12.8mmol/L↑，糖化血红蛋白：11.6%↑；	1.糖皮质激素冲击治疗，观察不良反应；2.留置尿管，保护肾脏、评估和重建下尿路功能、减少并发症；保证储尿期和排尿期膀胱压安全；3.行手工排便后予开塞露塞肛；4.制定合理饮食计划，粗纤维摄入，保证10～25g/d的纤维素；

评估维度	评估内容	评估情况	护理措施
健康状况	1.意识 2.生命体征 3.饮食 4.睡眠 5.营养 6.肌力/活动度 7.心理状况 8.社会支持	1.意识：清醒 2.生命体征：体温36.6℃，脉搏90次/min，呼吸20次/min，血压108/70mmHg； 3.饮食：糖尿病餐； 4.睡眠：匹兹堡睡眠质量指数PSQI评分为12分，睡眠质量一般； 5.营养状况：BMI：28.3kg/m^2，NRS-2002营养风险筛查：3分，存在轻度营养不良； 6.肌力/活动度：双下肢肌力0级，截瘫； 7.心理状况：2-22焦虑自评量表（GAD-7）：13分，中度焦虑，抑郁自评量表（PHQ-9）：15分，中重度抑郁； 8.社会家庭关系：育有一子，家庭和睦。	1.糖尿病知识宣教； 2.饮食计划：遵循糖尿病进餐原则。（1）制定每天1700-1800kcal热量的餐单（主食275-300g，蛋白质165-175g，脂肪25-30g，蔬菜500g，低GI水果200g），三餐正餐，两餐间适量加餐；（2）食物宜清淡低盐：食盐摄入量每日不应超过6g/天； 3.早期进行肌力训练，改善肌肉收缩情况和肌肉紧张程度，防止肌肉萎缩和废用综合征； 4.开展病友交流会鼓励患者说出自己内心的真实感受，分享治疗成功并且恢复良好的成功案例，药物辅助改善睡眠。
生理功能	1.呼吸系统； 2.消化系统； 3.循环系统； 4.泌尿系统； 5.运动系统； 6.神经系统； 7.内分泌代谢系统；	1.消化系统：胃纳差； 2.循环系统：升主动脉稍增宽；左室收缩功能正常； 3.泌尿系统：停留尿管； 4.运动系统：双下肢肌力0级； 5.神经系统：平肋弓平面感觉减退，平脐平面感觉消失，提睾反射消失，肛门括约肌收缩消失；	1.糖尿病软食； 2.静注白蛋白补充营养； 3.做好导尿管的日常维护，防止滑脱，保持会阴部清洁； 4.早期康复，强化残存功能、以预防继发病变及对环境、生活用具进行调整和改造为主；

评估维度	评估内容	评估情况	护理措施
生理功能	8.生殖系统； 9.电解质/酸碱/体液平衡。	6.内分泌系统：血糖6.0－17.2mmol/L，糖化血红蛋白11.6%；	5.指导患者进行主动双上肢练习以及被动双下肢练习； 6.院内联合内分泌科进行全程血糖管理：予"三短一长"的强化胰岛素治疗方案，指导患者1800kcal饮食，根据医院餐单糖尿病软食基础上进行饮食搭配、量的调整及加餐； 7.监测出入量、血压、血糖变化，血糖控制目标空腹或餐前血糖为4.4－8mmol/L，餐后2小时血糖为4.4－12mmol/L。
ICF自理能力	1.日常生活自理能力 2.感觉功能（听力/视力/感觉） 3.排泄功能	1.BADL评分0分，日常生活完全依赖他人。 2.洼田饮水试验Ⅱ级； 3.截瘫，躯体移动障碍； 4.平肋弓平面感觉减退，平脐平面感觉消失； 5.尿潴留、排便障碍。	1.指导核心肌群主动与被动训练、功能性电刺激联合运动治疗改善躯干控制能力和稳定性； 2.协助生活护理； 3.早期以留置导尿，恢复期评价膀胱尿道的功能状态，拔除尿管，采取膀胱再训练、间歇性导尿等方法，促进患者达到预期的康复目标； 4.建立排便模式，药物干预联合手指辅助排便、小剂量不保留灌肠。

续表

评估维度	评估内容	评估情况	护理措施
风险并发症	1.压疮 2.肺部感染 3.深静脉血栓 4.泌尿系感染 5.肌肉萎缩/关节僵硬。	1.长期卧床，Braden评分为12分为高风险； 2.DVT风险：11分，高危风险； 3.尿潴留； 4.截瘫。	1.保护易受压部位，减少摩擦力和剪切力的伤害； 2.指导呼吸功能训练； 3.观察尿液的量、性质及颜色； 4.关注双下肢的动静脉彩超检查结果，予气压治疗，双下肢被动运动。

三、护理问题分析

该患者术后发生应激性高血糖的原因可能有哪些？结合主诉、病史、体征及辅助检查进行评判性思考及判断。

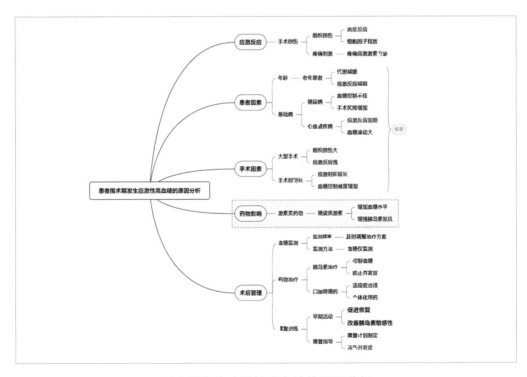

围术期发生应激性高血糖的原因分析

四、出院诊断

1. 胸部脊髓损伤；

2. 截瘫；

3. 2型糖尿病合并并发症。

五、出院指导

患者体温正常，血糖平稳，暂时未出现低血糖，双下肢肌力0级，感觉消失，停留尿管，大便可自排，1次/2-3天，为患者建立个人健康档案，制定随访计划，结合患者的出院时间、体质量指数、生活习惯、锻炼积极性、随访记录等调整患者的护理方案。出院后按要求配合血糖管理，继续加强功能训练，一个月后骨科门诊复诊。

运动康复指导：指导进行功能锻炼，以促进康复并预防并发症的发生。

饮食指导：制定1700-1800kcal热量的餐单（主食275-300g，蛋白质165-175g，脂肪25-30g，蔬菜500g，低GI水果200g），三餐正餐，两餐间适量加餐，食物宜清谈低盐：食盐摄入量每日不应超过6g/天；

血糖监测：每日监测空腹及餐后2小时血糖，制订个体化目标及控糖方案，空腹或餐前血糖：4.4-7.8mmol/L，餐后2h或随机血糖：4.4-12mmol/L，至少每3个月检测一次糖化血红蛋白（HbA$_1$c），一般将HbA$_1$c控制在7%左右。

药物宣教：降糖药按时按量服药，避免自行加量或减量以免出现低血糖，多糖铁复合物胶囊纠正缺铁性贫血，尼莫地平降压。

六、延续护理

出院后一周随访，患者双下肢肌力0级，感觉平面肋弓以下减退，佩戴支具摇高床头40-50度，留置尿管，开塞露辅助排便，空腹血糖7-9mmol/L，餐后血糖7.8-10.8mmol/L，ADL：自己梳头、洗脸、饮水。

七、总结与反思

随着医疗技术的不断进步，胸段脊髓损伤患者的生存率已显著提高，然而，对于术后老年糖尿病患者而言，他们面临着更为复杂的护理挑战，本案例老年糖尿病患者因为跌倒导致胸段脊髓损伤，存在运动功能障碍、感觉障碍及自主神经功能紊乱等问题，加之糖尿病的影响，增加护理难度。

在此案例中，医护人员结合患者情况实施个性化治疗、护理管理，采用物理疗法、康复训练等手段，帮助患者恢复运动功能和感觉功能，围术期密切监测患者的血糖水平，启动全院血糖管理模式提高了患者血糖管理的系统性、高效性、完整性，同时也提高了患者的生活自理能力，增强了他们的自信心。

八、知识拓展

糖皮质激素冲击治疗在脊髓损伤的治疗中占据重要地位，在脊髓损伤的早期阶段，它们可以促进神经细胞的再生和修复；最常见的副作用就是会引起血糖升高，尤其有糖尿病病史的患者或者糖尿病早期的患者，应用激素后血糖会升的非常快，不好控制，血糖升高超过安全范围或者波动超过基础数值的30％时，应给予降血糖药物治疗，因此此案例患者围术期需要调整降糖药物或者胰岛素治疗，并在用药前后应动态监测血糖的变化。

九、参考文献

[1] 曹烈虎，牛丰，张文财，等.创伤性脊柱脊髓损伤康复治疗专家共识（2020版[J].中华创伤杂志，2020，36（5）：385—392.

[2]刘锐.早期康复联合颈椎管减压术治疗创伤性颈中央脊髓 损伤综合征[J].实用骨科杂志，2018，24（7）：625-626.

[3]潘锋.《中国老年2型糖尿病防治临床指南（2022年版）》发布[J]. 中国医药导报，2022，19（14）：4.

[4]张晓航.脊髓损伤伴糖尿病患者的康复治疗体会[J].糖尿病新世界，2018，21（20）：25-26.

[5]中华医学会糖尿病学分会.中华糖尿病杂志，2021，13（4）：315-409.

[6]柳玉芳，冯彬.饮食护理模式在骨折伴糖尿病患者围术期中的影响分析[J].糖尿病

新世界，2018，21（11）：114-115.

[7]冯加义，彭道娟，高奉琼，等.脊髓损伤伴神经源性肠功能障碍患者肠道管理最佳证据总结[J].护理学杂志，2023，38（18）：107-111.

[8]孟瑶，付明明，赵雨琪，等.《2020年版围术期血糖管理专家共识》解读[J].河北医科大学学报，2022，43（1）：1-6+11.

25 一例糖尿病多病共存患者腰椎内固定术后的个案护理

杨 燕 何小霞 湛献能 刘美兰 吴伟珍 谭健群

背景：

糖尿病作为累及多器官、多系统的一种疾病。有调查显示，接受手术的糖尿病患者发生率高达50%，高血糖是围术期间比较普遍的问题，相关研究表明围术期持续高血糖状态会增加手术难度、提高术后感染率，造成术后并发症的发生，增加住院时间和住院费用，并且围术期老年糖尿病患者术后并发症和术后死亡率是非糖尿病患者5～6倍，加上手术导致机体处于内分泌应激状态，使血糖难以控制。

一、案例介绍

[病史]

患者林某，女，76岁，入院诊断："1.2型糖尿病；2.高血压病；3.腰椎管狭窄，腰椎间盘移位"。

主诉： 发现血糖升高20余年，腰痛伴右足趾麻木5年，加重3月余。

现病史： 患者于5年前无明显诱因出现腰部疼痛，为持续性隐痛，伴右足趾麻木，行走数分钟后症状加重，为进一步诊治收入脊柱外科。

既往史： 右肾动脉介入治疗术、心脏支架植入术、药物球囊治疗冠状动脉原发性狭窄。

个人史： 无吸烟嗜酒史。

家族史： 母亲及大哥均有糖尿病史。

[体格检查]

生命体征： 体温36.0℃，脉搏92次/min，血压208/87mmHg，呼吸20次/min，随机血糖11.8mmol/L。

专科检查： 脊柱生理性弯曲稍变直，双侧臀部压痛、叩击痛（＋）腰椎活动稍受限，双下肢直腿抬高试验（－）。双下肢肌力IV级，感觉麻木，双下肢肌张力无明显异常，双下肢膝腱反射、跟腱放射存在，病理反射未引出。

[辅助检查]

血常规： 白细胞5.9×10⁹/L，血红蛋白120g/L，糖化血红蛋白：8.0%↑。

急诊生化＋ProBNP＋降钙素原： 血糖12.8mmol/L↑，尿酸288μmol/L，肌酐75μmol/L，钾3.36mmol/L，NT端B型利钠肽前体225.9pg/ml，降钙素原0.199ng/ml↑，高密度脂蛋白胆固醇（HDL_C）：0.7mmol/L↓；总蛋白59.1g/L↓，白蛋白28.2g/L↓。

24h尿蛋白4.8g/24h尿，尿液分析： 潜血阴性，蛋白1＋，葡萄糖2+mmol/L。

影像学资料： 术前CT平扫：1.腰椎退行性变，腰4椎体轻度前移；2.腰3/4－腰5/骶1椎间盘变性；3.腰4/5、腰5/骶1终板炎4.腹主动脉硬化。术前腰椎MR平扫：1.腰椎退行性变；2.腰3/4椎间盘膨出，双侧侧隐窝稍变窄；腰4/5椎间盘？腰5/骶1椎间盘膨出并向后上突，双侧侧隐窝变窄，双侧神经根受压，椎管狭窄;?腰4椎体上缘许莫氏结节；3.腰3/4－腰5/骶1终板炎;4.腰4椎体轻度前移，腰5椎体后上缘后突；5.马尾冗余征。

[诊疗经过]

入院后予完善各项检查，全麻下行腰椎后路腰3/4、腰4/5、腰5/骶1椎间盘切除＋椎管减压＋椎间cage植骨融合＋椎弓根钉棒系统内固定术，术后予动态血糖监测血糖变化，胰岛素泵降糖，伤口清创、抗感染，降压等对症治疗。

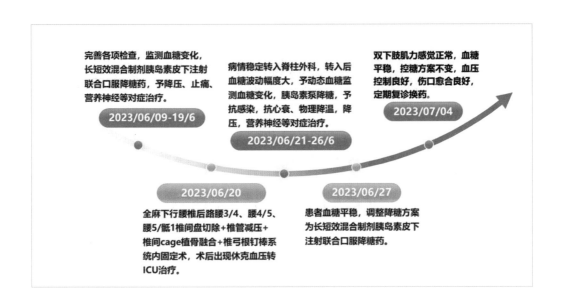

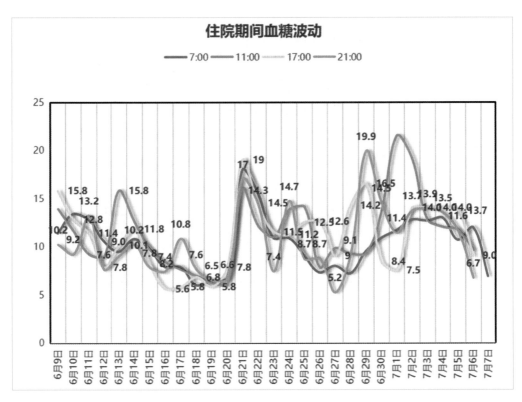

住院期间患者血糖变化情况

👨‍⚕️ 二、高级健康评估与护理

评估维度	评估内容	评估情况	护理措施
疾病/病症	1.高血糖 2.高血压 3.腰椎管狭窄 4.疼痛 5.急性心力衰竭。	1.随机血糖12.8mmol/L↑，糖化血红蛋白：8.0%↑； 2.血压：208/87mmHg，诉胸闷； 3.腰椎MR平扫：腰3/4椎间盘膨出，双侧侧隐窝稍变窄；腰4/5椎间盘、腰5/骶1椎间盘膨出并向后上突，双侧侧隐窝变窄，双侧神经根受压，椎管狭窄； 4.疼痛评分为4分，影响睡眠； 5.BNP：7259↑，胸闷气促（活动后明显），双下肢轻度凹陷性水肿，心功能为Ⅱ级。	1.监测血糖变化，长短效混合制剂胰岛素皮下注射联合口服降糖药； 2.心内科会诊予降压治疗； 3.康复理疗联合口服药物止痛营养神经治疗，观察双下肢活动感觉情况，落实疾病管理； 4.音乐疗法缓解疼痛，改善睡眠质量； 5.予强心、利尿、吸氧、控制血压及心率，限制水钠摄入、改善循环、营养心肌等抗心力衰竭治疗； 6.准确记录24小时出入量。
健康状况	1.意识/神志 2.生命体征 3.饮食 4.睡眠 5.营养 6.皮肤 7.肌力 8.活动度 9.心理状况 10.社会支持	1.意识：清醒； 2.生命体征：体温36.0℃，脉搏92次/min，血压208/87mmHg，呼吸20次/min； 3.饮食：糖尿病普食； 4.睡眠：匹兹堡睡眠质量指数PSQI评分为10分，较差； 5.营养状况：BMI：25.6kg/m²； 6.双下肢肌力Ⅳ级； 7.心理问题：面对手术恐惧，生存欲高，焦虑自评量表（GAD-7）：10分，轻度焦虑，抑郁自评量表（PHQ-9）：8分，轻度抑郁；	1.持续监测血压，予降压药控制血压；血压控制目标<130/80mmHg； 2.糖尿病知识宣教； 3.饮食计划：遵循糖尿病进餐原则。（1）制定每天1400-1500kcal热量的餐单（主食200-230g，蛋白质175-185g，脂肪25-30g，蔬菜500g，低GI水果200g），三餐正餐，两餐间适量加餐；（2）食物宜清谈低盐：食盐摄入量每日不应超过6g/天；

评估维度	评估内容	评估情况	护理措施
健康状况		8.社会家庭关系：育有一子，家庭和睦。	4.早期进行肌力训练，改善肌肉收缩情况和肌肉紧张程度，防止肌肉萎缩和废用综合征； 5.同伴交流，舒缓病人紧张情绪，药物辅助改善睡眠。
生理功能	1.呼吸系统 2.循环系统 3.营养系统 4.神经系统 5.内分泌代谢系统	1.消化系统：腹平软，肠鸣音4次/min； 2.循环系统：心影增大，主动脉硬化，冠状动脉支架置入术后； 3.营养指标：白蛋白：38.2g/L；血红蛋白：120g/L； 4.神经系统：双下肢麻木； 5.内分泌代谢：血糖5.2-21.5mmol/L，糖化血红蛋白8%；	1.糖尿病普食； 2.饮食习惯上要做到少盐、少油、少糖，避免情绪激动，剧烈运动和劳累； 3.院内联合内分泌科进行全程血糖管理：动态血糖监测及胰岛素泵基础率0.4U/h，大剂量三餐前4U皮下注射，指导患者摄入1400kcal的饮食，根据糖尿病普食膳基础上进行饮食搭配、量的调整及加餐；建立线上和线下同步管理模式，全程跟进患者每餐进食情况； 4.输注白蛋白补充蛋白的摄入； 5.指导患者进行仰卧位直腿抬高运动、下肢屈伸运动及踝关节背伸背屈运动，10次/组，2-3组/天。
ICF自理能力	1.认知功能 2.吞咽功能 3.躯体活动和移动功能 4.日常生活自理能力	1.Brathel评分：55分，生活部分自理。 2.洼田饮水试验Ⅱ级； 3.双下肢肌力Ⅳ级；	1.指导患者床上活动及离床活动原则； 2.协助生活护理，进食予摇高床头45-60度。

续表

评估维度	评估内容	评估情况	护理措施
风险并发症	1.跌倒风险 2.有低血糖 3.伤口感染 4.椎间隙感染	1.跌倒/坠床风险评估：45分，中度风险； 2.初次胰岛素泵强化治疗，胰岛素敏感性未知，胃纳差，近三天饮食量下降； 3.手术切口稍红肿，渗液较多，无活动性渗血渗液，有轻压痛； 4.发热，体温波动在37-38.2℃； 5.伤口红肿、伤口渗血。	1.预防跌倒宣教及评价； 2.动态监测血糖，关注饮食情况； 3.严密监测体温、检验结果及血糖变化情况，制定血糖控制目标：空腹血糖7.8-10.0mmol/L，餐后两小时7.8-13.9mmol/L； 4.抗感染治疗，关注伤口分泌物及基底感染情况，定期复查血常规，必要时血培养及分泌物培养。

三、护理问题分析

该患者发生术后伤口愈合不良的原因可能有哪些？结合主诉、病史、体征及辅助检查进行评判性思考及判断。

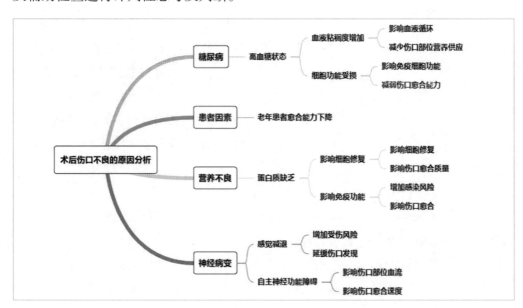

术后伤口愈合不良的原因分析

四、出院诊断

1.腰椎管狭窄；

2.腰椎间盘移位；

3.2型糖尿病；

4.高血压；

5.急性心力衰竭。

五、出院指导

患者体温正常，血压波动在：120-139/60-88 mmHg，晚餐后血糖偏高，暂时未出现低血糖，背部伤口间拆线，康复运动过程未出现急性心力衰竭，建立患者、家属及医护人员院外线上管理微信群，建议出院后按要求配合血糖管理，加强功能训练，按时复诊。

饮食指导：制定每天1400-1500 kcal热量的餐单（主食200-230 g，蛋白质165-175 g，脂肪25-30 g，蔬菜500 g，低GI水果200 g），三次正餐，两餐间适量加餐；食物宜清淡低盐：食盐摄入量每日不应超过6 g/天；

血糖监测：每日监测空腹及餐后2小时血糖，制订个体化目标及控糖方案，空腹或餐前血糖：7.8-10.0 mmol/L，餐后2 h或随机血糖：7.8-13.9 mmol/L，至少每3个月检测一次糖化血红蛋白（HbA$_1$c），HbA$_1$c控制在7%左右。

合理运动：适量运动有助于控制血糖，增强身体素质。请在医生指导下进行适度的有氧运动，如散步、太极拳等。

并发症监测：保持伤口敷料干洁，避免感染。如出现伤口红肿、疼痛、渗液等异常情况，及时就医。

用药指导：按时服药，请严格按照医嘱服用药物，短效胰岛素早晚餐前皮下注射，不得随意增减剂量或更换药物。注意药物相互作用，糖尿病患者常需服用多种药物，请注意药物之间的相互作用，如有疑问，请及时咨询医生。

保持良好作息：规律作息有助于身体恢复，请尽量保持充足的睡眠。避免久坐久站：长时间保持同一姿势可能导致腰部不适，请适当休息，避免过度劳累。

六、延续护理

出院后第一个星期微信随访，患者空腹血糖5.0~7.9mmol/L，门诊复查糖化血红蛋白为6.9%；伤口愈合良好，生命质量测定量表评分为37分，每天坚持功能训练，可借助助行器步行100米以上，没有出现气促、胸闷等不适，一个月后骨科门诊复诊。

七、总结与反思

在此案例中我们应该全程动态地评估患者全身及局部状况，及时找出影响伤口愈合因素，制定和落实有效的干预措施，良好的血糖控制及健康教育方式，使糖尿病肾病患者能够不断加深对自身疾病的理解，增强自我效能，同时，患者出院后应加强血糖的控制及伤口的护理，避免感染等并发症的发生。

八、知识扩展

加速康复外科（ERAS）理念从围术期应激原入手，主要通过对患者进行术前教育及营养支持、麻醉管理、多模式疼痛管理、液体管理、康复锻炼等，降低患者围术期应激，减少内分泌功能及免疫功能紊乱，有效调节患者围术期胰岛素抵抗，从而实现加快患者术后功能恢复、减少患者围术期并发症及住院时间、加速术后康复的目的。

康复锻炼是脊柱外科治疗的重要组成部分。现有研究表明，术前、术后及时有效的功能锻炼可显著改善脊柱外科患者术后功能康复、减少术后并发症的发生及患者住院时间。ERAS理念下脊柱外科康复锻炼，主张在"提高患者自信"、"尽早离床"、"安全而不加重疼痛"、"主动运动为主被动为辅"、"适应性起步逐渐增量"的原则下，结合患者自身情况，进行个体化术前"预康复"和术后"分阶段康复"，从而实现患者术后早期康复。包括术前的适应性训练、术后稳定性及功能性的训练。

九、参考文献

[1] Chen T，Kumaran S，Vigh G，et al.Perioperative diabetes management of adult patients with diabetes：a best practice implementation project[J].JBI Evid Implement，2021，20（1）：72–86.

[2] Chen E B，Nooromid M J，Helenowski I B，et al.The relationship of preoperative versus postoperative hyperglycemia on clinical outcomes afterelectivecolorectal surgery[J]. Surgery，2019，166（4）：655–662.

[3] Simha V，Shah P.Perioperative Glucose Control in Patients With Diabetes Undergoing Elective Surgery[J].AMA，2019，321（4）：399–400.

[4] 宋比佳，常媛媛，李诗怡，等.围术期血糖变化与术后病死率关系的研究进展[J].中国实验诊断学，2018，22（1）：167–170.

[5]Wang D，Wu T，Li Y，Jia L，Ren J，Yang L. A systematic review and meta–analysis of the effect of preoperative exercise intervention on rehabilitation after total knee arthroplasty. Ann Palliat Med. 2021 Oct;10（10）：10986–10996.

[6]Huang J，Li P，Wang H，Lv C，Han J，Lu X. Exploring elderly patients' experiences and concerns about early mobilization implemented in postoperative care following lumbar spinal surgery：a qualitative study. BMC Nurs. 2023 Oct 4;22（1）：355.

[7]孙天胜，沈建雄，刘忠军，等.中国脊柱手术加速康复——围术期管理策略专家共识[J].中华骨与关节外科杂志，2017，10（4）：271–279.

[8] 夏云芳，徐晶晶，秦瑶.糖尿病患者围术期血糖监测情况调查与分析[J].中华现代护理杂志，2018，24（15）：1814–1817.

[9]Galway U，Chahar P，Schmidt M T，et al.Perioperative challenges in management

of diabetic patients undergoing non–cardiac surgery[J]. World J Diabetes，2021，12（8）：1255–1266.

[10] Saheb K M，McGill E T，Berger Z D.Shared decision–making and outcomes intype 2 diabetes：Areviewandmetaanalysis[J].PatientEducCouns，2017，100（12）：

21592171.

[11] 彭丹丹，赵志军，胡玲.非内分泌科高血糖患者分布特点及相关危险因素分析[J].中华内分泌外科杂志，2019，13（6）：471-475.

[12] 王薇，杨艳.非内分泌科住院高血糖的管理现状[J].实用医院临志，2021，18（1）：185-187.

[13] 李蓓，赵雪，王丽萍，等.非内分泌专科住院2型糖尿病患者血糖管理现状调查[J].护理学杂志，2016，31（21）：43-44.

26 一例老年糖尿病伴髋部脆性骨折患者的个案管理

兰晶晶　湛献能　任雅欣　何小霞　郑莉斯

> **背景：**
>
> 髋部脆性骨折是指受到轻微创伤或日常活动中即发生的骨折，系老年患者常见的骨折类型，亦是最严重的骨质疏松性骨折。随着社会老龄化加剧，老年髋部骨折发生率亦显著上升。更重要的是，髋部脆性骨折危害巨大，一旦发生，1年内约20%患者会死于各种并发症，约50%的患者不能恢复到骨折前的功能状态水平。髋部脆性骨折常常合并糖尿病，且因患者合并糖尿病使髋部骨折的功能恢复复杂化。有大量研究表明1型糖尿病、2型糖尿病患者的髋部骨折风险均明显增高。并有研究表明，老年糖尿病患者髋部骨折后的日常生活和活动能力较非糖尿病患者明显恶化。

一、案例介绍

[病史]

患者邹某，男，78岁，诊断"右侧粗隆间骨折"。

主诉：跌倒致左侧大腿疼痛伴活动障碍1天。

现病史：患者于1天前不慎跌倒，自觉疼痛难以忍受，下肢不能活动，拟"股骨粗隆间骨折"收入创伤骨科进一步诊治。

既往史：患糖尿病史20余年，14年前有车祸后脑出血病史，曾行手术治疗，术后日常生活可自理，有帕金森病史8年，长期服用美多芭治疗，既往有"脑梗死"病史，长期口服"铝镁匹林"，既往有冠心病史，长期服用"阿托伐他汀"。既往有"痴呆"病史，未规律治疗。

个人史：久居本地。

家族史：无糖尿病家族史。

[体格检查]

生命体征：体温36.8 ℃、脉搏80次/min、呼吸20次/min、血压115/78mmHg、随机血7.8mmol/L，微量血酮：0.2mmol/L

专科检查：左侧臀部皮肤挫伤，压痛。左侧髋部肿胀，髋关节外旋、内收畸形。左侧髋部压痛、股骨大粗隆叩击痛。左侧髋关节活动痛性受限。左侧下肢较对侧短缩2cm，左侧髋关节外旋70°。左侧下肢皮肤浅感觉与对侧相仿，左侧足背动脉可触及。左侧踝关节伸屈、左侧足趾伸屈活动力量与对侧相仿。

[辅助检查]

糖化血红蛋白：6.5%↑，空腹C肽：0.5mmol/L。

急诊肝功组合+急诊生化：丙氨酸氨基转移酶：6.6U/L↓，葡萄糖：3.84mmol/L↓，总蛋白：59.7g/L↓，白蛋白：27.6g/L↓，白蛋白/球蛋白比值0.9↓，胆碱酯酶：4416U/L↓，二氧化碳：20.6mmol/L↓；D二聚体：1083ng/ml↑。

血常规组合+快速CRP：快速CRP 21.27mg/L↑，淋巴细胞百分数19.90%↓，红细胞3.161012/L↓，血红蛋白93.00g/L↓，红细胞压积29.60%↓。

骨盆正位：左侧股骨粗隆间骨折。

头颅CT：两侧基底节区陈旧性梗塞灶，脑萎缩，脑动脉硬化。

[诊疗经过]

入院后予完善各项检查，予维持电解质平衡、控制体液出入等对症支持治疗。

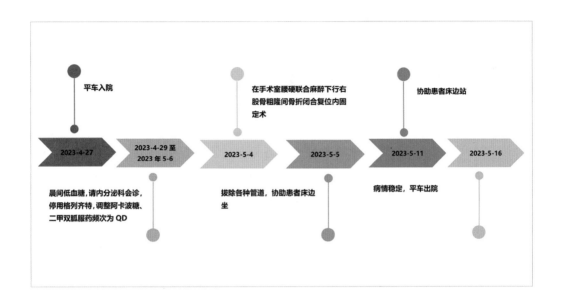

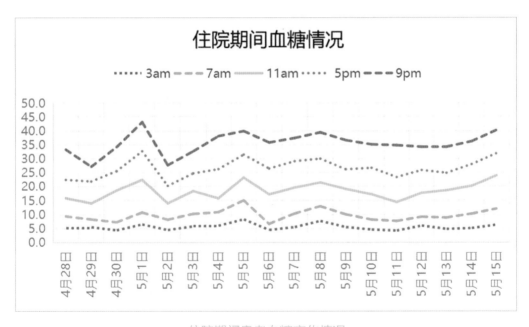

住院期间患者血糖变化情况

👨‍⚕️ 二、高级健康评估与护理

评估维度	评估内容	评估情况	护理措施
疾病/病症	1.股骨粗隆间骨折 2.糖尿病	1.结合影像学检查显示左侧股骨粗隆间粉碎性骨折,左髋部疼痛、活动受限,局部压痛,皮温不高,纵向叩击痛阳性,左下肢呈外旋畸形,可达90°,测量患肢较健肢缩短2厘米; 2.BMI:20.4kg/m²,空腹C肽:0.5mmol/L,糖化血红蛋白:6.5%,空腹血糖:2.2～11.4mmol/L。	1.术前:予左下肢皮牵引,牵引护理:(1)三班观察受压区皮肤,重点关注足跟皮肤完整性;(2)患肢外展中立位,保持牵引有效;病情观察:每日测量大腿围变化及下肢血运感觉; 2.预防低血糖:(1)病情观察:每日五次监测指尖血糖;患者多次出现晨间无症状低血糖,故加强监测夜间血糖情况;(2)用药管理:选择低血糖风险较低的药物,调整降糖药口服方案;(3)饮食管理:睡前血糖低于6.7mmol/L,指导患者晚间睡前进食安素5勺加入200毫升温开水冲服,预防夜间低血糖。
健康状况	1.意识 2.生命体征 3.睡眠 4.营养状况 5.社会支持	1.意识:清醒; 2.生命体征:体温:36.5℃;脉搏:78次/min;血压149/79mmHg; 3.睡眠:日夜颠倒; 4.营养状况:BMI:20.4kg/m²,NRS-2002营养风险筛查:3分,轻度营养不良,总蛋白59.7(g/L)↓,白蛋白27.6(g/L)↓,白蛋白/球蛋白比值0.9↓;	1.睡眠管理:日间协助患者床边坐,睡前协助服用助眠药物; 2.营养管理:(1)请营养科会诊,指导患者少食多餐,增加进食次数,每天5次;(2)进食高蛋白的食物,每日热量摄入2000kcal;

评估维度	评估内容	评估情况	护理措施
健康状况		5.疼痛：数字评分量表，疼痛评分2分，部位为左髋部，持续性针刺样疼痛； 6.社会家庭关系：丧偶，育有一女。	3.疼痛管理：（1）静脉使用非甾体类镇痛药物；（2）冰敷右髋部； 4.嘱患者家属多陪伴，多关心。
生理功能	1.泌尿系统 2.运动系统 3.神经系统 3.内分泌代谢系统	1.泌尿系统：留置尿管； 2.右下肢肌力5级，左下肢因骨折活动受限； 3.神经系统：既往脑出血、脑梗死、帕金森病史，头颅CT：两侧基底节区陈旧性梗塞灶，脑萎缩，脑动脉硬化。 4.内分泌代谢：随机血糖6.7 mmol/L，空腹血糖：2.2～11.4 mmol/L，糖化血红蛋白6.5%。	1.快速康复：（1）术后早期进食：回病房后2小时，待患者完全清醒后行吞咽功能评估，协助患者进食软食；（2）疼痛管理：静脉使用非甾体类镇痛药物；冰敷右髋部；（3）导尿管：术后首日行尿潴留风险评估为低危，予以拔除导尿管；（5）康复训练：a.术后首日，协助患者坐床边，每日坐床边30分钟；b.术后一周：予肌力评估，双上肢肌力Ⅳ级，左下肢肌力Ⅳ+级，右下肢肌力Ⅳ-级，协助患者下地站立，每日10分钟；功能锻炼期间监测患者血氧饱和度及心率变化，血氧饱和度≤90%，心率≥100次/min，则停止功能锻炼；（6）抗骨质疏松治疗：予规范药物治疗； 2.预防夜间低血糖：（1）加强夜间血糖监测；（2）睡前血糖低于6.7mmol/L，指导患者晚间睡前进食安素5勺加入200毫升温开水冲服，预防夜间低血糖。

续表

评估维度	评估内容	评估情况	护理措施
ICF自理能力	1.认知功能 2.吞咽功能 3.躯体移动和活动功能 4.日常生活自理能力 5.排泄功能 6.语言交流能力	1.认知功能：MMSE评分22分，轻度认知障碍； 2.吞咽功能：洼田饮水试验Ⅱ级，进食速度较慢； 3.躯体移动和活动功能：下肢活动受限； 4.日常生活自理能力：Barthel 30分（高度依赖）； 5.排泄功能：留置尿管； 6.语言交流能力：言语少。	1.加强生活护理及认知功能训练； 2.监督患者规律进食，每日进食5餐； 3.术后每日协助患者坐床边30分钟； 4.术后予以中频治疗恢复膀胱功能，术后首日拔除尿管。
风险并发症	1.坠床/压疮 2.DVT 3.脑血管意外	1.卧床并发症：（1）Morse跌倒/坠床风险评估：60分，中度风险；（2）Braden压疮风险评估：12分，高危；（3）Caprini静脉血栓风险评分：12分，高危； 2.疾病并发症：脑血管意外。	1.家属24小时陪伴，预防跌倒坠床；受压区皮肤区域使用减压装置，定期翻身； 2.静脉血栓风险：基础预防：协助并指导患者行踝泵运动，每日3组，每组30次；药物预防：使用抗凝药物预防DVT，关注有无出血征象； 3.关注患者生命体征及意识变化，控制血压。

三、护理问题分析

该患者住院期间反复出现低血糖的原因可能有哪些？结合主诉、病史、体征及辅助检查进行评判性思考及判断。

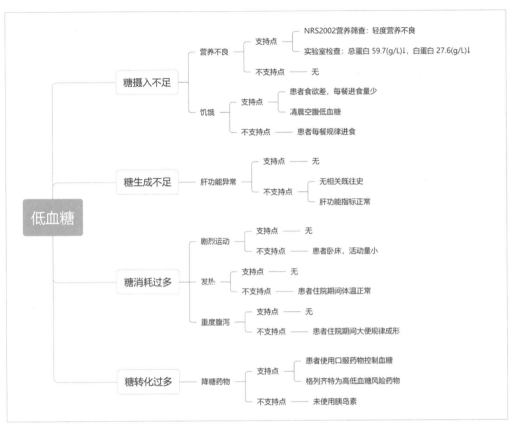

反复低血糖的原因分析

四、出院诊断

1.左侧股骨经大转子骨折；

2.重度骨质疏松；

3.2型糖尿病；

4.冠状动脉性心脏病；

5.帕金森病；

6.混合性痴呆；

7.脑出血个人史；

8.脑梗死后遗症。

五、出院指导

患者住院时长共19天，病情稳定予以办理出院，出院时生命体征平稳，各项检验指标好转，伤口敷料干洁，内固定在位无松动。

饮食指导：少食多餐，增加进食次数，每日5餐，进食高蛋白和含脂肪的食物，如鸡蛋，猪肉，牛肉等，每日热量2000 Kcal。蛋白粉补充，一天吃两次。

血糖监测：每日监测空腹及餐后2小时血糖，空腹或餐前血糖：7.8-10.0 mmol/L，餐后2h或随机血糖：7.8-13.9 mmol/L，至少每3个月检测一次糖化血红蛋白（HbA$_1$c），一般将HbA$_1$c控制在7%左右。

预防二次骨折：骨科门诊就诊，规范抗骨质疏松治疗；预防跌倒：肌力训练：指导家属协助及监督功能锻炼，踝泵运动每日三组，每组30次；股四头肌收缩运动每日三组，每组20次；每日床边坐30分钟；使用髋部保护器，降低髋部骨折的风险。

随访指导：建议内分泌专科门诊及糖尿病教育专科护理门诊评估，出院1周后骨科门诊随访。

六、延续护理

出院后1周，电话随访，患者独居家中，长期卧床，功能锻炼依从性差。女儿由于工作繁忙，早出晚归，无暇照顾，且因经济原因不考虑送养老院。遂跟家属商量寻求医务社工帮助。

出院后10天，医务社工协助联系患者所在街道社区，办理长护险。

出院后1月，门诊随访，患者一般情况良好，随机血糖7.0 mmol/L，髋关节活动良好，左下肢（患肢）肌力Ⅵ级。复查X光示：骨折愈合，内固定在位无松动。

七、总结与反思

跌倒是我国老年人创伤性骨折、因伤致死的重要原因。糖尿病增加老年人的跌倒风险，尤其是使用胰岛素的老年糖尿病患者。老年糖尿病患者跌倒的主要危险因素包括低血糖与血糖波动、中枢及外周神经病变、血管因素、体位性低血压、餐后低血压、糖尿病眼部病变、药物（降压药、利尿剂、镇静催眠药等）、肌少症与衰弱等。本案例中患者存在诸多跌倒高危因素，包括低血糖（患者在院期间多次发生无症状低血糖），血管因素（患者既往脑出血、脑梗死病史），肌少症与衰弱（患者长期卧床，缺少家人陪伴，三餐不规律，饮食营养无法得到保障）。本案例患者在住院期间，无症状低血糖反复发生，未得到规范处理，未动态连续监测患者血糖水平，及时启动全院血糖管理，提示我们在今后的管理中，对于多病共存，合并糖尿病患者，为更好管理患者围术期血糖，应及时启动全院血糖管理，动态连续监测患者血糖，为患者安全提供有利保障。

👨‍⚕️ 八、知识拓展

2型糖尿病对骨折愈合的影响：骨折愈合包含炎性反应、骨痂形成及骨重塑这一复杂而又连续的修复过程，受诸多因素的调控。当骨折出现延迟愈合或骨不连时，导致负重能力下降，引起疼痛、畸形和肌肉萎缩，从而降低生活质量，延长住院时间，减缓机体功能恢复，增加多种并发症的风险，甚至导致患者死亡，尤其在伴有多种慢性并存病的老年人群中更是如此。其中糖尿病，尤其2型糖尿病因其患病率高，老年人群更多发，并发症或共患病多，更易引起骨折延迟愈合或骨不连而备受国内外学者的重视。大量研究已证实，虽然2型糖尿病患者的骨密度并不低于非糖尿病人群，但其骨折风险却显著增加，且骨折后易伴骨形成障碍，表现为骨痂内细胞增殖降低，胶原合成减少，进而损害骨折的愈合，降低骨生物力学特性。糖尿病是影响骨折愈合是通过对骨细胞分化、细胞外胶原结构和滋养微血管生成等诸方面的不良作用，导致骨折延迟愈合的发生，其机制可能与高糖或胰岛素缺乏本身、由此而产生的炎症、氧化应激、糖基化终产物形成等关系密切，而某些降糖药物可能进一步恶化该过程。

👨‍⚕️ 九、参考文献

[1]中华人民共和国民政部. 2021年民政事业发展统计公报[EB/OL].（2022 08 26）[2023 11 01]. https：//www.mca. gov.cn/n156/n189/index.html.

[2]LeRoith D，Biessels GJ，Braithwaite SS，et al. Treatment of diabetes in older adults：an Endocrine Society* clinicalpractice guideline[J]. J Clin Endocrinol Metab，

2019，104（5）：1520 1574.

[3]Murad MH，Coburn JA，Yglesias FC，et al. Glycemic control in non-critically ill hospitalized patients：A systematic review and meta-analysis[J]. J Clin Endocrinol Metab，2012，97（1）：49–58.

[4]国家老年医学中心，中华医学会老年医学分会，中国老年保健协会糖尿病专业委员会.中国老 年糖尿病诊疗指南（2024版）[J].中华糖尿病杂志，2024，16（2）：147–189.

[5]Yang Y，Hu X，Zhang Q，et al. Diabetes mellitus and risk of falls in older adults：a systematic review and meta analysis[J]. Age Ageing，2016，45（6）：761–767.

[6]Backman JT，Filppula AM，Niemi M，et al. Role of cytochrome P450 2C8 in drug metabolism and interactions[J]. Pharmacol Rev，2016，68（1）：168–241.

27 一例成人迟发自身免疫性糖尿病并发右踝夏科氏关节病患者的个案护理

兰晶晶　湛献能　刘美兰　何小霞　郑莉斯

背景：

糖尿病神经性骨关节病（DNOAP）又称为夏科氏关节病，是由于糖尿病导致末梢神经病变后出现的骨与关节部位发生的进行性无痛性非感染性破坏性病变。1886 年 Charcot 首次较全面地报道了该病变会发生在三期梅毒脊髓痨患者中，并提出脊髓前角细胞营养障碍是其原因；之后其他引起神经性骨关节病的原因被不断发现，如脊髓灰质炎、脊髓空洞症等。Jordan 在 1936 年发现糖尿病与神经性关节病的存在着一定的关联，并且将两者联系在一起提出了糖尿病神经性关节病的概念。

一、案例介绍

[病史]

患者刘某，男，68 岁，入院诊断"右踝夏科氏关节病"。

主诉： 右足外踝处皮肤溃破、反复流脓 1 年 10 月，加重 1 周。

现病史： 患者于 1 年 10 月前，双足皮肤被温水袋烫伤致溃破，左侧好转，右侧未痊愈，反复多次住院。1 周前，右侧足伤口病情加重，双侧下肢肿胀发硬，右侧明显。为进一步诊治，收入创伤骨科。

既往史： 有"高血压"病史 2 年，近期未服用降压药。1 年前，诊断为"成人迟发自身免疫性糖尿病"，未规律治疗。

个人史： 久居本地。已戒酒，吸烟史：1 包/天。

家族史： 否认家族糖尿病史。

[体格检查]

生命体征：体温36.8 ℃、脉搏80次/min、呼吸20次/min、血压115/78mmHg、随机血糖6.2mmol/L。

骨科专科检查：右踝部皮肤溃破，面积：2×2cm，骨外露，伴有少许脓液渗出。局部无压痛，浅感觉迟钝，针刺无明显痛觉。踝关节活动稍受限，足背伸踝跖屈肌力IV–级。双侧足背动脉未能触及，皮温凉。右侧小腿皮肤浅感觉明显迟钝。左侧足皮肤较多疤痕，右侧腕关节、手指活动功能明显减退。双侧下肢肌力4级，站立不稳，无法行走。

[辅助检查]

微量血酮：0.9（mmol/L）↑，糖化血红蛋白：9%。

血常规组合+快速CRP：快速CRP：46.24（mg/L）↑，白细胞：6.70（10^9/L），红细胞：2.34（10^{12}/L）↓，血红蛋白：69.00（g/L）↓。

GCP生化组合：白蛋白：25.2（g/L）↓，肌酐：531（μmol/L）↑，尿酸：629（μmol/L）↑，钾：6.22（mmol/L）↑↑。

凝血常规/D–二聚体：D–二聚体：1039（ng/ml）↑。

ProBNP：B型利钠肽前体：19632（pg/ml）↑。

尿液分析：尿红细胞：32（个/ul）↑，尿白细胞：43（个/ul）↑。

伤口分泌物培养：铜绿假单胞菌。

胸片：双肺渗出性改变（右肺较为明显），左侧胸腔少量积液。

心脏彩超：重度主动脉瓣返流，射血分数：64%。

踝关节CT：右踝骨髓炎，右侧距腓骨骨膜增生。

[诊疗经过]

入院后予完善各项检查，予维持电解质平衡、控制体液出入量、抗感染、降糖等对症支持治疗，右踝伤口拟择期行手术治疗。

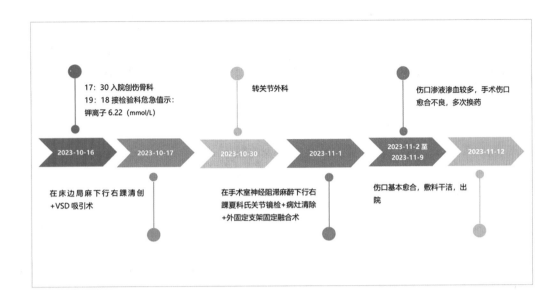

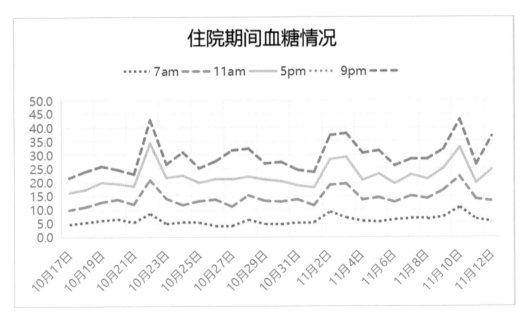

住院期间患者血糖变化情况

👨‍⚕️ 二、高级健康评估与护理

评估维度	评估内容	评估情况	护理措施
疾病/病症	1.右踝夏科氏关节病 2.成人迟发自身免疫性糖尿病	1.术前：右踝见皮肤溃破，面积：$2 \times 2\,cm$，见骨外露，关节有少许脓液渗出。右踝关节肿胀畸形，足弓塌陷，局部无压痛，浅感觉迟钝，针刺无明显痛觉。踝关节活动稍受限，足背伸踝跖屈肌力IV-级。双侧足背动脉搏动未能触及，皮温凉，皮肤颜色苍白。踝关节CT：右踝骨髓炎，右侧距腓骨骨膜增生； 2.术后：右踝关节外固定支架固定，伤口敷料渗血明显，足背动脉搏动未能触及，皮温凉，皮温颜色苍白； 3.胰岛素自身抗体：阳性BMI：$22.3\,kg/m^2$ C肽：0.2 mmol/L；糖化血红蛋白：9%。	1.术前：（1）关注患者生命体征及水电解质变化，做好术前准备；（2）每日评估患肢血运感觉及伤口情况； 2.术后：（1）评估患肢血运感觉及外周血循环；（2）外固定钉道护理，抗感染；（3）体位：抬高右下肢；（4）伤口护理：关注伤口敷料渗血渗液情况，及时更换敷料； 3.血糖管理：病情观察：每日常规7am–11am–5pm–9pm四次监测指尖血糖。
健康状况	1.意识 2.生命体征 3.睡眠 4.饮食 5.营养 6.营养状况	1.意识：清醒，精神疲倦； 2.生命体征：体温36.8 ℃、脉搏80次/min、呼吸20次/min、血压115/78 mmHg、随机血糖6.2 mmol/L；	1.病情观察：关注患者生命体征变化； 2.睡眠：日间指导患者功能锻炼，睡前服用助眠药物，协助患者养成良好生活习惯；

评估维度	评估内容	评估情况	护理措施
健康状况		3.睡眠:日夜颠倒; 4.饮食:自备饮食,不规律,依从性差; 5.营养状况:BMI:20.4kg/m²,NRS-2002营养风险筛查:3分,轻度营养不良;白蛋白25.2g/L↓,总蛋白45.3g/L↓; 6.社会家庭关系:子女配偶体健,日常由配偶照顾。	3.饮食管理:(1)每日热量摄入2000kcal,联合家属监督进食,指导患者规律进食;(2)增加膳食纤维的摄入:低糖蔬菜如菠菜、芹菜、黄瓜等;(3)适量摄入优质蛋白质:鱼、瘦肉、豆腐等优质蛋白质; 4.健康宣教:指导患者规律进食,加强家庭支持。
生理功能	呼吸系统、循环系统、运动功能、内分泌系统	1.呼吸系统:听诊肺部湿啰音,胸片示:双肺渗出性改变(右肺较为明显),左侧胸腔少量积液。患者呼吸:20次/min; 2.循环系统:心功能不全,BNP前体:19632(pg/ml)↑,心脏彩超:左室射血分数64%; 3.运动系统:双下肢肌力Ⅳ级,感觉减退,双足背动脉搏动未能触及; 4.内分泌代谢系统:糖化血红蛋白9%,C肽0.2mmol/L,酮体0.9mmol/L↑,随机血糖7.0mmol/L。	1.控制肺部感染:(1)静脉滴注抗生素,保持输液通道通畅;(2)协助患者每日床边坐;(3)吞咽功能评估,关注进食安全,预防误吸;(4)中医特色疗法:中药封包热敷肺俞穴; 2.记出入量,控制补液速度,保持出入量平衡,关注心功能变化; 3.功能锻炼:每日坐起30分钟两次。直腿抬高运动每日一组,每组20次; 4.糖尿病:(1)生活方式干预:营养治疗——指导患者每日摄入热量2000Kcal,蛋白质1.0~1.2g/kg,每日按时规律进食;(2)药物治疗:内分泌专科会诊示每日三餐前皮下注射短效胰岛素;(3)病情观察:每日常规7am-11am-5pm-9pm四次监测指尖血糖。

续表

评估维度	评估内容	评估情况	护理措施
ICF自理能力	1.认知功能 2.躯体移动和活动功能 3.日常生活自理能力 4.排泄功能	1.认知功能：MMSE评分28分，认知正常； 2.躯体移动和活动功能：下肢活动受限； 3.日常生活自理能力：Barthel 30分（高度依赖）； 4.排泄功能：留置尿管。	1.协助生活护理：指导家属协助患者洗漱，保持床单位整洁； 2.功能锻炼：每日坐起30分钟两次。直腿抬高运动每日一组，每组20次。
风险并发症	1.跌倒 2.压疮 3.DVT 4.急性心力衰竭 5.低血糖	1.卧床相关风险并发症：（1）Morse跌倒/坠床风险评估：30分，中度风险；（2）Braden压疮风险评估：12分，高危；（3）Caprini静脉血栓风险评分：10分，高危。 2.疾病并发症：（1）急性心力衰竭；（2）低血糖。	1.防跌倒/坠床：家属24小时陪伴； 2.防压疮（1）受压区皮肤区域使用减压装置：水垫、泡沫敷料；（2）定期翻身：指导并协助患者每2小时翻身； 3.防血栓（1）基础预防：协助并指导患者行踝泵运动，每日300次；（2）药物预防：予抗凝药物预防DVT，注意观察患者有无出血征象； 4.控制补液速度及补液量：补液速度控制在30滴/分，补液量≤500 ml/天； 5.指导患者规律进食，因患者自我管理能力及疾病依从性极差，故根据患者进食情况待患者进食后注射胰岛素。

三、护理问题分析

患者足踝部皮肤溃疡，经久不愈的原因？结合主诉、病史、体征及辅助检查进行评判性思考及判断。

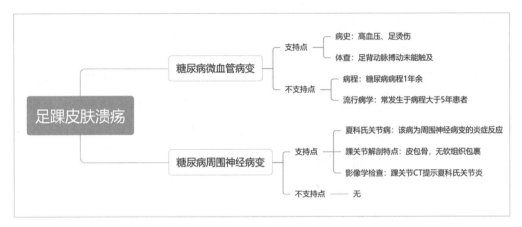

足踝皮肤溃疡的原因分析

四、出院诊断

1.右踝夏科关节病；

2.成人迟发自身免疫性糖尿病；

3.心功能不全。

五、出院指导

患者病情稳定好转出院，住院时长共27天，出院时生命体征平稳，各项检验指标较入院时稍改善，总蛋白：58.0（g/L）↓，白蛋白：28.8（g/L）↓，血红蛋白：58（g/L）↓，仍存在营养不良，低蛋白血症，伤口敷料干洁，外固定固定良好。

外固定架钉道护理：外固定架固定4周。保持外固定架钉道口清洁，每日使用75％酒精清洁钉道口。抬高患肢，避免支架受压。钉道口有脓液渗出，红肿时及时就医。

血糖监测： 每日监测空腹及餐后2小时血糖，空腹或餐前血糖：7.8-10.0mmol/L，餐后2h或随机血糖：7.8-13.9mmol/L，至少每3个月检测一次糖化血红蛋白（HbA$_1$c），一般将HbA$_1$c控制在7%左右。

饮食指导：（1）均衡饮食：保持营养均衡，摄入足够的碳水化合物、蛋白质和脂肪。同时，要注意多摄入蔬菜、水果和全谷物，以提供丰富的维生素和矿物质，每日蛋白质摄入量1.0～1.2g/（kg.d），如鸡蛋，瘦肉，鱼肉等，进食水果蔬菜，补充维生素，每日热量200kcal。（2）控制碳水化合物摄入：碳水化合物是影响血糖水平的主要因素。选择低升糖指数（GI）的食物，如燕麦、全麦面包等，避免摄入过多高糖、高GI的食物。但是，特别需要注意的是：碳水化合物摄入不足，会诱发酮症酸中毒。（3）规律饮食，避免高糖食物：患者应定时定量进食，避免暴饮暴食。规律的饮食有助于稳定血糖水平及避免低血糖的发生。指导家属协助并监督患者每日定时定量进食，每日4餐。

功能锻炼： 每日坐起30分钟两次。直腿抬高运动每日一组，每组20次。

六、延续护理

出院后3日，予电话随访，未规律监测血糖，伤口敷料干洁；

出院后1周，门诊随访，外固定架在位，周围皮肤、手术伤口愈合，随机血糖10.8mmol/L；

出院后1月，患者入院予以拆除外固定支架，可见右踝较多瘢痕组织，右踝关节活动受限，皮温稍凉，足背动脉搏动减弱，微量血糖6.7～11.8mmol/L。

七、总结与反思

夏科氏关节病最常见于足踝部，会导致进行性骨关节破坏、畸形和溃疡，破坏正常足部结构和功能，严重影响患者生活质量，最终导致永久性残疾、截肢甚至死亡。最近一项根据2007年后发表相关研究数据进行的总结分析显示，夏科氏关节病患者5年平均病死率29%。因此，早期诊断和有效干预能显著降低畸形等相关并发症的发生率。本案例中患者，因双足慢性伤口愈合不良就医确诊成人迟发自身免疫性糖尿病，反复住院行伤口负压治疗一年余，后确诊夏科氏关节病。一方面，由于夏科氏在临床较为罕见，早期症状不明显，导致误诊并引起不可逆损伤；另一方面，该患者依从性差，自我管理混乱，诸多不良生活习惯，如嗜烟嗜酒、长期昼夜颠倒、饮食习惯混乱等多重因素导致患者不良结局。这提示我们，在今后的工作中，应加强对疾病的认识，同时找到切实可行的方法帮助患者改变不良生活习惯，提高患者治疗疾病依从性。

八、知识拓展

成人迟发自身免疫性糖尿病（latent autoimmune diabetes in adults，LADA）是指临床早期不依赖胰岛素治疗，以胰岛 β 细胞遭受缓慢的自身免疫损害为特征的糖尿病类。在遗传背景、自身免疫反应、胰岛功能衰退速度、临床代谢特征等方面，LADA 与经典的 1 型糖尿病（T1DM）和 2 型糖尿病（T2DM）均存在差异。LADA 发病机制和临床表现具有高度异质性，备受专家学者与临床医师的关注。LADA 患者的疾病进展、药物反应与个体的胰岛自身免疫和胰岛功能水平密切相关，提示 LADA 精准分型以及个体化治疗的重要性。

根据多项国际大规模流行病学研究报道，单一抗体筛查发现 LADA 占初诊表型 T2DM 的 2%～12%。LADA 是我国成年人中最常见的自身免疫糖尿病类型，与全球比较，我国 LADA 的患病率较高，患病人数居世界首位。因此，早期筛查与准确诊断 LADA 是防治的关键，个体化治疗是其防治的重点。当前亟需解决的问题，包括胰岛自身抗体标准化检测方法推广、细胞免疫诊断、新型降糖药物或免疫治疗的随机对照试验等。未来还需开展大规模、多中心临床研究为诊疗提供更多高质量的循证医学证据，为我国 LADA 的治疗管理策略制定提供重要的依据。

九、参考文献

[1]中国医师协会内分泌代谢科医师分会，国家代谢性疾病临床医学研究中心（长沙）.成人隐匿性自身免疫糖尿病诊疗中国专家共识（2021版）[J].中华医学杂志，2021，101（38）：3077-3091.

[2]Hawa MI，Kolb H，Schloot N，etal. Adult - onset autoimmune diabetes in Europe is prevalent with a broad clinical phenotype：Action LADA 7[J]. Diabetes Care，2013，36（4）：908 - 913.

[3]Tang X, Yan X, Zhou H, et al. Prevalence and identification of type 1 diabetes in Chinese adults with newly diagnosed diabetes[J]. Diabetes Metab Syndr Obes, 2019, 28（12）: 1527-1541.

[4]Xiang Y, Huang G, Shan Z, etal. Glutamic acid decarboxylase autoantibodies are dominant but insufficient to identify most Chinese with adult - onset non - insulin requiring autoimmune diabetes: LADA China study 5[J]. Acta Diabetol, 2015, 52（6）: 1121-1127.

[5]Li Y, Teng D, Shi X, et al. Prevalence of diabetes recorded in mainland China using 2018 diagnostic criteria from the American Diabetes Association: national cross sectional study[J]. BMJ, 2020, 369: m997.

28 一例新诊断糖尿病合并严重高压电击伤患者的个案护理

凌丽淦　王　媛　湛献能　刘美兰　温雪满　陈丽映

背景：

　　电击伤是电流或电能接接触人体，导致组织损伤和器官功能障碍。严重高压电击伤能引起一系列病理生理反应，可严重破坏深部组织，包括肌肉、神经、血管，甚至深达骨骼及各重要器官，其死亡率为 3%～25%。糖尿病合并高压电击伤，由于患者血糖的升高导致中性粒细胞的活性降低，吞噬作用减弱，机体清除伤口处细菌和异物的能力受损，加上蛋白质、水、电解质代谢障碍，更容易出现营养不良，机体免疫力下降，因此伤口极易发生感染，从而影响电击伤创面的修复愈合。若患者血糖控制不佳，创面处理不当，将增大患者致残和致死的风险。

一、案例介绍

[病史]

患者刘某，男，55岁，入院诊断："双上肢左大腿电击伤15% Ⅲ°。"

主诉： 双上肢、左大腿被高压电电烧伤2天。

现病史： 患者于2天前工作时不慎接触高压电线（电压约一万伏），致双上肢及右大腿电击伤，随即患者出现晕厥及跌倒，约30分钟后可恢复意识。工友发现后随即将患者送至当地医院治疗，急诊下行双上肢切开减张术，术后予换药、补液、碱化尿液等对症处理，为求进一步治疗，转我院就诊，收治我科。

既往史： 平素健康状况良好，无其他病史。

个人史： 从事工人工作。

家族史：否认家族遗传性病史，无瘢痕体质。

[体格检查]

生命体征：T 36.8℃、P 89次/min、R 15次/min、BP 115/80mmHg

专科检查：患者创面主要位于双上肢及左大腿，面积约为15%。双手及前臂远端创面烧焦，手指变形，指骨及挠尺骨远端外露，前臂中段至肩关节、上胸部肿胀明显，上肢皮肤组织呈蜡白色，触之质硬，双上肢前臂及上臂皮肤切开减张状态，见大部分肌肉坏死及血管栓塞，部分可见肘关节外露，感觉迟钝，活动度差，挠尺动脉搏动消失，末梢血运消失。左大腿创面中心部皮肤烧焦，周围创面苍白，感觉迟钝。

[辅助检查]

血常规：白细胞 21.95 x 10⁹/L ↑，红细胞 3.45 x 10¹²/L ↓，血红蛋白 92.0 g/l ↓；糖化血红蛋白 7.6% ↑；

急诊生化＋降钙素原：钠 130.9 mmol/l ↓，钙 1.68 mmol/l ↓，磷 1.93 mmol/l ↑，铁 6.5 umol/l ↓，葡萄糖 9.1 mmol/l ↑，总蛋白 46.8 g/l ↓，白蛋白 25.6 g/l ↓，尿素 17.3 mmol/l ↑，肌酐 368.0 umol/l ↑，尿酸 529.0 umol/l ↑，肾小球滤过率估计值 15.2 ml/min ↓，超敏C反应蛋白 37.92 mg/L ↑；肌红蛋白 >3000 ug/L ↑；白介素6 176.10 ↑，降钙素原 14.66 ↑；

出凝血：纤维蛋白原 4.90 g/l ↑，D-二聚体 3370 ug/L ↑；

创面分泌物培养：粪肠球菌、芽孢杆菌

心超检查报告：三尖瓣轻度反流，左心室收缩功能正常；

心电图检查报告：1.窦性心律。2.大致正常心电图；

肺功能检查报告：检查结果肺通气功能检查示中重度限制性通气功能障碍，术前肺功能评价提示手术危险性低；

MR检查报告：1.右肩关节离断术后，三角肌中下部、肱三头肌上部、肩胛下肌和冈上肌外部肌肉坏死，扫描区域所见肌肉水肿并肌腱积液；2.左肩周围肌肉水肿，左前臂前内侧和胸壁外缘部分肌肉坏死；3.左肩关节退行性变，左肩关节腔内少许积液；4.双肩背部皮下弥漫水肿。

[诊疗经过]

入院后立即予床旁切开减压，并予心电监护、吸氧、保护脏器功能、抗感染等及对症支持等治疗，入院第二天抽血化验及血糖监测发现患者血糖偏高，内分泌会诊予诊断为2型糖尿病，给予三餐前皮下注射重组人胰岛素、睡前注射甘精胰岛素，并根据血糖监测调整胰岛素用量，血糖逐渐达到中国糖尿病足防治指南（2019版）宽松控制目标，即空腹血糖7.8－10.0mmol/l，餐后血糖7.8－13.9mmol/l。控制血糖的同时，患者先后进行了六次手术，包括左肩关节断离、伤口清创、皮瓣移植修复、植皮等手术，治疗70天后，双上肢大部分创面愈合，部分残余创面未愈，下肢创面愈合，予步行出院，残余创面门诊换药治疗后愈合。

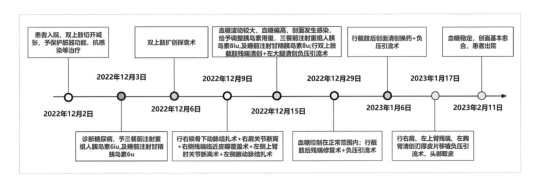

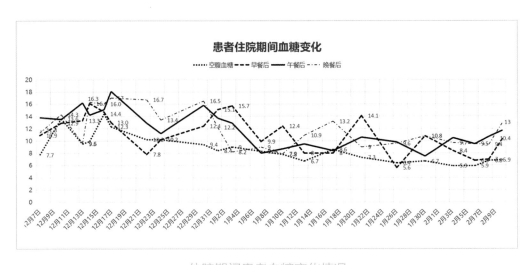

住院期间患者血糖变化情况

👥 二、高级健康评估与护理

评估维度	评估内容	评估情况	护理措施
疾病/病症	双上肢左大腿电击伤15%Ⅲ°高血糖	1.双上肢及左大腿创伤面积约为15%； 2.双手及前臂远端创面烧焦，手指变形，指骨及挠尺骨远端外露，前臂中段至肩关节、上胸部肿胀明显，上肢皮肤组织呈蜡白色，双上肢前臂及上臂皮肤切开减张状态，见大部分肌肉坏死及血管栓塞，部分可见肘关节外露； 3.白细胞21.95×10⁹/L；白介素6176.10↑，降钙素原14.66↑；创面分泌物培养：粪肠球菌、芽孢杆菌MR检查结果：三角肌中下部、肱三头肌上部、肩胛下肌和冈上肌外部肌肉坏死，肌肉水肿并肌腱积液；左肩周围肌肉水肿，左前臂前内侧和胸壁外缘部分肌肉坏死；左肩关节退行性变；左肩关节腔内少许积液；双肩背部皮下弥漫水肿。 2022-12-6	1.病房保持整洁，室温维持在25℃~28℃； 2.床旁协助医生对肿胀肢体行切开减张治疗； 3.协助医生进行局部创面换药，换药频率为每天一次； 4.保持创面清洁、干燥，及时更换浸湿敷料及床单； 5.观察创面渗血渗液情况，及红、肿、热、痛、有异味等感染征象； 6.抬高患肢，保持肢体功能位，观察肢体血运、感觉、活动情况； 7.患者先后进行六次手术，术后护理：（1）右侧残端皮瓣移植术后，注意保暖，防止血管痉挛，并抬高患肢，防止皮瓣牵拉、受压、扭曲和减轻张力。（2）观察皮瓣颜色、温度、质地及毛细血管充盈度和有无肿胀等到情况，并记录。（3）双上肢截肢残端、左大腿负压引流术后，维持有效负压在—90~—60mmHg,保持引流通畅，促进肉芽组织生长。

评估维度	评估内容	评估情况	护理措施
疾病/病症		4.血糖： 空腹5～14.4 mmol/L、 早餐后5.6～15.1 mmol/L 午餐后7.5～18.8 mmol/L 晚餐后7.8～17.4 mmol/L	（4）皮片移植术前，予伤口负压结合灌注治疗（NPWTi），每天应用09%NS 500 ml+生长因子30 ml q2 h进行负压引流冲洗，减少创面坏死组织及分泌物，促进肉芽组织生长。（5）观察引流液的颜色、性状及量，警惕活动性出血。（6）右肩、左上臂残端、左胸壁皮片移植术后维持有效负压在−80～−50 mmHg，搬动患者时避免拖、拉、拽，以免皮片移位，造成植皮失败；8.监测血糖，为患者制定血糖控制目标为宽松控制（空腹血糖在7.8−10.0 mmol/l，餐后血糖在7.8−13.9 mmol/l），给予三餐前皮下注射重组人胰岛素6 iu，睡前皮下注射甘精胰岛素6 u，监测患者空腹及三餐后血糖，血糖异常时及时通知医给予调整胰岛素剂量。
健康状况	1.意识 2.生命体征 3.饮食 4.睡眠 5.营养状况 6.心理状况 7.社会支持	1.意识：清醒，精神疲倦2.生命体征： T 36.8～39.6 ℃、P 89次/min、R 15次/min、BP 115/80 mmHg、 3.饮食：糖尿病餐（热量1600 kcal） 4.睡眠：难入睡；	1.给予心电监护及低流量吸氧，密切观察生命体征的变化。高热时及时给予物理及药物降温； 2.遵医嘱予静脉滴注抗生素全身抗感染治疗；

续表

评估维度	评估内容	评估情况	护理措施
健康状况		5.营养状况：NRS-2002营养风险筛查：5分，有营养风险； 6.心理问题：失眠严重指数：21分，中重度失眠；心理健康问卷（PHQ-9）：20分，重度抑郁；焦虑问卷（GAD-7）：9分，高度焦虑； 7.社会家庭关系：已婚已育，子女健康。	4.请精神心理科会诊，定时、定量予口服药物提高睡眠质量，及抗焦虑、抑郁治疗，密切观察病人的精神情况； 5.护士操作时动作迅速、轻柔，减少患者痛苦，必要时遵医嘱予药物止痛； 6.关心、关怀患者，加强与患者家属的沟通，稳定患者家属情绪，建议家属多陪伴，并从生活上关心照顾病人。
生理功能	消化功能 营养指标 循环功能 呼吸功能 内分泌代谢 肾功能	1.消化系统：食欲减退，胃纳差； 2.营养指标：总蛋白46.8g/L，白蛋白25.6g/L； 3.循环系统：心率75-108次/min，血压105-135/73-89mmHg；红细胞2.18x10^{12}/L～3.45x10^{12}/L、血红蛋白64～92.0g/L； 4.呼吸系统：呼吸17-21次/min，血氧≥97%	1.消化系统：予静脉滴注护胃药，改善消化功能； 2.营养支持：予输注氨基酸、脂肪乳、白蛋白、血浆、红细胞等改善营养状况； 3.循环系统：准确记录患者出入量；监测各项生化指标，予口服及静脉补钠、补钾及补钙，纠正水、电解质紊乱；口服及静滴药物改善血液循环及微循环； 4.呼吸系统：观察呼吸率、节律的变化，监测血氧，观察有无口唇发绀等情况；予低流量吸氧、雾化治疗，鼓励患者咳嗽、排痰，保持呼吸道通畅；

评估维度	评估内容	评估情况	护理措施
生理功能		5.内分泌系统: 血糖: 空腹5～14.4mmol/L、 早餐后5.6～15.1mmol/L 午餐后7.5～18.8mmol/L 晚餐后7.8～17.4mmol/L 糖化血红蛋白7.6%; 6.泌尿系统: 尿量1450-3100ml/日; 尿素17.3mmol/L; 肌酐368.0μmol/L。	5.内分泌系统:予三餐前皮下注射重组人胰岛素6iu,睡前皮下注射甘精胰岛素6u;因血糖偏高、波动大,12月29日内分泌科会诊调整为三餐前皮下注射重组人胰岛素8iu,睡前皮下注射甘精胰岛素8u; 6.泌尿系统:观察尿的颜色、比重、尿量的变化,定时留取标本作尿常规及尿生化检查,监测有无血红蛋白或肌红蛋白尿;予碱化尿液,输注利尿剂,维持尿量在每小时50～100ml以上,预防急性肾损伤。
ICF自理能力	自理能力	BADL评分35分,重度依赖	1、24小时留陪护; 2、生活护理指导和协助。
风险并发症	1.跌倒/坠床 2.伤口继发出血 3.感染性休克	1.跌倒/坠床风险评估:55分,高度危险; 2.创面15%Ⅲ°烧伤,累及肌肉、血管。	1.指导患者床上活动及离床活动原则,予患者及家属防跌倒、防坠床宣教; 2.预防伤口继发性出血:(1)指导患者卧床休息,不宜过早剧烈运动。(2)指导进食食富含纤维的食物,如水果、蔬菜、谷类等,保持大便通畅,避免用力排便时造成伤口出血。(3)床边备止血用物,如绷带、手套、静脉切开包、止血带等。(4)加强巡视,注意观察伤口渗血渗液情况。指导家属观察,及时发现创面出血及紧急止血处理。

续表

评估维度	评估内容	评估情况	护理措施
风险 并发症			3.预防感染性休克:(1)观察伤口敷料渗透情况,创面渗液较多时及时给予换药,保持床单位整洁干净。(2)予抗感染及监测生命体征,特别是体温、血压、意识变化,有感染征象立即报告医生处理。(3)减少探视,加强陪护人员手卫生宣教,避免交叉感染,勤换衣物。(4)病房每日至少通风2次,每次至少30分钟。

三、护理问题分析

该患者血糖偏高影响伤口愈合因素因素可能有哪些?结合病史、病理生理、体征及辅助检查进行评判性思考及判断。

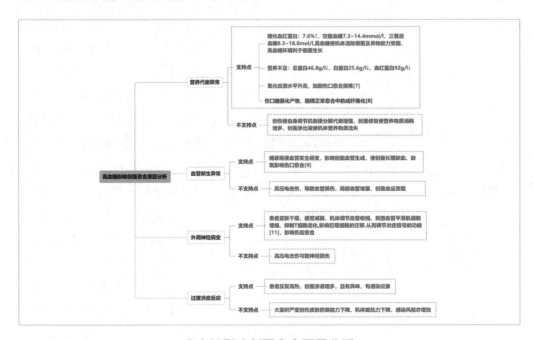

高血糖影响创面愈合原因分析

四、出院诊断

1．双上肢左大腿电击伤15％（13％Ⅲ° 2％Ⅱ°深）；

2．2型糖尿病。

五、出院前指导

创面的护理：剩余少许创面继续门诊换药治疗，注意清洁护理，预防皮肤感染。

抗疤痕指导：愈合创面应用药物及穿戴压力衣抗疤痕治疗。

营养膳食指导：定时定量，少量多餐饮食，避免高热量，高糖分食物摄入，增加膳食纤维的摄取，保持大便通畅，多喝水，喝水可以降低身体出现高血糖的风险。

血糖监测：血糖偏高定期复查；制订个体化目标及控糖方案，空腹或餐前血糖：7.8-10.0mmol/L，餐后2h或随机血糖：7.8-13.9mmol/L，至少每3个月检测一次糖化血红蛋白（HbA_1c），一般将HbA_1c控制在7％左右。

康复指导：每日可进行散步、快步走等运动，1～2次/天，运动时间控制在30分钟为宜。左上肢残端如需佩假肢，建议到专科医院康复治疗。

六、延续护理

出院后第6天，门诊随访，患者创面未愈，无感染征象，继续门诊换药治疗。

出院后第15天，电话随访，患者全部创面愈合，指导保护新生皮肤，继续使用药物、压力衣抗疤痕治疗。患者生活不能自理，家属陪伴协助。

七、总结与反思

严重高压电击伤合并糖尿病患者的救治，在挽救病人生命的同时，不可忽视血糖对创面愈合的影响。做好伤口管理、稳定血糖、预防感染是患者康复的关键。护理此类患者时，必须密切观察病情变化和血糖变化，要有高度责任心和敏锐的观察力，及时发现问题，及时作出分析和处理。医护人员及各部门之间应紧密协作，减少并发症的发生，促进患者早日康复。另外，高压电击极易导致肢体功能丧失、容貌发生改变等，患者遭受创伤后易并发创伤后应激障碍，继而出现精神、情感、性格紊乱等表现，因此，需重视患者的心理治疗，心理干预联合个性化的护理能有效减轻电击伤患者焦虑、抑郁情绪，促进患者社会康复。

八、知识拓展

负压伤口治疗技术（NPWT）是通过特殊材料覆盖创面，以医用薄膜封闭创面，再外加负压引流，最终达到促进创面愈合目的。标准的 NPWT 技术所形成的真空密闭环境对于较黏稠的渗出液与脱落的坏死组织难以去除，甚至会堵塞管道，影响引流，导致细菌负荷增加、异味增加，不利于伤口感染控制。与标准的 NPWT 不同，伤口灌注--负压技术治疗（NPWTi）在原有的负压状态下，将特定的溶液按照既定的速度进行间歇性灌注，并允许溶液在设定好的时间内停留在伤口床，再通过施加负压将其移除，溶液停留的过程可以稀释渗液并溶解感染性物质和脱落的组织碎屑，降低感染率，为伤口愈合创造有利条件。

负压伤口治疗的适用于各类慢性难愈性伤口，如糖尿病足、压力性损伤、下肢静脉性溃疡、放射性溃疡；以及各种急性、亚急性伤口，如手术切口感染、裂开皮肤软组织感染切开引流后形成的伤口、烧伤、创伤、植皮区或供皮区、皮瓣术后、筋膜减张切开的伤口；对于有慢性或长期未愈合伤口，且营养状况差或年龄大而无法接受手术的病人、作为截肢后与皮瓣移植之前的创面过渡治疗。

另外，肿瘤伤口、大量坏死组织未去除的伤口、伤口基底有脆弱大血管或脏器等为负压治疗禁忌症。而有活动性出血的伤口、暴露的血管和脏器、较深和形状复杂的窦道以及严重感染的伤口等应慎用负压治疗。

负压治疗成人不同类型创面的推荐参数，如下表：

创面类型	负压值[kPa（mmHg）]	负压模式
创伤创面		
急性期	－8.0～ －5.3（－60～－40）	持续，或间歇（吸引2～3 min，暂停1～2 min）
非急性期	－16.0～ －9.3（－120～－70）	持续，或间歇（吸引3～5 min，暂停1～3 min）
急性糖尿病足	－12.0～ －8.0（－90～－60）	间歇（吸引2～3 min，暂停1 min）
慢性糖尿病足	－9.3～ －6.6（－70～－50）	间歇（吸引2～3 min，暂停1 min）
其他慢性溃疡	－16.0～ －9.3（－120～－70）	持续，或间歇（吸引3～4 min，暂停1～2 min）
烧伤创面		
急性期深Ⅱ度烧伤	－12.0～ －5.3（－90～－40）	持续，或间歇（吸引3～5 min，暂停1～2 min）
非急性期深Ⅱ度烧伤	－12.0～ －8.0（－90～－60）	持续，或间歇（吸引3～5 min，暂停1～2 min）
电烧伤创面	－12.0～ －8.0（－90～－60）	间歇（吸引2～3 min，暂停1 min）
热压伤创面	－12.0～ －8.0（－90～－60）	间歇（吸引2～3 min，暂停1 min）
植皮创面		
真皮支架移植术	－10.6～ －6.6（－80～－50）	持续2～3 d，再间歇（吸引4～6 min，暂停1～2 min）
自体皮移植术	－10.6～ －6.6（－80～－50）	持续2～3 d，再间歇（吸引4～6 min，暂停1～2 min）

九、参考文献

[1]梁丽华.浅谈电击伤患者的临床护理体会[C].第三届世界灾害护理大会论文集,2014:1140-1140.

[2]ARNOLDO B D,PURDUE G F,KOWALSKE K,et aL.Electrícal injuries:a 20-year review[J].Burn Care Res,2004,25(6):479-484.

[3]MASHREKY S R,RAHMAN A,KHAN T F,etal,Consequences of non-fatal electrícal ínjury:fíndings of community-based natíonal survey in Bangladesh[J].lnjury,2012,43(1):109-112.

[4]吕娟,陈佳丽,李佩芳,宁宁.创伤后血糖水平对急性伤口感染的影响分析[J].华西医学,2015(10):1826-1828.

[5]李迎,陈旭东,张天琦,等:Nrf 2 激动剂 EGCG 对糖尿病伤口愈合障碍的治疗作用研究[J].中国免疫学杂志,2020,36(8):923-927.

[6]中华医学会烧伤外科学分会,《中华烧伤杂志》编辑委员会.负压封闭引流技术在烧伤外科应用的全国专家共识(2017版)

[7]《中国老年型糖尿病防治临床指南》编写组.中国老年2型糖尿病防治临床指南(2022年版)[J].中国糖尿病杂志,2022,30(1):2-51.DOI:10.3969/j.issn.10066187.2022.01.002.

29 一例糖尿病患者足部烫伤并发严重感染致截肢的个案护理

蔡小芳　王　媛　湛献能　刘美兰　温雪满　陈丽映

> **背景：**
>
> 　　糖尿病患者血糖长期控制不佳，容易导致免疫缺陷，特别是白细胞功能障碍，降低了细胞内的杀菌活性和伤口的愈合能力，同时高血糖也为真菌和细菌提供了有利的生长和繁殖条件，造成糖尿病患者死亡的主要因素之一。在患有足部并发症的糖尿病患者中，大约20％的糖尿病足溃疡患者需要进行下肢截肢，一旦截肢，不仅造成身体某些缺陷、丧失一定的运动能力，还可能导致患者出现心理障碍，严重影响患者生活质量。

一、案例介绍

［病史］

患者柏某，男，49岁，入院诊断："1.右足热液烫伤2％Ⅲ° 伴感染；2.2型糖尿病"。

主诉：右足部热水烫伤7天。

现病史：患者于7天前在家用热水泡脚时不慎烫伤右足，自涂药物（具体不详）；4天后右足出现红肿，创面开始发黑，即到当地医院住院治疗，创面进一步加深，感染加重，伴有恶臭，前来就诊，收治烧伤整形科。

既往史：糖尿病5年，不规律服用降糖药物治疗，血糖控制在10～18mmol/L。

个人史：吸烟20年，平均10～20支/日，饮酒20年，平均3两/每日。

家族史：无家族遗传病史。

269

[体格检查]

生命体征：体温36.4 ℃、脉搏104次/min、呼吸20次/min、血压150/90 mmHg、心率104次/min，律不齐、随机血糖18.6 mmol/L。

专科检查：创面分布于右足部，面积约2%，足部红肿明显，创面腐皮脱落，皮肤发黑，浮离，有波动感，全层坏死，皮下大量积液及脓性分泌物，恶臭，去掉坏死皮肤见肌腱外露、坏死、腐烂，末趾已变黑坏死，痛觉迟钝，双下肢无浮肿。

[辅助检查]

生化检验报告：酮体定量0.3 mmol/L、钾3.30 mmol/L↓，钠129.0 mmol/L↓，葡萄糖12.4 mmol/L↑，糖化血红蛋白9.4%↑，白蛋白 16.8 g/L↓，超敏C反应蛋白183.20 mg/L↑，三酰甘油 2.1 mmol/L↑；

临检检验报告：白细胞 $19.04 \times 10^9/L$↑，红细胞 $3.33 \times 10^{12}/L$↓，血红蛋白 94.0 g/L↓，中性粒细胞数 $17.10 \times 10^9/L$↑，D-二聚体5070 ug/L↑；

酶免检验报告：白介素6 220.20 pg/ml↑，降钙素原1.29 ng/ml↑；

心电图：异常，窦性心动过速，电轴左偏；

创面分泌物培养：大肠埃希氏菌。

[诊疗经过]

入院后以胰岛素抗糖、静脉营养支持、抗感染及4次手术治疗，入院第69天，患者营养得以基本纠正，感染控制，创面大部分愈合，患者坐轮椅出院，转基层医院换药治疗愈合。

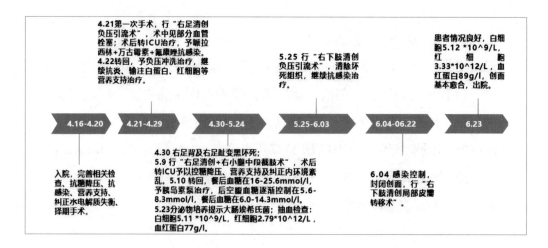

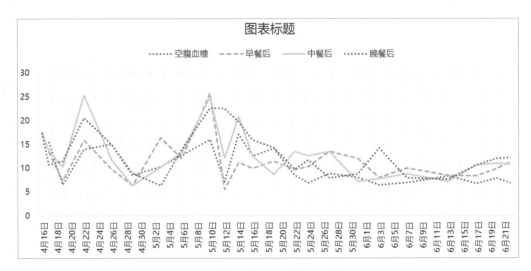

住院期间患者血糖变化情况

👨‍⚕️ 二、高级健康评估与护理

评估维度	评估内容	评估情况	护理措施
疾病/病症	1.右足烫伤2%Ⅲ°伴感染 2.高血糖 3.高血压	1.创面情况：右足部红肿明显，皮肤发黑，全层坏死，恶臭，右足末趾已变黑坏死，痛觉迟钝。实验室检查：白细胞19.04×10⁹/L↑，中性粒细胞数17.10×10⁹/L↑，白介素6 220.20 pg/ml↑；降钙素原1.29 ng/ml↑。 3.糖化血红蛋白9.4%↑，随机血糖18.6 mmol/L； 4.血压150/90 mmHg。	1.创面护理：（1）术前密切关注右足创面渗血渗液及趾端血运情况，抬高患肢，遵医嘱完善相关检查及准备；（2）术日禁食，密切关注患者血糖情况，警惕低血糖的发生；（3）术后保持负压引流管通畅，防止导管打折、受压，导致皮下积血积液，调节负压在-75至-50 mmHg，观察负压薄膜周围皮肤，有无水泡、发红等，密切关注引流液情况，警惕术后大出血；（4）行皮瓣移植术后，指导患者植皮处避免受压，活动切勿剧烈，影响皮片存活；（5）密切观察皮瓣血运、颜色、温度、有无水肿等异常情况；

评估维度	评估内容	评估情况	护理措施
疾病/病症			2.关注血糖变化，及时调整胰岛素用量； 3.遵医嘱口服降压药，观察药物疗效，嘱戒烟酒，每日摄入盐分＜5g。
健康状况	1.意识 2.生命体征 3.睡眠 4.饮食 5.营养状况 6.心理健康 7.社会支持	1.意识：清醒； 2.生命体征：体温36.4～37.0℃，脉搏90～113次/min，呼吸20～22次/min，血压126～150/79～90mmHg；随机血糖18.6mmol/L； 3.睡眠：睡眠质量可； 4.饮食：糖尿病餐。 5.营养状况：BMI：22.7kg/m^2，白蛋白16.8g/1↓，红细胞3.33×10^{12}/L↓，血红蛋白94.0g/1↓，三酰甘油2.1mmol/1↑； 6.心理健康：对于截肢难以接受，为以后生活质量担忧； 7.社会家庭关系：家庭和睦、经济良好、育有一子一女。	1.予糖尿病相关知识宣教，增强患者意识，密切关注患者血糖； 2.以每日所需总热量为2040Kcal，蛋白质摄入为1.0～1.5g/（Kg.d）的原则。指导糖尿病餐（1600Kcal），外加一日两次肠内营养剂益力佳200ml（共440Kcal），加餐时选用富含钾钙的食物，如10～15g坚果，血糖稳定时可选用100～200g猕猴桃、苹果等； 3.医务人员耐心讲解截肢的必要性，缓慢引导患者接受，同时介绍相同疾病的成功案例，增强患者信心。嘱家属给予陪伴及关心。
生理功能		1.消化系统：胃纳好； 2.循环系统：窦性心动过速，脉搏90～113次/min，血压126～150/79～90mmHg，白细胞19.04×10^9/L↑； 3.泌尿系统：排尿次数增多、尿液成分正常； 4.神经系统：痛觉迟钝；	1.动态监测患者营养指标情况，遵医嘱输注白蛋白、红细胞等营养制剂； 2.密切监测患者生命体征变化，保持规律作息，避免情绪波动，疼痛剧烈时，给予止痛药物；

评估维度	评估内容	评估情况	护理措施
生理功能	1.消化功能 2.循环功能 3.泌尿系统 4.神经系统 5.内分泌系统 6.电解质平衡	5.内分泌系统:.糖化血红蛋白9.4%↑,随机血糖18.6mmol/L,降钙素原1.29 ng/ml↑; 6.电解质平衡:血清钾3.3mmol/L,,钠129.0mmol/L。	3.为患者制定血糖控制目标:空腹血糖在7.8～10.0mmol/l,餐后血糖在7.8～13.9mmol/l,速效胰岛素早晚餐前皮下注射;因血糖控制不佳,5月10日请内分泌科会诊,调整为胰岛素泵治疗,基础率0.4U/h,大剂量餐前4U皮下注射,根据血糖变化糖尿病专科护士每日动态调整胰岛素剂量,同时,指导患者床上活动,提高胰岛素敏感性; 4.关注各离子变化,予静脉及口服补充钾离子及钠离子。
ICF自理能力	1.自理能力	1.BADL评分55分,重度依赖。	1.生活护理协助与指导; 2.术后留24小时陪人,给予照顾与支持。
风险并发症	1.感染性休克 2.下肢静脉血栓 3.跌倒/坠床风险	1.白细胞19.04×10^9/L↑,白介素6 220.20 pg/ml↑,降钙素原1.29 ng/ml↑,创面分泌物培养粪肠球菌,假丝酵母菌; 2.D-二聚体5070 ug/L↑,VTE评分:4分,中度危险; 3.跌倒/坠床风险评估:65分,高度风险。	1.关注患者体温、血压、抽血检验结果及创缘情况,操作中严格无菌操作,根据分泌物培养结果,合理使用抗菌药物; 2.制定饮水计划,每天2000 ml内,指导床上运动,如直腿抬高、关节屈曲等活动,引导戒烟、戒酒; 3.予家属及患者行防跌倒宣教,尤其在术后、导管留置期间。

三、护理问题分析

该患者发生创面经久不愈致截肢的原因可能有哪些？结合主诉、病史、体征及辅助检查进行评判性思考及判断。

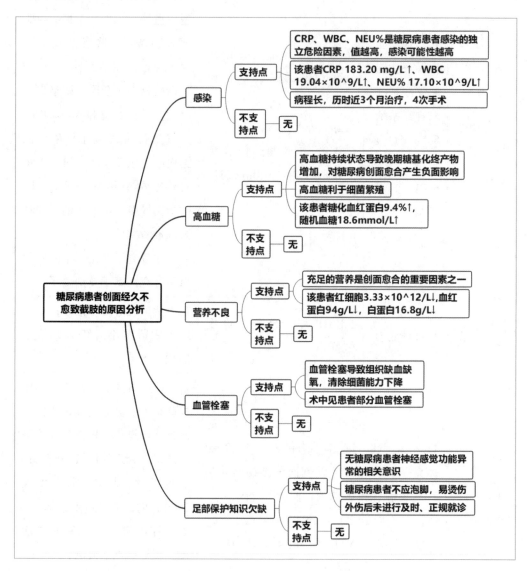

糖尿病患者创面经久不愈致截肢的原因分析

四、出院诊断

1. 右足热液烫伤2%Ⅲ°伴感染；
2. 2型糖尿病；
3. 高血压。

五、出院指导

足部保护：告知患者刚愈创面避免受压，残余创面转基层医院换药治疗，两周后回我院烧伤门诊复查。再次向患者强调因糖尿病足部神经病变保护性感觉不敏感，需做好足部的保护，避免再出现泡脚、使用热水袋的危险行为，并养成每日检查双足的习惯；其次，在截肢后，溃疡转移的发生率、再发率均升高，选择义肢时，建议到专科医院定制，避免因不合适的假肢引起皮肤受压、摩擦导致溃疡的出现，一有异常及时就医，切忌拖延。

血糖血压控制：继续遵医嘱使用胰岛素及降糖、降压药物，在家监测血糖、血压、体重并记录，耐心逐步讲解血糖管理七架马车的具体内容；同时与患者、家属建立微信联系，经常提供一些公众号、科普文章、小视频供患者学习，并学以致用，告知有疑问随时咨询。

饮食指导：告知患者饮食应定时定量，根据其饮食习惯制定家中饮食食谱，总热量为2000Kcal，主食250g，蛋白质190g，脂肪25g，蔬菜500g，每日摄入盐分不超过5g，做好饮食及血糖记录。

六、延续护理

出院后第15天，烧伤门诊随诊，患者右下肢残端已愈合，嘱可行义肢安装。内分泌门诊随诊，空腹血糖控制在5.5~7.0mmol/l，餐后血糖在8.9~13.6mmol/l，糖化血红蛋白7.2%，血压控制在120~140/67~90mmHg，三酰甘油1.7mmol/l。继续采用目前血糖血压治疗方案。

出院后第35天，微信随访，患者带义肢生活1周，右下肢残端皮肤无压红、无破损，患者及家属对生活质量满意。

七、总结与反思

糖尿病患者并发创面极易引起感染，导致创面经久不愈、甚至加重、乃至截肢的发生，尤其在患者持续高血糖、自我意识不高、创面未经正规治疗的前提下，因此，在糖尿病发病率不断上升的当今，我们应针对患者病情做好血糖管理、健康教育、日常自我行为的评估、提升足部保护意识等工作，从而提高患者的行为管理能力、自我意识水平和糖尿病知识水平，避免引起截肢等严重事件。在治疗上，需经过多团队多学科的诊治，如创伤外科、内分泌科、营养科、血管外科等共同协作，即对于此类患者，我们应采取对创面及时、有效的治疗，控制感染；血糖应给予个体化控制目标，避免"一刀切"；同时，应充分重视优质蛋白的补充，营养支持阶段，可适当放宽血糖控制目标水平，有利于创面愈合。最后，对于面临截肢的患者，应充分考虑患者日后生活质量，对于家属患者都应做好心理建设，使其积极、从容面对。

八、知识拓展

皮瓣移植是通过局部转移或者移位的方法，修复组织缺损、重建功能、再造器官和改善外形。糖尿病患者足部创面往往伴有深部组织的缺损或外露，皮瓣带有血管和神经，血供较好，还能避免新增创面，而且存活率高、抗感染能力强、弹性良好等优势，在糖尿病患者足部创面修复过程中得到临床广泛认可。在选择皮瓣时尽量避免游离皮瓣或者交腿皮瓣，尽量选择临近局部皮瓣、邻位皮瓣或邻近岛状皮瓣修复创面，邻位皮瓣因带有知名血管而常作为首选皮瓣。采用小腿穿支皮瓣结合神经营养血管皮瓣可增大皮瓣修复面积，对于足部趾跖关节平面近端的创面均可以有效修复。逆行皮瓣转移后需于皮瓣蒂部结扎大隐或小隐静脉，以减轻皮瓣静脉回流压力。

创面封闭式负压引流技术可以使创面与外界隔绝，有效防止污染和院内交叉感染、增加创面局部血流量、促进成纤维细胞的生长、降低细菌数量、缩短治疗时间。

皮瓣移植联合封闭式负压引流技术治疗糖尿病足感染性皮肤及软组织缺损效果显著，值得临床上推广应用。

九、参考文献

［1］Tardivo JP，Baptista MS，Correa JA，et al.Development of the tardivo algorithm to predict amputation risk of diabetic foot[J].PLoS ONE，2015，10（8）：e135707.Montford JR，Linas S. How dangerous is hyperkalemia?[J].J Am Soc Nephrol，2017，28（11）：3155−3165.

［2］吴晓霞，左阿芳，吴建义，等.老年糖尿病患者医院感染的临床特点及影响因素分析[J].中华医院感染学杂志，2017，27（22）：5122−5125.

［3］何继菲.老年2型糖尿病患者医院感染的危险因素分析[J].中国处方药，2020，18（1）：140−141.

［4］朱晶晶，李淑敏，.糖尿病患者四肢感染状况研究及截肢危险因素分析[J].中国卫生检验杂志.2023（15）[5]中华医学会肾脏病学分会专家组.终末期糖尿病肾脏病肾替代治疗的中国指南[J].中华肾脏病杂志，2022，38（1）：62−75.

［5］中华医学会烧伤外科学分会，《中华烧伤杂志》编辑委员会.负压封闭引流技术在烧伤外科应用的全国专家共识（2017版）[J].中华烧伤杂志，2017，33（3）：129−135.

［6］钟泉. 清创−VSD−植皮/皮瓣修复的序贯模式在糖尿病足溃疡治疗中的应用[J]. 数理医药学杂志，2018，31（7）：1078−1079.

［7］JIN J，SHI Y，GONG J，et al. Exosome secreted from adipose−derived stem cells attenuates diabetic nephropathy by promoting autophagy flux and inhibiting apoptosis in podocyte[J]. Stem Cell Res Ther，2019，10（1）：95.

［8］[10] XIANG E，HAN B，ZHANG Q，et al. Human umbilical cord−derived mesenchymal stem cells prevent the progression of early diabetic nephropathy through inhibiting inflammation and fibrosis[J].Stem Cell Res Ther，2020，11（1）：336.

［9］[11] MAXWELL K G，MILLMAN J R. Applications of i PSC−derived beta cells from patients with diabetes[J]. Cell Rep Med，2021，2（4）：100238.

30 一例2型糖尿病合并卵巢癌术后伤口愈合不良患者的个案护理

任雅欣　黄丽婷　苏雪芳　湛献能　刘美兰　吴伟珍

> 背景：
>
> 2型糖尿病（Type 2 diabetes mellitus，T2DM）又称为非胰岛素依赖性糖尿病，是由遗传因素和环境因素共同作用而形成的多基因遗传性疾病，是一种复杂的异质性的糖代谢性疾病，主要包括高血糖反应、胰岛功能受损和（或）胰岛素分泌障碍，可引起多器官或组织功能失调。卵巢癌是女性生殖系统常见的三大恶性肿瘤之一。据2020年全球癌症统计数据显示，全球卵巢癌的发病率和死亡率均居女性恶性肿瘤的前10位，居女性生殖系统恶性肿瘤的第2位。卵巢癌的治疗原则为手术为主，辅以放化疗。糖尿病合并卵巢癌患者，因体内胰岛素分泌异常加之肿瘤消耗，导致抵抗力下降，易发生术后并发症影响康复。本案例总结2型糖尿病合并卵巢癌术后伤口愈合不良患者的个案管理。

一、案例介绍

［病史］

患者关某，女，25岁，入院诊断"1.卵巢肿瘤；2.2型糖尿病"。

主诉： 进行性腹胀1+月，发现盆腔包块7天。

现病史： 患者平素月经规律，1个月前开始自觉腹胀，进行性加重，伴头晕、恶心，偶有上腹或下腹隐痛，程度轻，可自行缓解。1周前自觉腹胀明显，腹部B超提示子宫右侧见一混合回声包块约161×144×112mm，考虑卵巢肿瘤收入妇科。患者自发病以来，无畏寒、发热、乏力、纳差，无呕吐、腹泻、便秘，无尿频、尿急、排尿困难，精神可，饮食正常，睡眠欠佳，小便正常，大便每日1次，成形，体重较前无明显变化。

既往史：患者既往有2型糖尿病，规律服用双胍类降糖药。

［体格检查］

生命体征：体温36.7 ℃，脉搏95次/min，呼吸20次/min，血压108/90 mmHg，身高155 cm，体重65 kg，BMI 27.1 kg/m2。

专科检查：腹软，无压痛、反跳痛、腹肌紧张，无液波震颤，移动性浊音阴性，右侧附件区可扪及一包块，大小约16*14cm，活动度差，左侧附件区未扪及明显异常，余盆腔未扪及明显异常。

［辅助检查］

检验结果：血红蛋白111g/L↓，D-二聚体567ng/ml↑，糖化血红蛋白：6.8%↑，随机血糖：13.0mmol/L↑。

盆腔MRI检查提示：右侧腹腔见一枚囊实混合性肿块，约16.3×12.1×14.7cm，边界完整光整，内见多发分隔，实性成分＞50%，形态不规则，考虑右侧卵巢来源，盆腔内未见肿大淋巴结。

［诊疗经过］

患者入院后完善术前各项检查，予术前血糖管理，血糖波动于6.5～9.5mmol/L，达到手术血糖控制标准（血糖≤10mmol/L），行腹式右侧卵巢输卵管切除术+大网膜切除术+阑尾切除术+腹壁病损切除术+盆腔置管引流术，术后第五天患者出现发热、腹部伤口愈合不良情况，伤口较多黄白色渗液，予清洁换药效果不明显，请外科会诊后行腹部VSD治疗，加强抗感染对症处理，术后第十一天体温正常，腹部伤口红润、无红肿渗液，予拆除腹部VSD，于术后第十二天出院。

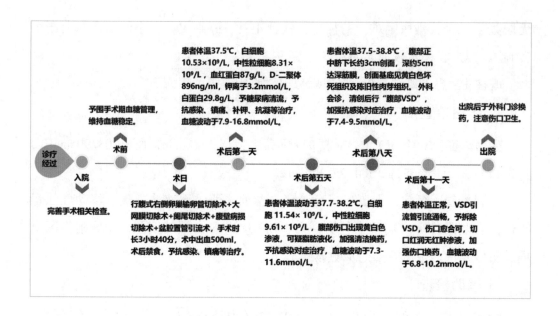

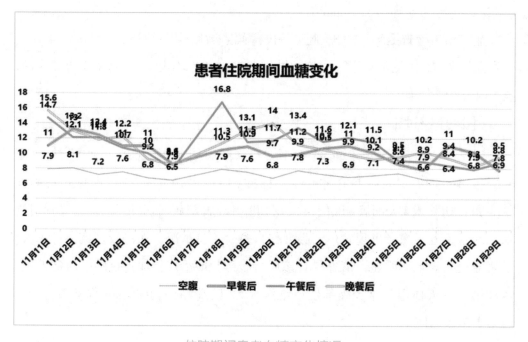

住院期间患者血糖变化情况

二、高级健康评估与护理

评估维度	评估内容	评估情况	护理措施
疾病/病症	1.糖尿病 2.卵巢癌	1.糖化血红蛋白6.8%，随机血糖13.0mmol/L； 2.盆腔MR结果：右侧腹腔见一枚囊实混合性肿块，约16.3×12.1×14.7cm，边界完整光整，内见多发分隔，实性成分＞50%，形态不规则，考虑右侧卵巢来源，盆腔内未见肿大淋巴结。	1.积极降糖治疗，予糖尿病知识宣教及饮食、活动、用药指导，监测患者血糖情况； 2.观察患者腹胀情况，定期测量腹围，关注大便情况，保持大便通畅。
健康状况	1.生命体征 2.睡眠 3.饮食 4.营养 5.皮肤	1.术后第五天，患者体温38.2℃，脉搏98次/min，呼吸20次/min，血压112/68mmHg； 2.饮食：糖尿病普食； 3.睡眠：易醒； 4.营养状况：BMI：27.1kg/m²，超重；总蛋白50.1g/L，白蛋白29.8g/L，血红蛋白87g/L； 5.腹部伤口出现黄白色渗液。	1.及时予药物联合物理降温，监测患者体温变化；关注患者感染指标变化，根据血培养药敏试验结果选用合适抗生素； 2.向患者及家属说明病情、治疗方法和护理措施，缓解其焦虑抑郁情绪，通过听轻音乐及渐进式音乐放松等方式帮助患者改善睡眠质量； 3.增加优质蛋白如肉、蛋、奶的摄入，根据机体需要量，每日应摄入优质蛋白0.8g/kg；同时遵医嘱静脉输注人血清白蛋白人血白蛋白改善患者营养状况； 4.指导患者多吃含铁丰富食物，包括动物肝脏、瘦肉、动物血等，同时口服补血药物改善患者贫血情况；

续表

评估维度	评估内容	评估情况	护理措施
健康状况			5.严格执行无菌操作原则，加强伤口换药，保持伤口敷料清洁干燥。
生理功能	内分泌代谢系统	血糖波动于7.3~11.6 mmol/L。	1.饮食指导：指导患者少食多餐，根据患者情况每日制定1500～1800Kca糖尿病普食餐单； 2.活动指导：指导患者每次活动30 min 为宜，餐后1h进行，运动强度以皮肤微出汗为度，需家属陪同，带些甜点，以防低血糖； 3.用药指导：三餐前规律服用双胍类降糖药。 4.每日监测患者血糖变化。
ICF自理能力	日常生活自理能力	BADL评分80分，无需依赖，无需他人照护。	指导患者床上活动及离床活动：床上活动以踝泵运动为主，预防下肢深静脉血栓发生；离床活动遵循如上活动指导。

评估维度	评估内容	评估情况	护理措施
风险与并发症	术后并发症：伤口愈合不良	1.腹部正中脐下长约3cm创面，深约5cm达深筋膜，创面基底见黄白色坏死组织及陈旧性肉芽组织； 2.患者体温波动在37.5～38.8℃，血象结果示：降钙素原0.46ng/ml，CRP 133.84mg/L，白细胞12.61×10⁹/L，中性粒细胞11.54×10⁹/L，血培养阳性（革兰氏阴性杆菌），考虑血流感染。	1.请外科会诊，予伤口清创后行负压封闭引流术，调节负压维持在0.02–0.04Mpa，保证持续有效的引流； 2.保持引流管通畅，避免扭曲、折叠、受压、阻塞； 3.观察并记录引流液的性状、颜色、量，负压瓶内引流液超过2/3及时倾倒； 4.保持负压引流装置密闭性，泡沫及薄膜应处于瘪陷状态，保证有效负压； 5.利用冰敷和口服布洛芬降温处理，指导患者及时更换汗湿衣物； 6.根据患者药敏实验结果选用头孢类抗生素静脉滴注； 7.监测患者生命体征情况，记录24小时出入量情况。
	术后并发症：有深静脉血栓形成的风险	1.Caprini血栓风险评分8分（"目前存在恶性肿瘤"评分3分，"大手术，手术时长≥3h"评分5分），提示患者是深静脉血栓形成极高危人群； 2.D-二聚体896ng/ml↑。	1.健康宣教：告知患者术后早期下床活动的重要性；患者术后若恢复饮食，告知患者多饮水，避免血液凝滞； 2.指导患者踝泵运动技巧，予气压治疗，监测患者凝血功能及D-二聚体的情况； 3.遵医嘱使用低分子肝素钠皮下注射预防血栓。

三、护理问题分析

结合患者主诉、病史、体征及辅助检查，分析患者术后发生伤口愈合不良的原因。

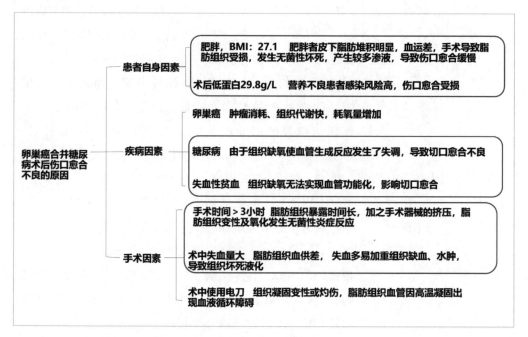

图　卵巢癌合并糖尿病术后伤口愈合不良的原因分析

四、出院诊断

1. 卵巢黏液粘液性囊腺瘤；
2. 2型糖尿病；
3. 伤口愈合不良。

五、出院指导

患者一般状态好，体温正常，血糖控制可，腹部伤口愈合良好，无下腹痛及阴道出血。指导患者出院后继续落实居家血糖管理及伤口管理措施，包括：

饮食指导： 保证饮食均衡和食物多样化，粗细搭配，尽量选用绿色蔬菜及粗粮，三餐定时定量进餐。烹调方式多选用清蒸、煮、拌等；少选炸、烤、烟熏、腌制等。

用药指导： 严格按照出院医嘱服用药物，不可随意增减降糖药的剂量，定期内分泌门诊复查，医生根据血糖情况调整糖尿病用药方案。

运动指导： 制订个体化的运动计划，循序渐进控制体重下降，通常餐后1小时，运动30分钟，可选择散步、太极拳等有氧运动。避免空腹运动，以免引起低血糖。随身携带饼干、糖果等食品，在发生心慌、饥饿感等低血糖反应时及时进食。

血糖监测： 指导患者定期监测末梢血糖并记录，至少每3个月检测糖化血红蛋白（HbA_1c）。

5.定期外科门诊伤口换药，注意保持伤口敷料干洁，如有渗湿应及时更换，伤口结痂前不能进行淋浴，每日擦浴，保持清爽，避免伤口二次感染。

六、延续护理

患者出院后第二天就诊于外科门诊，查看伤口红润、无渗血渗液，予常规清洁换药。患者体温正常，加强伤口护理指导，指导患者进食富含肉、蛋、奶等富含蛋白质的食物。之后每隔一天继续于外科门诊换药，伤口恢复良好。

出院后于内分泌门诊复查，患者在家自测血糖，空腹血糖波动于5.8～7.2mmol/L，餐后血糖波动于7.9～11.6mmol/L，医生评估患者情况，继续予原方案用药，继续加强饮食及运动指导。

七、总结与反思

该例卵巢恶性肿瘤合并糖尿病患者，术后出现失血性贫血且血糖波动范围大，应关注其饮食管理问题，此个案中由于食堂饮食的单一，无法制定个体化营养食谱，导致饮食指导方面有所欠缺。

对于妇科恶性肿瘤患者术后应做好伤口管理，尤其该患者合并2型糖尿病，应有预见性采取相应预防措施，落实围术期血糖管理措施，维持血糖波动稳定。术后应规范化落实伤口护理措施，加快患者手术切口的愈合，减轻患者的不适感，出现病情变化及时干预处理。

在临床工作中要应用多学科协作模式，结合评判性思维，应用多学科协作模式，尽早发现问题并及时请相应专科处理，始终做到以患者为中心，提供优质诊疗护理服务。

八、知识拓展

负压封闭引流技术

负压封闭引流技术（Vacuum Sealing Drainage，VSD）是指用内含有引流管的聚乙烯酒精水化海藻盐泡沫敷料来覆盖或填充皮肤、软组织缺损的创面，再用生物半透膜对其进行封闭，使其形成一个密闭空间，最后把引流管接通负压源，通过可控制的负压来促进创面愈合的一种全新的治疗方法。目前，VSD技术适应症包括：创伤科有大面积皮肤缺损，撕脱伤，爆炸式伤等；骨科有开放性骨折合并皮肤、软组织缺损，截肢术后等；普外科有创面引流，挤压综合征等；烧伤整形科有烧伤所致皮肤、软组织缺损等。

VSD技术促进创面愈合主要通过以下几方面发挥作用：（1）及时清除引流区的渗出物和坏死组织，创面环境较为清洁，减少细菌数量，防止感染扩散和毒素吸收；（2）持续负压状态可改善创面局部微循环，低负压（<300 mmHg）刺激肉芽组织生长，缩短创面愈合时间；（3）有效降低血管通透性，减轻创面组织水肿；（4）负压闭式引流技术通过促进机体纤溶蛋白激活物及其他酶的释放，对伤口进行自溶性清创。

在使用VSD技术过程中，需注意：（1）对有明显适应证者，应早期合理应用；（2）VSD引流不能代替清创，早期彻底清创仍是必要的；（3）注意保持其密闭性，维持持续稳定的负压；（4）定期消毒皮肤，根据渗液情况3～7天更换1次VSD，必要时随时更换贴膜重建负压；（5）严防引流管被拉扯、压迫或折叠，避免装置移位，确保负压吸引有效；（6）若脓液、渗出物较多，可加快生理盐水滴速，冲洗管道；若管道堵塞，常规方法无法解决，则更换装置。

VSD作为一种新型的创面修复的前沿技术方法，使得急性创面和慢性创面的治疗发生了革命性的变化，给医生提供了一种创面封闭或修复的简单、经济、安全有效的治疗方法，同时帮助减轻患者痛苦，促进疾病康复，在临床工作中意义重大。

九、参考文献

[1]曹毛毛，陈万青. GLOBOCAN 2020全球癌症统计数据解读[J]. 中国医学前沿杂志（电子版），2021，13（3）：63-69.

[2]Nasioudis D，Chapman-davis E，Frey MK，et al. Management and prognosis of ovarian yolk sac tumors; an analysis of the National Cancer Data Base[J]. Gynecol Oncol，2017，147（2）：296-301.

[3]NORMAN G，GOH E L，DUMVILLE J C，etal.Negative pressure wound therapy for surgical wounds healing by primary closure[J].Cochrane Database Syst Rev,2020,6（6）：CD009261

[4] Kocaaslan FND，Ozkan MC，Akdeniz Z，Sacak B,etal. Use of abdominal negative pressure wound therapy in different indications：a case series．J Wound Care.2019 Apr 2；28（4）：240-244.

[5] 李健，李定超，刘丰，等.封闭负压引流技术联合重组人碱性成纤维细胞生长因子在慢性难愈合创面中的临床应用[J].现代实用医学，2023，35（4）：522-524.

[6] 陆永攀，刘明，丁亮，等.负压封闭引流技术促进创面愈合机制的研究进展[J].中国中西医结合外科杂志，2018，24（1）：121-124.

[7]黄瑜.剖宫产后腹部切口愈合不良危险因素及VSD技术在治疗中的作用[D].福建医科大学，2021.

任雅欣　黎倩婷　陈宝莹　湛献能　刘美兰　吴伟珍

> **背景：**
>
> 近年来，我国成人糖尿病患病率持续上升，已高达 11.9%，且发病年龄日趋年轻化。恶性肿瘤也是严重威胁我国人群健康的主要公共卫生问题之一。有调查显示，我国恶性肿瘤的发病率远高于世界平均水平。化疗是治疗恶性肿瘤的主要手段之一，17% 的化疗患者伴有糖尿病或血糖升高，同时化疗药物及化疗辅助药物亦可诱发或加重糖尿病发展。化疗期间由糖尿病引起的并发症，死亡率可达 5%。

一、案例介绍

[病史]

患者张某，女，75岁，入院诊断"1.子宫内膜癌IB期术后第二次化疗后；2.2型糖尿病；3.高血压病3级（高危）；4.高脂血症"。

主诉：子宫内膜癌术后第二次化疗后，入院行第三次化疗

现病史：患者于2023-12-20行腹腔镜下全子宫＋双附件切除＋双侧盆腔淋巴清扫＋盆腔置管引流术，术后予紫杉醇＋卡铂行两次静脉化疗，第一次化疗血糖波动在5.5-15.7mmol/L，第二次化疗血糖波动在6.5-18.1mmol/L，过程顺利。现入院行第三次化疗，患者一般情况好，精神、食欲好，睡眠一般，大小便正常，体重较前无明显改变。

既往史：10余年前确诊"高血压、高脂血症"，平素血压控制在150-159/70-79mmHg；10余年前确诊"2型糖尿病"；既往肝肾功能无异常，1余月前复查肌酐

升高。

家族史：兄弟姐妹均有"糖尿病"。

［体格检查］

生命体征：体温36.3℃，脉搏73次/min，呼吸20次/min，血压150/74 mmHg，体重：77 KG，身高：162 cm，BMI：29.3 kg/m²。

专科检查：阴阜皮肤肿胀，阴道畅，阴道残端愈合可，盆腔空虚。

［辅助检查］

急诊肝功+急诊生化：ALT 85.8 U/L↑，肌酐84μmol/L↑，葡萄糖：14.59 mmol/L↑，糖化血红蛋白：8.3%↑。

双下肢静脉超声：右侧小腿皮下软组织水肿，双侧股静脉、大隐静脉近心段、股浅静脉、腘静脉、胫后静脉、腓静脉未见明显血栓形成。

［诊疗经过］

入院当天完善各项检查，入院第二天行紫杉醇+卡铂静脉化疗，于化疗前8小时和4小时口服地塞米松15 mg预处理，化疗当天血糖波动范围为14.5－26.4 mmol/L，血压波动范围为101－143/51－73 mmHg，联合内分泌、营养科团队结合患者病情、治疗、饮食、运动等情况予以及时调整，使患者血糖逐渐平稳；水化当天血糖波动范围为8.4－16.8 mmol/L，血压波动范围为114－136/61－75 mmHg。患者情况可，血糖平稳，无发热、恶心呕吐等不适，于第四天出院。

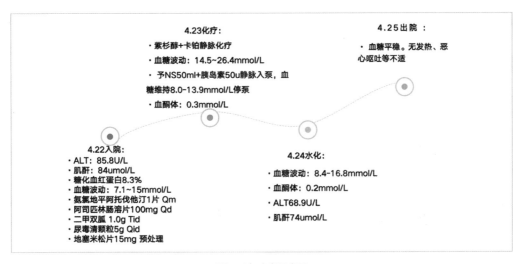

图 诊疗经过图

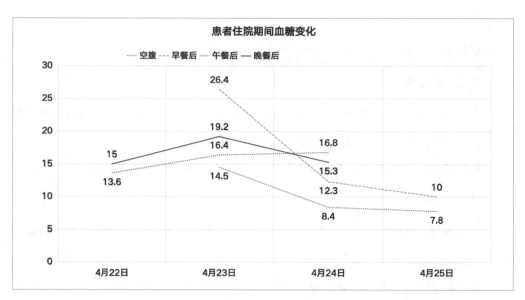

住院期间患者血糖变化情况

化疗住院期间	血糖波动	控糖方案	每日总热量
第一次	5.5-15.7mmol/L	二甲双胍 1gTid	1400kcal
第二次	6.5-18.1mmol/L	二甲双胍 1gTid	1400kcal
第三次	7.1-26.4mmol/L	二甲双胍 1gBid+达格列净 10mg Qm 予NS50ml+胰岛素50u静脉入泵，根据血糖调节速度，血糖维持8.0-13.9mmol/L停泵	1250kcal

患者住院期间控糖方案比较

二、高级健康评估与护理

评估维度	评估内容	评估情况	护理措施
疾病/病症	1.子宫内膜癌IB期 术后第二次化疗后 2.糖尿病 3.高血压 4.肝功能肾功能异常	1.血压波动在101－150/51－73mmHg，无头痛、头晕、视物模糊等不适； 2.ALT85.8U/L，肌酐84μmol/L。	1.观察生命体征、意识、呼吸，有无头痛、恶心、呕吐等表现；出入量变化； 2.监测血压变化，按时服用降压药，切勿擅自停药；服药后避免长时间站立预防直立性低血压，避免用过热的水洗澡； 3.老年糖尿病患者降压目标为140/90mmHg，以降低心血管疾病风险； 4.予复方甘草酸苷护肝，肾毒清对症治疗，老年糖尿病患者每3个月对肾脏功能进行评估。
健康状况	1.睡眠 2.饮食 3.营养 4.皮肤	1.睡眠：入睡难，易醒； 2.饮食：糖尿病高蛋白膳； 3.营养状况：BMI：29.3kg/m²，肥胖，总蛋白69.5g/L，白蛋白40.8g/L，恶心，食欲减退，胃纳一般； 4.皮肤：双侧小腿凹陷性水肿。	1.运用音乐放松疗法，必要时药物辅助治疗改善睡眠； 2.指导患者可闻柠檬缓解恶心症状；使用子午流注治疗仪处理恶心呕吐，选择内关、足三里、中脘等穴位； 3.制定饮食计划，摄入能量1250kcal，指导患者选择低GI、高蛋白食物的摄入，如鱼虾、家禽肉类、豆制品等； 4.抬高下肢20°－30°，指导每天开展踝泵运动，安排在早、中、晚、睡前，每次3～5分钟；皮肤瘙痒时勿抓挠，避免皮肤破损，穿着舒适的鞋服；活动遵循"三个30秒"。

续表

评估维度	评估内容	评估情况	护理措施
生理功能	1.泌尿功能 2.内分泌代谢系统	1.泌尿系统：尿量2500–3000ml/日，肌酐84μmol/L； 2.内分泌系统：血糖7.8–26.4 mmol/L，糖化血红蛋白8.3%，伴口干、多饮、多尿，呼吸无异味。	1.观察生命体征、神志、酮体，出入量等变化； 2.使用口服降糖药+静脉胰岛素泵降糖治疗，动态监测血糖；观察有无心悸、手抖、出汗等低血糖的反应； 3.根据患者身高体重制定个性化糖尿病饮食，定时定量； 4.制定个性化运动计划，选择有氧运动，如散步、八段锦等，每次活动30 min 为宜，餐后 1 h 进行，运动强度以皮肤微出汗为度，需家属陪同，带些甜点，以防低血糖； 5.监测肝肾功能等生化指标，关注体重。
ICF自理能力	1.躯体活动和移动功能 2.日常生活自理能力	1.BADL评分95分，生活完全自理； 2.输液持续时间长达16h，活动受限。	1.指导患者床上活动：如踝泵运动，手指操，脚步律动操等，每天3–5次，每次3～5分钟； 2.加强日常活动指导，动作宜从容轻缓，遵循起床"三部曲"，即起床前躺30s，坐30s，站30s，不宜大幅度动作，猛转身扭头/屏气等，防止发生意外。

评估维度	评估内容	评估情况	护理措施
风险并发症	1.跌倒/坠床风险 2.深静脉血栓形成（DVT）风险 3.酮症酸中毒风险	1.跌倒/坠床风险评估：35分，中度风险； 2.根据Khorana风险评估量表，DVT评分1分为中风险，双下肢浮肿，B超提示：双下肢血流通畅； 3.血糖最高26.4mmol/L，酮体0.3mmol/L，伴口干、多饮、多尿，呼吸无异味。	1.防范跌倒措施：保持病房光线适宜，物品摆放有序，地面平坦干燥；卫生间采用坐式便器，设有扶手、呼叫铃；衣物要大小合适，穿防滑拖鞋；改变体位时，谨记"三部曲"； 2.遵嘱进行踝泵运动，晨起则穿着弹力袜，每天至少8小时；每天保证饮水量2000ml以上，避免血液凝滞。 3.注意观察患者有无头痛、嗜睡、呼吸深快，呼吸是否伴有烂苹果味等症状，如出现酮症酸中毒，可用胰岛素加入生理氯化钠溶液中，4~8 U/h泵入，同时补充体液纠正酸中毒。

🩺 三、护理问题分析

　　该患者化疗期间发生高血糖的原因可能有哪些？结合主诉、病史、体征及辅助检查进行评判性思考及判断。

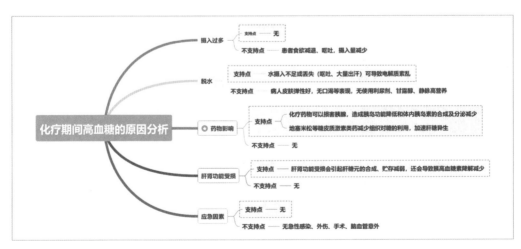

化疗期间高血糖原因分析

四、出院诊断

1. 为肿瘤化学治疗疗程：子宫内膜癌术后第三次化疗后；

2. 子宫内膜恶性肿瘤：子宫内膜样腺癌IB期；

3. 2型糖尿病；

4. 高血压病3级（高危）；

5. 高脂血症。

五、出院指导

通过有效的干预护理，患者一般情况好，无恶心、呕吐，无腹痛、腹泻等不适，水化当天血糖趋于平稳，血糖波动在8.4 – 13.8 mmol/L，血压波动在115 – 135 / 67 – 86 mmHg。

饮食指导：建议每天摄入能量1250 – 1500 kcal，全谷物占主食的1/3；清淡饮食，定时定量进餐，先吃蔬菜，后吃主食，每日蔬菜摄入量为500克左右，深色蔬菜占1/2以上；每日的烹调用油量在30克以内，盐摄入量不超过 5 g/ 天。

血糖监测：每日监测空腹及餐后2小时血糖，制订个体化目标及控糖方案，空腹血糖：7.8 – 10.0 mmol/L，餐后2h血糖：10.0 – 13.9 mmol/L。

运动指导：适当进行有氧运动，如散步、八段锦等，运动强度以个体可耐受为前提，理想状态至少每天锻炼 30 min、每周 3 – 5 天 。运动过程中应防止跌倒及运动后低血糖，一旦发现应及时处理。

药物指导：按时按量用降压药、降糖药及降脂药，避免自行加量或减量，定期内分泌科及心血管科随诊。

六、延续护理

本次出院21天后患者完成第四次化疗，降糖药由单联改为双联，血糖控制7.7 – 13.4 mmol/l，血压波动为121 – 125 / 67 – 76 mmHg，肿瘤随访门诊按时复诊，内分泌科及心血管科随诊。

七、总结与反思

通过此个案管理的启发：关注患者化疗前血糖控制对于化疗进程至关重要。对于糖尿病合并肿瘤这样的疾病，可以从获取知识、服用药物和血糖监测等多方面坚持正确的健康行为控制血糖，从而延缓并发症的发生和发展，改善生活质量。因此，我们医护工作者，应当给予患者个体化的关注。针对本案例中老年糖尿病化疗患者，在饮食指导上应该更详细具体，给患者介绍吃多少，如何吃，药物对血糖的影响，如何正确地活动，消除患者的焦虑情绪。同时，指导家属协助患者做好糖尿病自我管理及化疗期间居家护理，促进预后。

八、知识拓展

外源性糖皮质激素（glucocorticoid，GC）摄入过多有可能通过多种机制引起血糖不同程度升高，一方面，GC可影响肝脏、骨骼肌、脂肪组织等多种糖代谢相关重要器官和组织，如GC可促进肝脏糖异生与糖原分解，增加肝糖输出，促进肝脏脂质堆积；GC可抑制肌糖原合成、促进骨骼肌脂肪异位沉积及胰岛素抵抗，从而抑制骨骼肌对葡萄糖的利用。另一方面，GC又通过直接作用导致胰岛β细胞分泌胰岛素功能受损，促进β细胞凋亡，并引起胰高糖素合成和释放增加。

GC相关糖代谢异常的发生速度：GC使用的剂量越大、时间越长，发生血糖异常比例越高。临床应特别注意的是GC使用后血糖异常发生之快。一项用血糖仪测定指尖血糖动态观察非糖尿病患者，使用大剂量GC（强的松≥25 mg/d或地塞米松≥4 mg/d）后48 h内空腹和三餐后2 h血糖的研究显示，48%的患者平均血糖>8.0 mmol/L，14%的患者血糖>10.0 mmol/L，70%的患者血糖至少1次>10.0 mmol/L。

九、参考文献

[1] 中国抗癌协会肿瘤内分泌专业委员会，重庆市中西医结合学会肿瘤内分泌分会，周琦，等.肿瘤相关性高血糖管理指南（2021年版）[J].中国癌症杂志，2021，31（7）：651-688.

[2]李薇.恶性肿瘤患者合并糖尿病或高血糖化疗期间的护理[J].中国肿瘤外科杂志，2017，9（4）：273-275.

[3]姚瑞英,陈梅.糖尿病血糖管理技术在老年糖尿病患者中的应用进展[J].齐齐哈尔医学院学报,2024,45(7):675-679.

[4]Wang AY，Brimble KS，Brunier G，et al. ISPD Cardiovascular and Metabolic Guidelines in Adult Peritoneal Dialysis Patients Part I-Assessment and management of various cardiovascular risk factors[J]. Perit Dial Int，2015，35（4）：379-387.

[5]何雪丽，倪忠梅，王铁英，等.标准化健康教育在糖尿病患者管理中的应用效果观察[J].中国标准化，2024（4）：281-284.

[6]国家老年医学中心,中华医学会老年医学分会,中国老年保健会糖尿病专业委员会.中国老年糖尿病诊疗指南(2024版)[J].中华糖尿病杂志,2024,16(2):147-189.

[7]叶红英,李益明.糖皮质激素对血糖的影响及其处理[J].中华糖尿病杂志,2021,13（1）:1-4.

32 一例妊娠合并糖尿病酮症的个案护理

陶　婷　吴伟珍　连　雪　湛献能　刘美兰　王银阁

> **背景：**
>
> 妊娠期糖尿病（gestational diabetes mellitus，GDM）是妊娠期间常见的并发症之一，孕期血糖控制不佳，孕期体重不增长可能会导致糖尿病酮症，严重者可致糖尿病酮症酸中毒。妊娠合并糖尿病酮症酸中毒是产科严重并发症之一，导致母体代谢紊乱，危及母儿安全，引起胎儿窘迫、胎死宫内等。

一、案例介绍

［病史］

患者盘某，女，28岁，入院诊断："1.糖尿病伴有酮症酸中毒；2.糖尿病合并妊娠；3.中度贫血；4.妊娠合并霉菌性阴道炎；5.低钾血症；6.急性支气管炎；7.孕5产3孕34+3周单活胎(妊娠状态)"。

主诉：血糖异常，咳嗽、咳痰。

现病史：患者2019–07–17孕26+周外院75g OGTT示：空腹11.53mmol/L–1小时22.38mmol/L–2小时23.72mmol/L。糖化血红蛋白6.5%，孕期未监测血糖，未予治疗。3天前出现咳嗽、咳痰，咽痛，无伴发热，流涕等不适，2019–8–27于外院住院治疗，外院查随机血糖18.6mmol/L，尿常规：尿酮体3+，建议转入我院。孕前体重60kg，现体重60kg，身高150cm，BMI26.67kg/m²，孕期体重增长0kg。

家族史：父母体健。

孕产史： 孕5产3，其中：2012年孕32+周因"个人因素"引产1次，2013年外院顺产1女婴重3.5kg，2014年外院顺产1女婴2.25kg，2017年孕20+周自然流产1次。

[体格检查]

生命体征： 36.5℃ BP 118/76mmHg，心率124次/min。

专科检查： 宫高31cm，腹围99cm，先露头，未衔接。胎方位头位，未衔接。胎心140次/min，胎心规则，律齐。

[辅助检查]

血糖及血酮体： 2019-8-27入科时血糖17.7mmol/L，产科血酮体3.1mmol/L

糖化血红蛋白： 32+5W 10.5%

血气分析： 酸碱度7.223↓，乳酸2.1↑，二氧化碳分压28.1↓，血清碳酸氢根16↓

血常规： 白细胞$11.75 × 10^9$/L↑，中性粒细胞总数$7.83 × 10^9$/L↑，红细胞$3.77 × 1012$/L↓，血红蛋白92g/L↓

生化组合检查： 总蛋白59.8g/L↓，白蛋白32.3g/L↓，钾2.84↓，

超声胎儿体重： 32+1w 2085g，胎儿脐血流未见异常

其他： 心电图、眼底检查、肝胆彩超、胸片未见异常，心动彩超显示轻微三尖瓣反流，左室顺应性减低，左室收缩功能正常。

[诊疗经过]

入院后予完善各项检查，进行抢救，容量复苏治疗，扩容治疗，监测生命体征及出入量。降糖、降酮方案：使用静脉胰岛素泵降糖及降酮治疗，q1h监测血糖、血酮体等指标。根据血糖情况调整胰岛素用量，1小时内降糖目标5mmol/L，目标血糖为6-10mml/L。维持水、电解质平稳，补钾。保持能量摄入，持续胎心监测。复查血气、血酮体。经8h治疗，血糖由17.7mmol/L降至9mmol/L，降幅8.7mmol/L，血酮体由3.1降至0.3mmol/L，恢复阴性，患者无诉不适。予抗生素治疗，定期复查感染指标，雾化排痰。住院12天后，血糖基本稳定，胎心监护良好，予出院追踪随访。

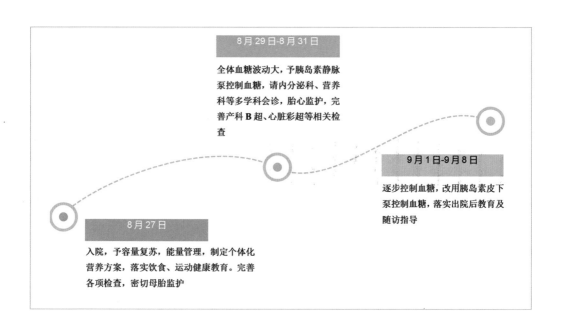

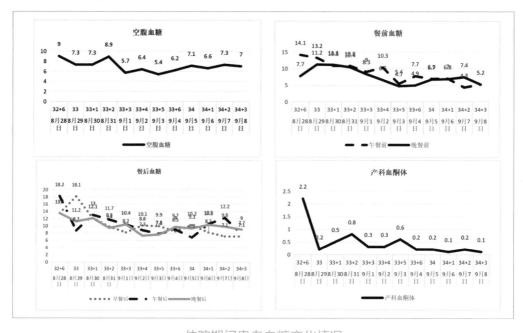

住院期间患者血糖变化情况

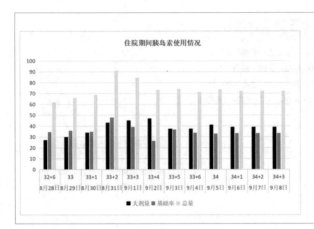

日期	孕周	大剂量	基础率	总量
8月28日	32+6	27	34.63	61.63
8月29日	33	30	35.85	65.85
8月30日	33+1	34	34.75	68.75
8月31日	33+2	43	48	91
9月1日	33+3	45	39.25	84.25
9月2日	33+4	47	26.3	73.3
9月3日	33+5	37.5	36.8	74.3
9月4日	33+6	37.5	33.8	71.3
9月5日	34	41	33	74
9月6日	34+1	39	33.4	72.4
9月7日	34+2	39	33.4	72.4
9月8日	34+3	39	33.4	72.4

住院期间胰岛素注射方案

二、高级健康评估与护理

评估维度	评估内容	评估情况	护理措施
疾病/病症	1.妊娠合并糖尿病 2.酮症酸中毒 3.上呼吸道感染	1.血糖控制不佳，OGTT检测结果11.53mmol/L-1小时22.38mmol/L-2小时23.72mmol/L、糖化血红蛋白10.7%、血气分析酸碱度7.223↓、乳酸2.1↑、二氧化碳分压28.1↓，血清碳酸氢根16↓、血酮体3.1mmol/L； 2.血常规：白细胞$11.75×10^9$/L↑，中性粒细胞总数$7.83×10^9$/L↑，红细胞$3.77×10^{12}$/L↓，血红蛋白92g/L↓。	1.入院监测监测血糖、予补液、胰岛素治疗、纠正电解质治疗，予胎心监护、胎儿超声监测、心电监护吸氧等治疗； 2.予抗感染治疗。

评估维度	评估内容	评估情况	护理措施
健康状况	1.生命体征 2.饮食 3.营养状况 4.心理状况 5.社会支持	1.生命体征:36.5 ℃ BP 118/76mmHg,心率124次/min,随机血糖17.7mmol/L,血酮体3.1mmol/L、呼吸无烂苹果气味; 2.饮食:糖尿病膳食; 3.营养状况:孕前体重60kg,现体重60kg,身高150cm,BMI 26.67kg/m^2,孕期体重增长0kg。体重不长。32+周胎儿超声2085g,与孕周基本相符; 4.心理问题:患者自诉紧张焦虑,担心胎儿安全,SAS评55分,轻度焦虑; 5.社会家庭关系:家庭支持力度差,经济条件差。	1.讲解目前病情进展情况,胎儿状况,鼓励家属进行关爱支持,请社工服务、心理科会诊。 2.营养科会诊制定营养管理方案。
生理功能	1.呼吸系统 2.消化功能 3.营养指标 4.循环功能 5.内分泌代谢	1.呼吸系统:上呼吸道感染,咳嗽咳痰; 2.消化系统:食欲良好;胃口可; 3.营养指标:总蛋白59.8g/L↓,白蛋白32.3g/L↓;孕期体重增长0kg; 4.循环系统:血红蛋白92g/L,白细胞11.75×10^9/L↑,中性粒细胞总数7.83×10^9/L↑,红细胞3.77×10^{12}/L↓。 5.内分泌系统:血糖17.7mmol/L,糖化血红蛋白10.5%、血酮体3.1mmol/L;	1.制定每日摄入能量不低于1800kcal,碳水化合物不低于175g; 2.开设两条静脉通道、补液,予静脉持续泵入胰岛素、q1h监测血糖、血酮体、静脉胰岛素泵持续泵入调整血糖,根据血糖调整胰岛素方案、制定阶段性降糖目标、指导孕妇识别低血糖症状、制定低血糖应对措施; 3.指导取舒适体位、排痰的技巧,密切关注抗感染治疗及相关感染指标。

续表

评估维度	评估内容	评估情况	护理措施
ICF自理能力	自理能力 跌倒/坠床风险	BADL评分100分，0自理跌倒/坠床风险评估：0分，低风险	指导患者穿防滑拖鞋
风险	1.糖尿病酮症和酮症酸中毒再次发生的危险 2.胎儿宫内的风险	入院血气分析：酸碱度7.223↓，乳酸2.1↑，二氧化碳分压28.1↓，血清碳酸氢根16↓	1.密切观察血糖、血酮体情况，每班定时检查胰岛素泵通畅性； 2.指导孕妇自数胎动，定时胎心监护。

三、护理问题分析

该患者发生糖尿病酮症的原因可能有哪些？结合主诉、病史、体征及辅助检查进行评判性思考及判断。

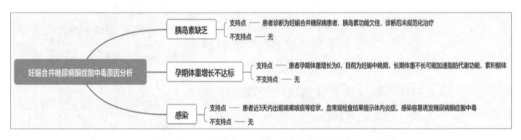

妊娠合并糖尿病酮症酸中毒的原因分析

四、出院诊断

1.糖尿病伴有酮症酸中毒；

2.糖尿病合并妊娠；

3.中度贫血；

4.急性支气管炎；

5.孕5产3孕35+5周单活胎（妊娠状态）。

五、出院前指导

该患者住院期间经过内分泌科、营养科及产科多学科会诊后血糖稳定出院。患者居家使用皮下胰岛素泵控制血糖，出院前针对饮食、运动及胰岛素泵管理、母胎监测进行指导。

胰岛素泵使用指导：指导患者掌握胰岛素泵注射部位皮肤的观察，如果出现皮肤红、痒、硬结等不适，及时返回医院进行更换。考核患者是否掌握皮下胰岛素泵大剂量注射、胰岛素基础率调整，胰岛素泵暂停等功能使用的熟练程度，出院前患者掌握胰岛素注射技巧及低血糖的应对措施。

母胎监护指导：指导患者每天规律数胎动，监测胎儿生长发育情况，向患者宣教正常胎动规律，如果出现胎动减少或者增多等异常情况及时返院观察。每周定期返回产科门诊进行胎心监测。

饮食指导：根据妊娠期高血糖指南推荐孕中后期推荐每日能量摄入为1800-2000kcal，指导患者确保碳水化合物的摄入，建议碳水摄入占总热量的50-60％、蛋白质占总热量的15-20％、脂肪占总热量的25-30％，膳食纤维不低于25-30g。选择中低GI的食物，每天进食5-6餐，增加膳食纤维的摄入量。考虑患者文化程度低，家庭经济差，出院前与患者沟通，共同制定出院后的饮食具体计划，便于落实。每周一次产科门诊复诊，每天微信随访群线上复诊。

运动指导：根据患者身体情况评估的结果制定运动方案，因患者血糖稳定且无运动禁忌症，该患者居家以轻体力活动为主。指导患者出院后以散步和孕妇体操为主，结合抗阻力运动，可使用哑铃或者同等重量的矿泉水瓶作为抗阻力锻炼的器材，每次散步15-20分钟，循序渐进。选择餐后20分钟后开始锻炼，避免空腹锻炼。运动时要备好加餐食物，避免运动量过大引起低血糖。

血糖监测：经社工服务部联合干预后，予社区工作人员取得联系，讲解该病人的具体病情，获得社会资源的帮助。我院糖妈妈俱乐部予绿色通道，捐赠动态血糖仪。指导患者使用动态血糖仪观察自身血糖波动情况，考核指尖血糖监测技巧及血糖控制目标。

六、延续护理

该患者为糖尿病酮症酸中毒治疗后出院，患者本身存在胎死宫内的风险。因此本个案延续护理采用了互联网+线上联合线下的随访方案，并联合内分泌科、社工服务部等多学科进行随访。

出院后第一天，通过微信平台线上随访患者的胰岛素泵运转情况、血糖情况及饮食运动落实情况。患者按照出院制定的方案进行，血糖波动5.6－7.3mmol/L，能量摄入为1800kcal，胎动监测正常。

出院后第一周，通过微信平台预约患者返院进行胎心监护，胎监反应型。血糖波动5.9－7.8mmol/L，血酮体0mmol/L，能量摄入为1800kcal/d，胎动监测正常。糖尿病专科护士予线下指导，检查胰岛素泵运转情况，给予更换胰岛素注射部位，调整饮食方案。

出院后第二周：血糖波动5.9－7.8mmol/L，能量摄入为1800－1900kcal/d，监测血酮体0.1mmol/L，胎动监测正常。饮食摄入类型单一，予调整饮食方案。评估胰岛素泵运转情况，给予更换胰岛素注射部位。

出院后第三周：患者于37+2周规律宫缩，建议入院治疗。

分娩结局随访：入院分娩，顺产，新生儿评分10-10-10，围分娩期血糖5.3－10.8mmol/L，产后出血350ml。产后42天OGTT检测结果为空腹10.62mmol/L－1小时18.98mmol/L－2小时19.26mmol/L，转内分泌科随访，新生儿及母体随访健康，无异常。

七、总结与反思

孕妇为糖尿病合并妊娠，孕期体重不增，合并上呼吸道感染，孕期血糖控制不佳，这些都是糖尿病酮症酸中毒的危险因素。总结该案例，对于糖尿病合并妊娠的孕妇的管理、要注重体重管理，合理摄入能量，避免出现饥饿性酮症；尽早控制血糖，预防感染，降低糖尿病酮症酸中毒的风险。

在妊娠合并酮症酸中毒的患者中，护理与医疗团队的密切配合非常重要。护理人员要密切监测，及时向医疗团队反馈血糖波动情况，调整胰岛素方案。降糖的治疗，使用静脉胰岛素泵调整胰岛素方案，建立两条静脉通道，双管双通路，便于调节胰岛素方案。另外保证能量的摄入，预防再次出现饥饿性酮症，并发糖尿病酮症酸中毒。进行母胎监护，避免出现胎儿窘迫，出现时及时处理，降低母胎不良结局。

八、知识拓展

孕前体重超重或者肥胖、孕期体重增长过快是GDM的高危因素，孕期体重增长过快也会导致孕期血糖紊乱。妊娠期高血糖患者应关注体重增长的情况，指导患者进行合理的体重管理，根据不同体重指数制定体重增长目标，每周监测体重增长情况。对于体重增长过快的患者应该及时评估胎儿发育情况、膳食摄入情况、运动情况，调整能量摄入和在安全前提下增加运动量。在随访过程中如果体重增长不达标的患者，可增加尿酮体或者血酮体监测，排除饥饿性酮症的可能性，及时增加能量摄入。下表为中国妊娠期孕妇孕期体重增长的推荐表。

九、参考文献

［1］Gomez A M，Marin C L，Arevalo C C，et al. Maternal-Fetal Outcomes in 34 Pregnant Women with Type 1 Diabetes in Sensor-Augmented Insulin Pump Therapy[J]. Diabetes Technol Ther，2017，19（7）：417-422.

［2］Restrepo-Moreno M，Ramirez-Rincon A，Hincapie-Garcia J，et al. Maternal and perinatal outcomes in pregnant women with type 1 diabetes treated with continuous subcutaneous insulin infusion and real time continuous glucose monitoring in two specialized centers in Medellin，Colombia[J]. J Matern Fetal Neonatal Med，2018，31（6）：696-700.

[3]熊彩霞，罗健，王培红，等. 3例妊娠合并糖尿病酮症酸中毒致围产儿死亡的护理[J]. 中外女性健康研究，2020（3）：85-87.

[4]中华医学会妇产科学分会产科学组，中华医学会围产医学分会，中国妇幼保健协会妊娠合并糖尿病专业委员会. 妊娠期高血糖诊治指南（2022）［第一部分］[J]. 中华妇产科杂志，2022，57（01）：3-12.

[5]Pimentel VM，Kreditor E，Ferrante A，Figueroa R，Wakefield DB，Crowell R. Perception of the impact of maternal weight on pregnancy outcomes in overweight and obese women. J Matern Fetal Neonatal Med. 2022，35（26）：10676－10684.

33 一例妊娠合并糖尿病并发子痫前期的个案护理

曾丽珠　黎思颖　湛献能　陈波　何洁卿　吴伟珍

背景：

妊娠期高血压疾病（hypertensive disorders complicating pregnancy，HDCP）是妊娠期特有的一组疾病的总称，是全球孕产妇死亡的第二大原因。妊娠与血压升高并存是这组疾病的主要特征，也是导致母婴短期和长期并发症的重要原因。其主要表现为妊娠20周后发生高血压，伴或不伴蛋白尿。妊娠期高血压疾病会增加母婴不良妊娠结局，可引起母体癫痫发作、肝功能障碍、血小板减少和其他器官功能障碍，胎儿则可能出现生长受限、早产、低出生体重等问题。流行病学研究显示，全球范围内妊娠期高血压的发病率为5%–10%，我国的发病率约10%。妊娠期糖尿病是已知的妊娠期高血压的危险因素，易出现蛋白尿、血脂异常、血小板减少、肺水肿等症状，最终导致子痫前期。近年研究表明妊娠期高血糖患者 妊娠期高血压疾病的发病率明显增加，约是未合并妊娠期高血糖者的2～3倍。

一、案例介绍

［病史］

患者散某，女，42岁，入院诊断："1.子痫前期；2.糖尿病合并妊娠"；3.孕3产2孕31＋5周，单活胎。"

主诉：停经31＋5周，发现血糖升高2月余，血压升高伴尿蛋白1天。

现病史：患者平素月经规律，末次月经2021–04–04，本次受孕为体外受精–胚胎移植，根据胚胎移植时间推算预产期2022–01–03。孕期定期产检，

2021-08-31孕21+2周我院75g OGTT示：空腹9.0mmol/L-1小时17.4mmol/L-2小时14.61mmol/L；糖化血红蛋白6.8%。于9月2日收入院控制血糖，经饮食、运动及胰岛素治疗，血糖控制平稳后出院，居家继续使用胰岛素控制血糖，10月3日孕26周起加用二甲双胍口服降糖治疗，10月20日孕28+3周起加用口服阿司匹林100mg至今。今日我院产检，测血压145/90mmhg，复查血压：135/86mmhg，尿蛋白2+。门诊拟"子痫前期？孕3产2孕31+5周ROT单活胎妊娠状态；妊娠合并糖尿病"收入院。

既往史：发现血糖升高2月余，无"高血压、肾病、心脏病"等慢性病史。

个人史：原籍出生长大，无吸烟、酗酒、吸毒等不良嗜好。否认性病及冶游史。

婚育史：20岁初婚，丈夫体健（无遗传病史）。育0子2女，体健。

孕产史：孕3产2，其中：2002年10月孕33+周因重度子痫前期剖宫产单活女婴，出生体重2.46kg；2007年11月孕33+周再次因重度子痫前期剖宫产单活女婴，出生体重2.3kg；无产后出血史，术中无输血，术后无发热，自诉产后血压恢复正常范围。

月经史：初潮17岁5-6/30天/天2021-04-04。月经周期规则，月经量中等，颜色正常。无血块、无痛经；

家族史：无家族史。

[**体格检查**]

生命体征：体温：36.6℃ 脉搏：105次/min 呼吸：20次/min 血压：146/84mmHg 体重：86kg 身高159cm 孕前体重73kg，现体重86kg，孕期体重共增加13kg。BMI（孕前）：28.69kg/m²。

产科情况：宫高29cm，腹围109cm，先露头。胎方位LOT，未衔接。胎心音140次/min，胎心规则，律齐。宫体无压痛，未触及明显宫缩。

[**辅助检查**]

急诊生化+急诊肝功组合：尿素31.46mmol/L，肌酐882μmol/L，钾7.36mmol/L；NT端B型利钠肽前体2569pg/ml，降钙素原0.199ng/ml；总蛋白49.1g/L，白蛋白26.3g/L；24h尿蛋白4.84g/24h尿；尿液分析：潜血阴性，蛋白

2+，葡萄糖2+小瞳下眼底检查：双眼视盘边界清，色淡红，视网膜平伏，未见出血及渗出，视网膜动静脉比2：3，黄斑中心凹反光存。OCT：黄斑无水肿。诊断：双眼底未见明显异常

[诊疗经过]

入院后予完善各项检查，继续门冬胰岛素加地特胰岛素注射及口服二甲双胍控制血糖，动态监测血压及尿蛋白变化，11月16日孕30+6周使用地塞米松促进胎儿肺成熟治疗，同时加用地特胰岛素5u皮下注射控制血糖，并加用硝苯地平降压治疗，11月17日孕32+3周晚餐后血糖13.1mmol/L，启用静脉胰岛素泵降糖治疗，根据血糖波动情况调整胰岛素用量，11月18日00：50血糖降至9.3mmol/l，22：30血糖控制平稳停用静脉胰岛素泵改用皮下胰岛素降糖治疗。11月30日孕34+2周复查24小时尿蛋白4.49g/L，总蛋白51.1g/L，白蛋白23.2g/L，双下肢水肿+，12月1日孕34+3使用硫酸镁解痉治疗，12月2日孕34+4周行子宫下段剖宫产术，娩出一活女婴体重2390g，术中400ml，产后24小时出血量：465ml。术后血压波动103-142/79-98mmHg，血糖波动5.9-7.1mmol/L，于12月6日步行出院。

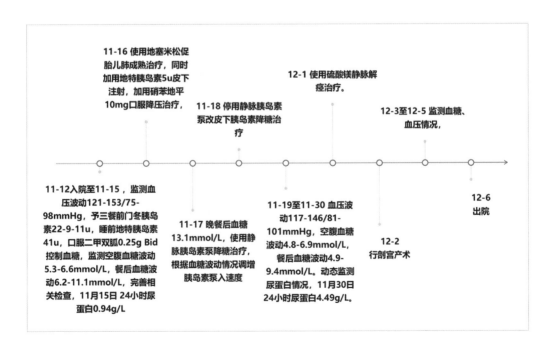

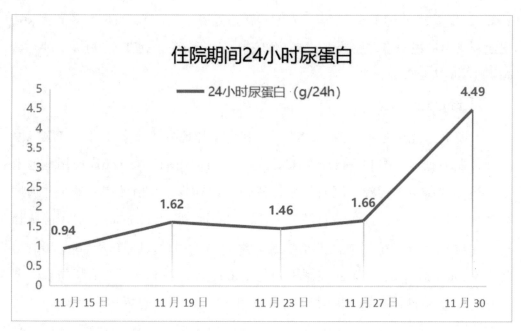

住院期间24小时尿蛋白变化情况

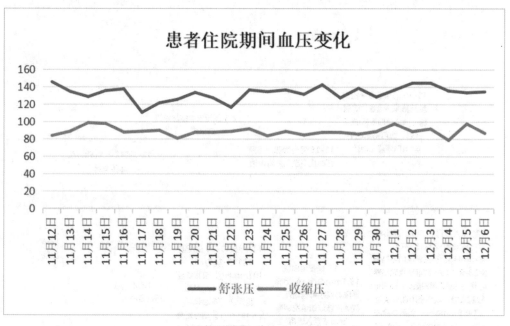

住院期间血压变化情况

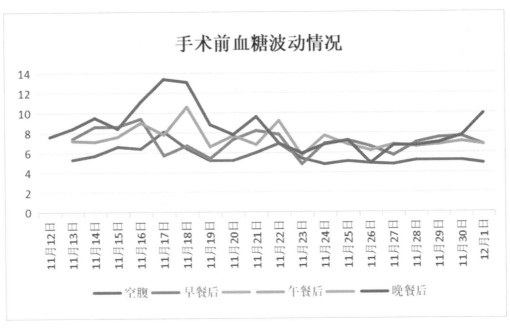

手术前血糖波动情况

二、高级健康评估与护理

评估维度	评估内容	评估情况	护理措施
疾病/病症	1.妊娠合并糖尿病 2.子痫前期	1.糖化血红蛋白: 7.2% 2.血压: 146/84 mmHg 3.尿液分析: 蛋白2+24小时尿蛋白0.94~4.49g/24h尿	1.密切观察患者神志意识、监测孕妇生命体征变化及胎儿的胎心、胎动变化,及时做好应急准备。准确记录出入量,关注血糖变化; 2.做好皮肤护理,监测体重变化; 3.床旁备子痫包及急救药品; 4.创造安静、清洁环境,以保证充分的睡眠,每天不少于10小时; 5.重视孕妇主诉,若出现头晕、头痛、目眩等症状时,警惕子痫的发生;

评估维度	评估内容	评估情况	护理措施
疾病/病症			6.跟踪相关检检验结果，注意并发症的发生。 7.加强胎儿宫内监护。
健康状况	1.母体：生命体征、饮食、睡眠、活动、排泄、食欲、营养代谢等 2.社会支持 3.胎儿：3产2孕31+5周单活胎 4.心理：情绪与社会支持方面	1.意识：清醒； 2.生命体征：体温：36.6℃，脉搏：105次/min，呼吸：20次/min，血压：146/84mmHg，胎心音：140次/min，血糖4.8mmol/L； 3.饮食：糖尿病普食； 4.睡眠：睡眠质量可； 5.营养状况：BMI：28.69kg/m²（孕前），0-21W体重增长7.5kg，（平均每周增长0.36kg），21W-31W体重增长5.5kg（平均每周增长0.55kg）； 6.心理问题：担心血糖、血压控制不佳影响胎儿健康，依从性可。EPDS评分：3分； 7.社会家庭关系：育有两女，家庭和睦。	1.控制总能量、制定饮食方案及运动方案； 2.制定孕前体重增长方案； 3.讲解疾病相关知识，指导妊娠期糖尿病自我管理及孕期保健知识。
生理功能	1.消化功能 2.营养指标 3.循环功能 4.内分泌代谢 5.肾功能	1.消化系统：食欲好，胃纳好； 2.营养指标：总蛋白61.2g/L，白蛋白33.9g/L，24h尿蛋白4.49g/24h尿；	1.监测血糖、血酮体变化，及时调增胰岛素方案，警惕急性并发症的发生； 2.及时留取尿液标本，跟踪检验检查结果。

评估维度	评估内容	评估情况	护理措施
生理功能		3.循环系统：心率87－114次/min，血压111－153/73－100 mmHg，BNP 39.67 pg/ml，红细胞4.7×10^{12}/L，血红蛋白151 g/L； 4.内分泌系统：血糖4.8－13.4 mmol/L，糖化血红蛋白7.2%、酮体0.4 mmol/L； 5.泌尿系统：尿素6.82 mmol/L，肌酐45 μmol/L，尿酸534 μmol/L，肾小球滤过率140.56 ml/（min*1.73 m2）	
ICF自理能力	1.感觉功能 2.自理能力评估	1.视听力正常、味觉、嗅觉、触觉等未见异常； 2.BADL评100分	
风险	1.糖尿病酮症酸中毒 2.子痫 3.低血糖	1.血糖12.5 mmol/l、血酮体0.4 mmol/l； 2.尿蛋白4.49 g/L； 3.使用胰岛素注射。	1.口服补液，静脉胰岛素泵持续泵入降糖。监测血糖、血酮体变化； 2.监测血压，重视主诉； 3.警惕低血糖的发生。

三、护理问题分析

　　尿蛋白产生的原因可能有哪些？结合主诉、病史、体征及辅助检查进行评判性思考及判断。

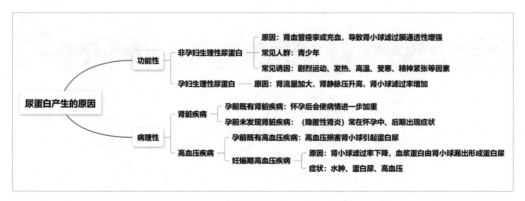

尿蛋白产生的原因分析

四、分娩结局

患者2021-12-02 09:00在腰硬联合麻下在下腹部行子宫下段剖宫产术（三次）+腹腔粘连松解，09:35以ROA娩出一活女婴，无脐带绕颈，羊水清，量约400ml，新生儿出生Apgar评分10-10-10分，体重2390g，身长45cm，头围31cm。术中失血400ml，术毕安返病房。产后24小时阴道出血量：465ml。

五、出院诊断

1. 轻度子痫前期；
2. 妊娠合并糖尿病；
3. 瘢痕子宫（三次）；
4. 孕3产3孕34+4周单活婴头位经剖宫产术分娩；
5. 胚胎移植术后。

六、出院指导

患者剖宫产术后血压波动在103-143/67-95mmHg，术后停用胰岛素注射，空腹血糖波动4.9-5.2mmol/L，餐后血糖波动5.4-9.1mmol/L，出院前针对产后饮食、运动、监测、随诊进行指导。

血压监测：居家血压监测，产后3周内进行动态血压监测。

乳房护理：保持泌乳通畅，按需哺乳，指导正确哺乳方法。

饮食指导：制订1800-2100kcal热量的餐单，碳水摄入占总热量的50-

60%、蛋白质摄入占总热量的15–20%、脂肪摄入占总热量的25–30%，膳食纤维不低于25–30g。遵循少吃多餐原则，减少高糖高脂食物摄入，适当增加蛋白质摄入，避免辛辣、油腻、过咸的食物，食盐不超过5g/天，保证每日饮水量充足，每天饮水量不少于2000ml。

运动指导： 产后6周内避免剧烈运动，可从轻度运动开始逐步增加，可选择有氧运动、力量锻炼，如：产后瑜伽、盆底肌锻炼、腹部肌肉锻炼等，时间安排在餐后一小时适当进行、运动强度以个体可耐受为前提。

血糖监测： 产后第一周至少每天监测一次血糖，血糖平稳后至少每周一次空腹三餐后血糖。

随诊： 产后4–12周行血压、血脂、尿液分析及75g葡萄糖耐量试验。

七、延续护理

该患者为糖尿病合并妊娠并发子痫前期，产后持续动态关注血糖、血压情况，因此延续护理采用了互联网+线上联合线下的随访方式。

出院后第一周，通过微信平台随访，患者血压波动：125–141/78–89mmHg，血糖波动5.4–7.5mmol/L，居家能量摄入1800–2000Kcal/d，喂养方式为纯母乳喂养。

出院后第二周： 血压波动：122–138/75–81mmHg，血糖波动5.1–7.2mmol/L，纯母乳喂养，体重下降至75kg。

出院后第六周： 血压波动：119–138/68–79mmHg，血糖波动5.1–6.9mmol/L，纯母乳喂养。75g葡萄糖耐量试验结果：空腹血糖4.90mmol/L，餐后1小时血糖10.50mmol/L，餐后2小时血糖7.25mmol/L，复查尿液分析尿蛋白阴性。

八、总结与反思

大量研究发现妊娠期糖尿病与妊娠期高血压疾病存在强相关性，妊娠期糖尿病的孕妇并发子痫前期的风险较正常孕妇更高。而孕期超重或肥胖、孕期体重增长过快，既是妊娠期高血糖的高危因素，也是妊娠期高血压疾病的高危因素。陈鹏等发现孕前超重对妊娠期高血压疾病的影响是累积的、递增的，在孕前BMI正常和超重的孕妇中，每增加1个单位的BMI，发生妊娠期高血压疾病的风险分别增加16%和26%。结合此案例，患者为疾病高危人群，孕前管理中对于超重及肥胖的孕龄妇女，应该及早进行孕期体重管理，制定孕期体重增长方案，避免孕期体重增长过快，增加并发症的发生。对于超重及肥胖的孕龄妇女提供孕前咨询，提供减重方案，减重后计划妊娠以减少妊娠并发症的发生。

九、知识拓展

近年来国内外指南都强调子痫前期的诊断：妊娠20周后孕妇出现血压≥140/90 mmHg，伴有尿蛋白定量阳性；如无蛋白尿但伴有心、肺、肝、肾等重要器官或血液系统、消化系统、神经系统的异常改变，胎盘-胎儿受累等也可以诊断。在预防及筛查方面，指南强调了尿液检查的重要性，要求所有孕妇产前检查时均应检测尿蛋白或尿常规，可疑子痫前期孕妇应检测24 h尿蛋白定量。

孕期持续尿蛋白阳性容易引起母体出现低蛋白血症的发生。孕期发生低蛋白血症后母胎会出现严重并发症，如血浆胶体渗透压下降，血液浓缩，影响组织灌注；更多的体液进入组织间隙，导致全身水肿，出现胸水、腹水、心包积液等，临床表现为恶心、食欲下降、胸闷、心悸、呼吸困难、腹胀等。母亲低蛋白血症影响胎儿生长，胎儿宫内发育迟缓、胎儿窘迫、早产、死胎、新生儿死亡发生率增加。子痫前期孕妇未累及肾脏系统者，需要保证蛋白质摄入达每日1.5-2.0g/kg，以确保机体需要。子痫前期患者尿蛋白进行性增加，合并严重的低蛋白血症，往往提示疾病发展至严重状态，积极治疗同时需要考虑终止妊娠。

十、参考文献

[1] Teng H, Wang Y, Han B, et al. Gestational systolic bloodpressure trajectories and risk ofadverse maternal and perinatal outcomes in Chinese women[J]. BMC Pregnancy Childbirth, 2021, 21（1）: 155.

[2] 袁仙仙，李静，王佳，等. 妊娠期血脂异常患病率及妊娠早期血脂水平预测价值研究[J]. 中国全科医学，2024，27（6）: 670－678.

[3] Pathirana MM, Lassi ZS, Ali A, etal. Association between metabolic syndrome and gestational diabetes mellitus in women and their children: a systematic

review and meta — analysis. Endocrine，2021；71（2）：10－320.

[4]杜晶晶，韩丽培，张小艳.妊娠糖尿病患者早孕期间相关因素同围产结局的Logistic多因素回归分析[J].临床研究，2024，32（3）：41－44.

[5]雷文琴，朱玉兰.体重管理对妊娠期糖尿病孕妇巨大儿、剖宫产发生率的影响[J].医药前沿，2021，11（32）：67－69.

[6]颜廷媛，陈雅暖，徐金娥，王俊环，崔雪娜.妊娠期糖尿病与妊娠期高血压疾病相关性研究进展[J].精准医学杂志，2023，38（3）：279－282.

[7]陈鹏，史琳，杨红梅，等.妊娠期高血压、子痫前期及子痫与孕前和孕期体质量及其他因素的相关性研究［J］.实用妇产科杂志，2017，33（11）：848－852.

[8]中华医学会妇产科学分会妊娠期高血压疾病学组.妊娠高血压期疾病诊治指南（2020）.中华妇产科杂志，2020，55（4）：227－238.

[9]林建华，吕鑫.妊娠期高血压疾病的处理难点和困惑——妊娠期高血压疾病诊治指南（2020）解读[J].四川大学学报（医学版），2022，53（06）：1007－1011.

[10]代愉恒，高畅，梁新袖，等.妊娠期糖尿病患者肠道菌群特征与妊娠期高血压疾病的关联研究[J].中国全科医学，2024，27（02）：156－162.

[11]林建华，吕鑫.妊娠期高血压疾病的处理难点和困惑——妊娠期高血压疾病诊治指（2020）解读[J].四川大学学报（医学版），2022，53（06）：1007－1011.

34 一例三胎妊娠合并妊娠期糖尿病的个案护理

黄芳英　谢昕彤　吴伟珍　包富齐　湛献能　刘美兰

> **背景：**
>
> 妊娠期糖尿病（gestational diabetes mellitus，GDM）是妊娠期间常见的并发症之一，也是糖尿病人群中较为特殊的群体。GDM容易导致早产、胎儿畸形、流产、产后出血、新生儿低血糖等不良并发症，母体远期容易进展为2型糖尿病。多胎妊娠是妊娠期糖尿病的高危因素之一，随着辅助生殖技术的迅猛发展和孕产妇高龄化，多胎妊娠发生率增加了1倍，双胎妊娠发生率增加了3倍，多胎妊娠合并糖尿病的妊娠结局与孕期并发症的预防相关，也与围分娩期的精细化管理密切相关。

一、案例介绍

[病史]

患者唐某，女，33岁，入院诊断"1.孕3产1孕27+2周三胎妊娠单绒三羊；2.心功能2级；3.妊娠期糖尿病A2级；4.妊娠合并亚临床甲状腺机能减退；5.体外受精–胚胎移植术后"。

主诉：血糖控制不佳，自述有低血糖症状。

现病史：此次妊娠为促排卵助孕，早孕彩超提示：宫内可见3个孕囊。孕期外院定期产检发现甲低，予优甲乐每日1粒治疗，每月定期复查甲功，控制良好NT 1.2/1.52/1.3mm，行Ⅲ级彩超未见异常，孕23+w，OGTT结果显示4.3mmol–10.73mmol–10.92mmol/L。予饮食运动控制血糖，因血糖控制不理想，予门冬胰岛素治疗，胰岛素治疗方案为3–3–3–0，血糖控制不佳，自诉有低血糖症状，转入我院进一步调整血糖入院。孕前体重64kg，身高160cm，BMI：25（kg/m²），现体重80kg，孕期体重增长24kg。

家族史：母亲患有高血压，父亲体健。

孕产史：G3P1，2012年38+周顺产一活男婴，体重3.6kg；2017年"异位妊娠"行腹腔镜下右侧输卵管切除术。

[**体格检查**]

生命体征：体温37.2℃，BP 97/60mmHg，心率120次/min，精神状态可，检查合作，对答切题。

专科检查：胎心142/137/136次/min，轻度水肿。宫高33cm，腹围107cm，先露头，未衔接。胎方位头位，未衔接。

[**辅助检查**]

糖化血红蛋白：27+W 4.6%

甲功三项：TSH 1.8842 mIU/L，FT3 4.11pmol/L，FT4 8.77↓pmol/L

血常规：2019-06-25 血红蛋白104g/L↓

生化组合检查：总蛋白56.7g/L↓，白蛋白33.4g/L↓

超声胎儿体重：27+1w 1146/1185/1122g

泌尿系B超：双肾结石，右肾轻度积水

心脏彩超：LVEF：64%，轻度二尖瓣和三尖瓣关闭不全。

[**诊疗经过**]

入院后予完善各项检查，予控糖、防早产治疗。住院期间内分泌科、营养科等多学科会诊，制定了个体化的饮食及运动方案，根据血糖动态调整胰岛素方案。完成促胎肺治疗，采用肌肉注射地塞米松（6mg，间隔12小时一次，共2天）促胎肺成熟。住院7天后空腹及血糖4.7-5.9mmol／L，餐后2h血糖6.3-6.7mmol/L，无宫缩、阴道出血出院，出院后由产科为主导，产科糖尿病专科护士联合微信线上随防及门诊定期随访对该患者进行个案追踪管理。

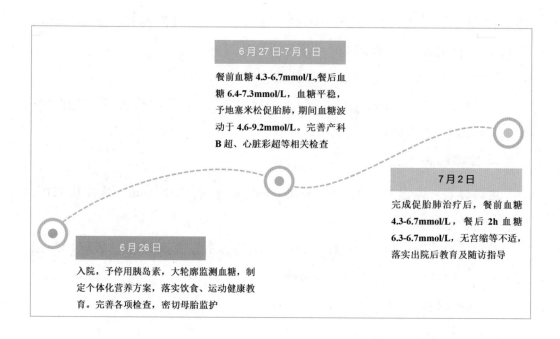

6月27日-7月1日

餐前血糖 4.3-6.7mmol/L,餐后血糖 6.4-7.3mmol/L,血糖平稳，予地塞米松促胎肺，期间血糖波动于 4.6-9.2mmol/L。完善产科B超、心脏彩超等相关检查

7月2日

完成促胎肺治疗后，餐前血糖 4.3-6.7mmol/L，餐后 2h 血糖 6.3-6.7mmol/L，无宫缩等不适，落实出院后教育及随访指导

6月26日

入院，予停用胰岛素，大轮廓监测血糖，制定个体化营养方案，落实饮食、运动健康教育。完善各项检查，密切母胎监护

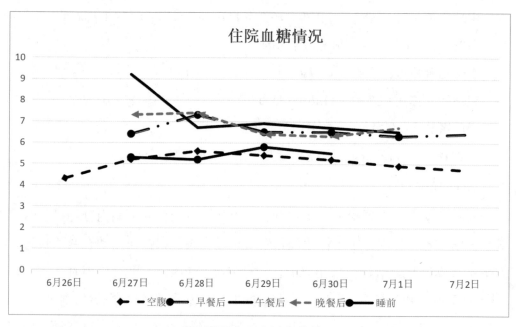

住院期间患者血糖变化情况

👩‍⚕️ 二、高级健康评估与护理

评估维度	评估内容	评估情况	护理措施
疾病/病症	妊娠期糖尿病 低血糖	1.血糖控制不佳，自述有低血糖症状； 2.居家监测指尖血糖3.2-5.7mmol/L。	1.入院监测指尖血糖； 2.制定营养及运动干预方案； 3.制定低血糖干预方案。
健康状况	1.生命体征 2.饮食 3.睡眠 4.营养状况 5.心理状况 6.社会支持	1.生命体征：体温37.2℃，BP 97/60mmHg，心率120次/min，随机血糖5.4mmol/L； 2.饮食：糖尿病膳食； 3.睡眠：睡眠质量欠佳； 4.营养状况：孕前体重64kg，身高160cm，BMI：25kg/m²，现体重80kg，孕期体重增长24kg，体重增长偏快。27+1w胎儿超声检测：1146/1185/1122g与孕周相符； 5.心理问题：患者自诉紧张焦虑，担心胎儿安全，入院SAS评分65分，存在中度焦虑； 6.社会家庭关系：家庭支持，家庭关系和睦。	1.入院后监测指尖血糖； 2.制定饮食、运动、药物治疗、体重增长方案（孕后期0.6kg/w）。监测血糖、体重增长及营养摄入情况； 3.讲解目前病情进展情况，胎儿状况，鼓励家属进行关爱支持，请心理科会诊。
生理功能	1.消化功能 2.营养指标 3.循环功能 4.内分泌代谢 5.肾功能	1.消化系统：食欲良好；胃口可； 2.营养指标：总蛋白56.7g/L，白蛋白33.4g/L；	1.制定饮食计划，每日摄入总能量2200-2500kcal； 2.教予监测血糖技术、体重监测等自我管理方法；

续表

评估维度	评估内容	评估情况	护理措施
生理功能		3.循环系统：血红蛋白104g/L；心脏彩超提示LVEF：64%，轻度二尖瓣和三尖瓣关闭不全，心功能评估2级； 4.内分泌系统：血糖3.2-6.9mmol/L，糖化血红蛋白4.6%、指尖血酮体0.2mmol/L； 5.泌尿系统：双肾结石，右肾轻度积水，排尿顺畅。	3.指导识别低血糖症状、制定低血糖应对措施。设定低血糖预警：全天血糖不低于4mmol/L，出现预警值时按低血糖及时干预； 4.教予应对焦虑的措施、心理科会诊； 5.改善循环系统压力，休息时侧卧位，抬高床头30°，间歇低流量吸氧，控制饮水量1500ml/d，指导运动相关知识，以轻体力活动为主，3次/天，15~20分钟/次。
ICF自理能力	自理能力	BADL评分95分，自理	指导患者家属搀扶患者上下楼梯。
风险	1.早产风险 2.深静脉血栓的风险	1.多胎妊娠并发早产风险高 2.VTE评分1分，低风险。	1.予地塞米松促胎肺成熟治疗，制定该阶段血糖控制6~10mmol/L。指导孕妇观察宫缩情况； 2.指导孕妇踝泵运动，预防血栓。

🔬 三、护理问题分析

该患者发生低血糖的原因可能有哪些？结合主诉、病史、体征及辅助检查进行评判性思考及判断。

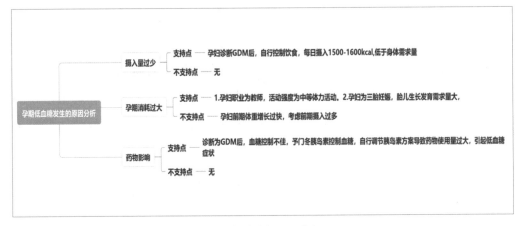

孕期低血糖原因分析

四、出院诊断

1. 孕3产1孕27+2周三胎妊娠单绒三羊；

2. 心功能2级；

3. 妊娠期糖尿病A2级；

4. 妊娠合并亚临床甲状腺机能减退；

5. 体外受精–胚胎移植术后。

五、出院前指导

该患者住院期间已经解决了低血糖等问题，经过内分泌科、营养科及产科多学科会诊后考虑妊娠期糖尿病，总体的治疗方案是先制定科学的饮食和运动方案，优先确保胎儿的营养摄入。出院前针对患者居家饮食、运动及胰岛素管理、母胎监测进行指导。

母胎监护指导：指导患者出院后予远程胎监观察胎儿情况，每天早上、中午、晚上坚持数胎动。居家选用家庭氧疗机每天3次低流量吸氧改善心功能情况。

饮食指导：国际尚未有多胎妊娠的推荐指南，临床上根据患者的体重增长及胎儿的发育情况适当增加能量摄入。指导患者摄入能量为2200–2500kcal/d，其中碳水化合物50–60%、蛋白质15–20%、脂肪25–30%、膳食纤维不低于

25-30g。选择中低GI的食物，每天进食5-6餐，增加膳食纤维的摄入量，每天不低于28g。选择低GI膳食纤维丰富的水果，给予小麦纤维及乳果糖等预防便秘的药物，促进胃肠蠕动，保持大便通畅。考虑到患者是三胎妊娠，后期胃肠压力重，进食量难达到推荐量，在加餐时使用糖尿病营养素，乳清蛋白粉的等营养素增加能量摄入。每周一次产科门诊复诊，必要时每天微信随访群线上复诊。

运动指导：根据患者的身体情况评估患者有多胎妊娠、早产风险的运动相对禁忌症。指导患者出院后以卧床操、散步、上肢抗阻力为主要的运动方式，抗阻力锻炼使用弹力绷带及哑铃作为辅助运动工具，散步每次15-20分钟，循序渐进。选择餐后20分钟后开始锻炼，避免空腹锻炼。锻炼时观察宫缩及阴道出血的情况。

胰岛素指导：内分泌科会诊后建议患者出院后继续先饮食及运动控制血糖，停用胰岛素，血糖控制目标：空腹4.0-5.3mmol/L，餐后2h血糖4.4-6.7mmol/L，当血糖控制不达标时再使用胰岛素控制血糖，避免低血糖。出院前患者掌握胰岛素注射技巧及低血糖的应对措施。

六、延续护理

出院后一周随访：线上一联合线下随访，医护团队共同建立了基于微信平台的特殊个案随访群，由产科糖尿病专科护士负责跟踪随访。重点观察患者有无心衰、低血糖、糖尿病酮症、早产风险。三胎妊娠血容量增加达到80%，心脏负荷加重凸显，该患者出院后1周居家期间患者使用家庭氧疗机，每天3次，每次持续1h的定期吸氧，心功能2级。

院后第二周随访：该患者出院后2周心功能2级，血糖控制4-7.2mmol/L，体重增长0.6kg。无心衰、低血糖、宫缩等情况。

出院后第三周随访：该患者随访期间偶感宫缩，无阴道出血流液体等情况。该患者通过微信上传饮食日记，规律近食，定期加餐，并未出现低血糖的情况，血糖控制平稳，无糖尿病酮症的风险。患者出现轻微体力活动后气喘、心悸劳累的情况，休息吸氧后有所改善。糖尿病专科护士快速识别判断患者心功能下降，有心衰的可能性，建议患者产检。

出院后第四周： 患者入院待产，行剖宫产术，手术当天停用胰岛素，吸氧，每2小时监测血糖，围术期予10%葡萄糖静脉滴注，控制补液速度为125－150ml/h。术中顺利，三个新生儿Apgar评分均为10分－10分－10分，体重分别为2220g/2110g/2040g，无发生新生儿低血糖，术中出血600ml，术后24h总出血量800ml，术后继续予10%葡萄糖静脉滴注。围术期血糖波动5.6～6.8mmol/L，产后停用胰岛素，产后5天产妇出院。新生儿在新生儿重症监护室监护14天后出院。产妇产后6周和12周OGTT复查均未见异常，母儿随访至今无异常。

七、总结与反思

三胎妊娠合并妊娠期糖尿病的患者发生早产、高血压、心衰的风险较单胎妊娠高。确定妊娠后应进行多学科协作，个体化生活方式管理，血糖达标标准同单胎，严防低血糖发生。护士应掌握多胎妊娠的并发症，在妊娠期间随访时关注患者心脏功能、体重及血糖等指标及时转诊；另外在围术期间要重点关注血糖水平及能量摄入，为多胎妊娠合并妊娠期糖尿病患者安全分娩提供保障。

八、知识拓展

孕期运动管理要点：运动可以提高胰岛素敏感性，有利于控制血糖平稳，是GDM健康管理的重要治疗手段。众多研究表明，妊娠前和妊娠期的规律运动可明显降低正常体重孕妇，尤其是超重和肥胖孕妇的GDM发生风险；规律运动可提高GDM的血糖达标率，减少母儿不良结局。美国运动学会建议无运动禁忌症的孕妇孕期每周至少运动150min，最好保证每周有5－7天进行中等运动强度30min。运动强度推荐中等运动强度，无运动习惯的从低强度开始，孕期推荐有氧运动为主，联合抗阻力运动进行控糖治疗。推荐的运动形式包括步行、快走、游泳、瑜伽、慢跑和力量训练，避免引起静脉回流减少和低血压的体位，如仰卧位运动等。有运动禁忌症的孕妇，例如严重心脏或呼吸系统疾病、子宫颈机能不全、前置胎盘、持续阴道流血、先兆早产、胎膜早破、妊娠期高血压疾病控制不理想者等不适宜进行运动，可根据疾病情况适当选择卧床操、踝泵运动等轻体力的活动。运动过程中关注是否出现低血糖症状，携带低血糖急救食物，并避免在高温和高湿度环境中运动。当孕妇在运动过程中出现任何不适，都应停止运动。

九、参考文献

[1] 赵建林，石海君，漆洪波.美国妇产科医师学会《多胎妊娠指南（2021版）》要点解读[J].

中国实用妇科与产科杂志，2021，37（10）：1027-1031.

[2]张娜，周寒鹰，刘珊，等.三胎妊娠减为双胎与未减胎双胎妊娠结局分析[J].中国妇幼健康研究，2018，29（6）:781-784.

[3]Diagnosis and Classification of Diabetes：Standards of Care in Diabetes-2024[J]. Diabetes Care，2024，47（Suppl 1）：S20-42.

[4]中华医学会妇产科学分会产科学组，中华医学会围产医学分会，中国妇幼保健协会妊娠合并糖尿病专业委员会.妊娠期高血糖诊治指南（2022）[第二部分][J].中华妇产科杂志，2022，57（02）：81-90.

[5]邢年路，周英凤，方园，等.妊娠期糖尿病患者孕期热量及三大营养素分配相关指南的系统评价[J].中华护理杂志，2023，58（24）：2967-2975.

[6]Pimentel VM，Kreditor E，Ferrante A，Figueroa R，Wakefield DB，Crowell R. Perception of the impact of maternal weight on pregnancy outcomes in overweight and obese women. J Matern Fetal Neonatal Med. 2022，35（26）：10676-10684.

[7]中华医学会妇产科学分会产科学组，中华医学会围产医学分会，中国妇幼保健协会妊娠合并糖尿病专业委员会.妊娠期高血糖诊治指南（2022）[第一部分][J].中华妇产科杂志，2022，57（1）：3-12.

35 人形图在一例急性淋巴细胞白血病合并1型糖尿病患儿中的应用

夏艳姣　刘嫣媚　湛献能　刘美兰　邓意琴

背景：

　　白血病是儿童最常见的恶性肿瘤和头号杀手。随着医学的进步，化疗是儿童急性淋巴细胞白血病治疗的主要手段之一，白血病5年无病生存率达到75%～80%，急性淋巴细胞性白血病可达90%以上。虽然白血病不再被认为是绝症。但是当一个孩子被确诊为白血病时，无论是对患儿还是其家庭都遭受巨大的情绪反应和心理危机，同时需要整个家庭的支撑，帮助患儿和家长及时调整好心态和促进环境适应，全心投入这场与白血病的战役中。为其提供更为系统及精准的人文关怀举措就刻不容缓，针对急性白血病患儿及其家属，本案例利用人形图实施系统性多维度的关怀，帮助患儿达到生理、心理、灵性及社会文化的健康，让患儿顺利回归正常生活。现将案例报道如下：

一、案例介绍

［病史］

　　患者何某，女，10岁，入院诊断：急性B淋巴细胞白血病完全缓解期（高危）

主诉：确诊急性淋巴细胞白血病4月余，返院化疗。

　　现病史：患儿因"头晕、头痛伴面色苍白9天"5个月前收入儿科，骨髓细胞学检查提示：急性B淋巴细胞白血病（高危），10月6日在处置室经右手贵要静脉置入4FRPICC导管，10月7日开始诱导缓解VDLD（长春新碱、柔红霉素、门冬酰胺酶、地塞米松），11月8日返院行第一次CAM（环磷酰胺、阿糖胞苷、甲氨蝶呤）化疗，12月9日返院行第二次CAM化疗，次年1月13日行Block-HR 1化疗，现为返院行Block-HR 2治疗收儿科。

既往史：平素健康状况良好，有多次腰穿、骨穿史。

过敏史：亚胺培南西司他丁钠过敏。

家族史：父母亲身体健康，无糖尿病史。

[**体格检查**]

生命体征：体温36.3 ℃、脉搏122次/min、呼吸21次/min、血压105/77 mmHg、随机血糖3.53 mmol/L。

专科检查：发育良好，神志清醒。全身皮肤黏膜无出血点及瘀斑，全身浅表淋巴结未触及肿大，眼睑及口唇苍白，口腔黏膜光滑。双肺呼吸音清未闻及干湿啰音，心前区无隆起，心律齐，各瓣膜区未闻及明显病理性杂音。右上肢贵要静脉PICC导管固定通畅，回抽见回血，推注顺畅，周围皮肤完好。

[**辅助检查**]

血常规：白细胞3.4×10^9/L↓，中性粒细胞数：2.1×10^9/L，血红蛋白：88 g/L↓，血小板：131×10^9/L，生化：葡萄糖3.53 mmol/L↓（空腹）

2月5日行腰穿+鞘内注射，脑脊液常规、生化、找幼稚细胞、MRD未见异常

2月7日空腹血清胰岛素测定：141.80 uU/ml 2小时血清胰岛素测定：235.10 uU/ml↑，血清果糖胺（酶法）：210 μmol/L，糖化血红蛋白（HbA$_1$c）：6.3%↑，空腹血清c肽测定空腹血清胰岛素测定：C肽：8.02 ng/ml↑，胰岛素：99.40 uU/ml↑

2月8日抗胰岛细胞抗体（ICA-IgG）：阳性；谷氨酸脱羧酶抗体（GAD）：10.46 U/ml↑，抗胰岛素IgG抗体（IAA-IgG）：阴性

2月11日尿常规：尿葡萄糖：56 mmol/L↑；生化八项：葡萄糖：24.89 mmol/L（早）↑、30.74 mmol/L（晚）↑

心脏彩超：心内结构及血流未见异常，左室收缩功能未见异常。

化疗后骨髓抑制期血常规：

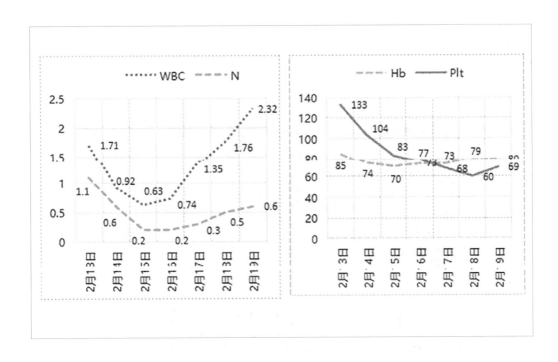

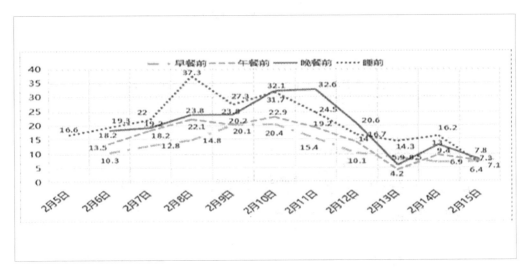

住院期间患者血糖变化情况

二、护理评估与个性化措施

[护理评估——利用人形图评估工具]

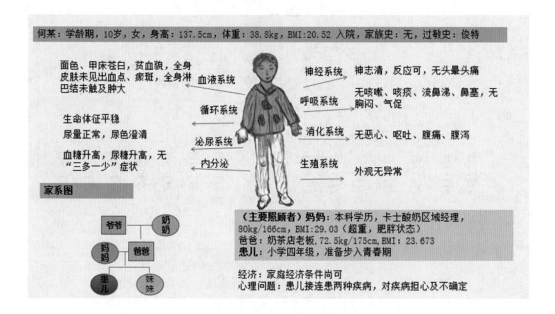

何某：学龄期，10岁，女，身高：137.5cm，体重：38.8kg，BMI:20.52 入院，家族史：无，过敏史：俊特

面色、甲床苍白，贫血貌，全身皮肤未见出血点、瘀斑，全身淋巴结未触及肿大 ← 血液系统

循环系统 → 生命体征平稳

泌尿系统 → 尿量正常，尿色澄清

内分泌 → 血糖升高，尿糖升高，无"三多一少"症状

神经系统 → 神志清，反应可，无头晕头痛

呼吸系统 → 无咳嗽、咳痰、流鼻涕、鼻塞，无胸闷、气促

消化系统 → 无恶心、呕吐、腹痛、腹泻

生殖系统 → 外观无异常

家系图

爸爸 奶奶
妈妈 爸爸
患儿 妹妹

（主要照顾者）妈妈：本科学历，卡士酸奶区域经理，80kg/166cm，BMI:29.03（超重，肥胖状态）
爸爸：奶茶店老板，72.5kg/175cm，BMI：23.673
患儿：小学四年级，准备步入青春期
经济：家庭经济条件尚可
心理问题：患儿接连患两种疾病，对疾病担心及不确定

[时间轴——诊疗经过]

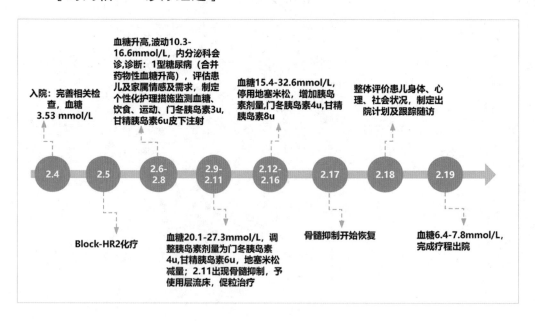

2.4 入院：完善相关检查，血糖3.53 mmol/L

2.5 Block-HR2化疗

2.6-2.8 血糖升高,波动10.3-16.6mmol/L，内分泌科会诊,诊断：1型糖尿病（合并药物性血糖升高），评估患儿及家属情感及需求，制定个性化护理措施监测血糖、饮食、运动、门冬胰岛素3u,甘精胰岛素6u皮下注射

2.9-2.11 血糖20.1-27.3mmol/L，调整胰岛素剂量为门冬胰岛素4u,甘精胰岛素6u,地塞米松减量；2.11出现骨髓抑制，予使用层流床，促粒治疗

2.12-2.16 血糖15.4-32.6mmol/L，停用地塞米松，增加胰岛素剂量,门冬胰岛素4u,甘精胰岛素8u

2.17 骨髓抑制开始恢复

2.18 整体评价患儿身体、心理、社会状况，制定出院计划及跟踪随访

2.19 血糖6.4-7.8mmol/L，完成疗程出院

Block –HR 2'用 药 说 明:(Dex 20 mg/m^2 d d1–d5,VDS 3 mg/m^2 d d1、d6,HD–MTX(大剂量甲氨蝶呤)5000 mg/m^2 d d1,IFO(异环磷酰胺)800 mg/m^2/次,d2–d4,DNR(柔红霉素)30 mg/m^2 d d5,PEG–L–ASP 2500 U/m^2 d d6化疗。

[人形图——FIFE 需求评估]

人形图FIFE	入院时患儿	入院时妈妈
感受Feeling	情绪复杂低落,明白需要配合治疗,但会感到不开心 措施:经常与患儿聊天,每周至少2~3次,分享一些快乐、有趣的事情	感觉身上负担较重、压力有点大,所期望的生活不是这样子的;患儿吃东西不按原则,感到无助,无可奈何。
观点看法Idea	血糖升高、控制饮食都只是"过渡期",很快会恢复正常;不喜欢吃菜和粗粮,喜欢吃甜食;三餐都要吃喜欢吃的,而且都要吃得十分饱的。 措施:和妈妈一起"减肥";耐心讲解疾病知识,利用形象的图片等帮助患儿理解;鼓励为主,每天都为患儿加油打气,逐渐改变饮食习惯;与妹妹进行角色扮演,璐璐扮演"妈妈"的角色。	血糖升高、控制饮食只是"过渡期";备餐条件受限,准备食物麻烦;偶尔不按饮食原则来也没有关系;监测血糖麻烦,白细胞低时少测怕感染。
身体影响Function	监测血糖频繁,有疼痛;身体乏力,很多事情不能做 措施:静脉抽血、末梢血常规采血时,同时监测血糖,减少扎手指次数;使用小儿用小的采血针。	照顾患儿比之前累,睡眠时间不够。

人形图FIFE	入院时患儿	入院时妈妈
期待Expection	等病好了，继续上学，吃好吃的，留回长头发，长大当医生。 措施：在家里指导妹妹功课；分享科内治疗成功案例，展望未来，引导患儿做现阶段可以做到的事情，积极配合治疗。	患儿血糖控制好了，病好了，可以像以前一样健康。

[心理社会评估]

分别对患儿及妈妈进行焦虑自评评分量表、照顾者负担评分量表问卷调查如下：

时间	患儿焦虑自评评分（分）	妈妈焦虑自评评分（分）	妈妈照顾者负担评分（分）
2.5入院化疗前	27	27	16
2.8确诊为Ⅰ型糖尿病	27	27	40

结论：患儿及家长在这期间均无焦虑，患儿妈妈照顾负担评分在确诊Ⅰ型糖尿病之后较前升高，表示负担有所加重。时间依赖性负担及生理性负担维度的得分相对较高，也就是妈妈觉得照顾患儿需要大量的时间、精力、照顾任务繁重（输液、协助日常生活、制作食物等），导致睡眠不足，体力不支等。

[存在的健康问题]

依据：血糖波动在16.6-31.7mmol/L
空腹血清c肽测定"空腹血清胰岛素测定：
C肽：8.02ng/mL 胰岛素：99.40uU/ml
抗胰岛细胞抗体（ICA-IgG）：阳性
谷氨酸脱羧酶抗体（GAD）：10.46U/ml
（0.0-5.0）。

原因分析：化疗相关性糖耐量异常。
1.大剂量糖皮质激素促进肝脏糖异生，减少外周组织对葡萄糖的利用；胰岛素的拮抗作用；增加肾小管对葡萄糖的重吸收；促进胰岛素细胞分泌高血糖素；胰岛β细胞受损使胰岛素分泌减少；通过受体和受体后作用降低机体对胰岛素的敏感性。
2.左旋门冬酰胺酶使门冬酰胺酶缺乏，导致胰岛素受体合成减少，药物毒性使胰岛β细胞释放胰岛素减少。

高血糖

缺乏疾病相关知识

依据：家长糖尿病相关知识问卷调查结果，行为问卷得分为50分（总分100分），知识方面知晓率为50%。

原因分析：对白血病化疗护理及糖尿病相关知识缺乏，未重视饮食管理及规律血糖监测。

感染风险

依据：白细胞0.6×10^9/L↓，中性粒细胞数：0.2×10^9/L；

原因分析：使用大剂量甲氨蝶呤、异环磷酰胺、柔红霉素及培门冬的毒副作用所致。

图 存在健康问题

[个性化护理措施]

健康问题	护理目标	护理措施	护理评价
高血糖	控制血糖范围在：三餐，＜7mmol/L及睡前＜10mmol/L，无发生并发症	1.饮食管理： (1)联合内分泌科、营养科MDT会诊，制定科学、合理的"个体化医学营养处方"，原则为：①选择低血糖生成指数的食物；②三餐结构：主食+蛋白质+蔬菜，先吃水果蔬菜，5-6分饱后再吃主食；③忌食甜的饮料点心等。④定时定量进餐。 (2)制定针对患儿的个性化医学营养处方如下图一、图二 (3)监督饮食执行情况：指导患儿订购医院食堂营养餐或家里送餐；每餐跟进患儿进食情况，家属拍照或汇报进食情况。 2.监测血糖及尿糖：监测三餐前、餐后2h及睡前尿糖、血糖变化，持续时间至用药后14天并记录，根据监测结果调整胰岛素用量； 3.胰岛素的使用：①按医嘱皮下注射速效胰岛素和长效胰岛素；②注射应监测末梢血糖，三餐前＜7mmol/L及睡前＜10mmol/L停用胰岛素；注射5-10分钟后进食；③注射胰岛素后的短时间内避免洗热水浴，或者过度搓压注射部位；④观察胰岛素不良反应； 4.运动指导：与医生共同制定运动计划，运动在餐后1-3h后进行，在病区散步，至少持续运动30min/天，以无不适感为宜；使用层流床期间，PLT≤75×10^9/L，在床上指导踝泵运动及床上踩单车运动，每天三次，每次15-30分钟。	1.患儿能配合饮食指导； 2.2-15停用胰岛素，血糖逐渐降至可控范围； 3.2-6至2-14使用胰岛素期间未出现不良反应； 4.能按计划运动。

续表

健康问题	护理目标	护理措施	护理评价
缺乏疾病相关知识	病人家属掌握糖尿病相关知识，疾病依从性提高。	1.制作问卷，对患儿家长进行糖尿病相关知识的调查，结论为：行为问卷得分为50分（总分100分），知识方面知晓率为50%，"血糖监测"遵医行为及知识方面掌握较好，对于饮食控制和运动方面仍存在不足； 2.根据问卷结果针对患儿及家属，讲解糖尿病相关知识及每个疗程使用化疗药物的护理知识；利用白血病及糖尿病健康教育宣传手册结合"个体化医学营养处方"，一对一指导；微信公众号及短视频推送糖尿病知识、操作、饮食、运动，每周1-2次；定期问卷调查家长及患儿的掌握程度。	2-14通过问卷调查得出结论：行为方面的问卷得分为90分（总分100分），知识方面知晓率为95%，家长掌握其相关知识。
感染的风险	患儿未发生感染，体温正常	1.陪人及患儿戴口罩，饭前便后做好手卫生； 2.使用层流床时，严格无菌操作，操作需穿隔离衣；床单位每天消毒液消毒2次； 3.每班检查口腔、咽喉部黏膜；每日跟进血常规数值，监测体温3次并记录，指导患者家属体温异常及时告知医护人员，密切注意患儿有无咳嗽、咳痰等感染症状出现； 4.予促粒药物治疗；观察药物疗效及有无出现肌肉酸痛或骨关节疼痛等不良反应； 5.每次便后予1:5000高锰酸钾溶液清洗浸泡肛周皮肤10-15分钟；每班检查足部皮肤，避免损伤，穿着舒适的运动鞋； 6.定期维护PICC管道。	2-18患儿未发生感染，体温正常；白细胞2.3×10^9/L。

[出院前评估]

人形图FIFE	出院时患儿	出院时妈妈
感受Feeling	积极配合，监督妈妈监测血糖	轻松了许多，心里较踏实了
观点看法Idea	每餐不会吃太饱，血糖控制好的时候，偶尔吃下喜欢的食物：如车仔面	饮食管理很重要，我也想开始减肥；但偶尔还是想放松警惕。
身体影响Function	积极监测血糖，把散步当作生活的一部分，当锻炼身体	有经验了许多，做习惯后不觉得困难，身体明显舒服，睡眠好很多。
期待Expection	等病好了，可以回去继续上学，吃好吃的，留回长头发，长大了当医生。	血糖控制好，病治疗好了，可以像以前一样健康。

出院当天护理评估

何某，10岁，学龄期，女，身高：137.5cm，体重：36.1kg，BMI：19.09

面色、甲床苍白，WBC2.23×10^9/L，N：0.6×10^9/L　Hb80g/L　Plt 69×10^9/L。 ← 血液系统

神经系统 → 神志清，反应可，无头晕头痛。

呼吸系统 → 无咳嗽、咳痰、流鼻涕、鼻塞，无胸闷、气促。

生命体征正常。 ← 循环系统

消化系统 → 无恶心、呕吐、腹痛、腹泻。

尿量正常，尿色澄清。 ← 泌尿系统

生殖系统 → 外观无异常。

早餐后2h血糖8.3mmol/L，尿糖正常，无"三多一少"症状。 ← 内分泌系统

2021-2-19
（主要照顾者）患儿妈妈进行评分：
焦虑自评：27分----无焦虑
照顾者负担评分：16分----无负担或轻度负担

出院当天护理评估

个性化医学营养处方：

个体化医学营养处方

姓名	(██)	年龄	9岁半	性别	女	日期	2021-1-22
诊断							

您目前的主要问题：
血糖偏高

针对以上存在的问题，我们建议如下：
一.现阶段血糖较高，建议如下：
1.请尽量选择低血糖生成指数（低 GI 值）的食物，详见附录"血糖生成指数食物表"
2.吃健康、保护性食物，且膳食结构餐餐都要均衡，三餐均应包括有以下三大类食物：主食+蛋白质类食物+蔬菜。
3.限制不利于血糖、血脂代谢的食物，忌食甜饮料点心；汤、粥、汤粉、汤面、蛋糕、糖水、蜂蜜等等对血糖的影响较大，应尽量避免；除去肉眼可见脂肪。不能喝汤及饮料！现阶段血糖太高，建议暂时不吃水果。
4.注意进食顺序，先吃蔬菜+肉类食物，5~6 分饱后，再进食主食，米饭煮的偏硬一下。
5.建议饭后稍作休息 20 分钟，然后去散步 30 分钟或以上，以平稳餐后 2 小时血糖。
特别提醒您的是，富含淀粉类的蔬菜，如土豆、芋头、淮山、南瓜当作精制主食，当作主食、当作
主食，不要计入蔬菜中哦
6. 适当限制总摄入量以避免体重过度增长
营养素补充建议：
1. 患儿目前血糖偏高，建议选用低 GI 营养素来加强营养补充同时避免血糖波动过大
2. 建议补充膳食现象及微量元素
3. 建议补充维生素 D 400IU。

饮食结构的调整：

根据中国居民膳食指南，为保证小朋友摄入各种营养素的均衡性，建议每日食物达到 12 个以上品种，每周 25 个品种，并且每餐的搭配结构尽量能做到：主食+优质蛋白质类食物（如肉类、水产类、蛋类或豆制品、奶制品）+蔬菜。具体食物分类及选择宜忌表如下图：

种类	适宜选择的食物品种	不建议选择的食物
谷类、	指小麦面粉、大米等精制米面类以及燕麦、玉米、黑米等全谷物。薯类如红薯、马铃薯也属于主食。还有一些杂	避免加工糕点，如威化饼干、曲奇饼、蛋挞、夹心饼干、夹心

食谱举例六：

时间	食谱举例
早餐 7:30	① 鸡蛋面条（鸡蛋 1 个，荞麦面 40g，菜心苗 100g） ②淡奶 200ml
上午 9:30	力存维平 2~3 勺+温开水冲调至 200ml
午　　餐 12:00	①杂粮米饭（大米 25g+黑米 25g） ②洋葱炒牛肉（牛肉 50g，洋葱 100g） ③虾皮蒸豆腐（豆腐 1 大块，虾皮适量） ④生炒菜心苗（菜心苗 150g）
下　　午 15:30	力存维平 2~3 勺+温开水冲调至 200ml
晚　　餐 19:00	①杂粮米饭（大米 25g+黑米 25g） ②凉瓜炒牛肉（牛肉 50g，凉瓜 100g） ③小葱拌豆腐（豆腐 1 大块） ④蒜蓉炒红菜苔（菜苔 150g） (晚饭后如无明显饥饿感，尽量不吃东西)

三、出院诊断

1、急性淋巴细胞白血病 完全缓解；
2、1型糖尿病（合并药物性血糖升高）；
3、化疗后骨髓抑制。

四、出院指导

患儿骨髓抑制恢复，血糖波动6.4~7.8mmol/L，完成疗程出院，休疗期血糖维持正常时不需要使用胰岛素。

出院前对患儿家长进行糖尿病相关知识行为问卷调查，得分为70分（总分100分）。知识方面知晓率为70%，其中"血糖监测"遵医行为及知识方面掌握较好，对于饮食控制和运动方面仍存在不足。

饮食指导： 在家休疗期间，要严格按"个体化医学营养处方"进行膳食搭配，进食定时；半小时内完成进食，三餐前及睡前监测尿糖，如尿糖阳性，再进行血糖监测，特别在服用糖皮质激素期间，应严格执行并在微信群打卡饮食，每3天测量患儿体重、身高，计算BMI值，进行营养风险评估。

运动指导： 每天坚持运动打卡，饭后散步或快走30~60分钟，以不疲劳为宜。

药物指导： 按时按量服药，避免自行加量或减量，按疗程用药，按时回院化疗

预防感染： 每周复查血常规1~2次，有粒细胞低时隔天复查，外出戴口罩，家居环境干洁，每天通风30~60分钟，必要时房间每天紫外线消毒30分钟，餐具消毒后使用，做好手卫生及饮食卫生，禁食生冷食物。

PICC管维护： 按照PICC维护手册，定期门诊维护。

五、延续护理

患儿治疗经过诱导缓解、早期强化、巩固、延迟强化和维持治疗，总疗程2.0~2.5年，期间都需要使用糖皮质激素及化疗药，为了预防再次引起高血糖

的反应，微信随访持续跟进患儿饮食、运动及监测血糖、尿糖情况。

出院一周患儿每天测三餐前及睡前尿糖显示阴性。

两周后强化及再诱导期间，使用化疗药及糖皮质激素治疗，每天测三餐前及睡前尿糖均显示阴性。

5个月后复查空腹血清c肽测定：5.42 ng/ml，胰岛素：37.31 uU/ml；

半年后复查空腹血清c肽测定：2.82 ng/ml，胰岛素：13.91 uU/ml，糖化血红蛋白：5.9%，指导患儿停药后再次复查空腹血清c肽测定空腹血清胰岛素测定及抗胰岛细胞抗体。

六、总结与反思

急性淋巴细胞白血病联合门冬酰胺酶化疗期间药源性糖尿病发生率较高，但高血糖持续时间短，使用较小剂量胰岛素治疗可有效控制血糖，停用化疗药物后血糖监测正常，无需长期使用胰岛素；诱导缓解期是药源性糖尿病发生率较高的时期，患者在巩固期极易发生高血糖，尤其需严密监测血糖，发生药源性糖尿病的 ALL患儿预后较非糖尿病患儿差，因此对化疗相关性糖尿病的高危患儿应规律行血糖监测并积极预防糖尿病的发生、发展，尽可能地提高 ALL 患儿的整体预后。

此次个案学习使用人形图呈现患儿基本信息及护理问题，对患儿及家属同时罹患两种疾病的心理社会需求可视化，更好地对患儿进行心理疏导及健康宣教。我们应在今后的护理工作中，对每个化疗患者严格按规范监测尿糖及血糖，防范高血糖的发生。特别是家族史有糖尿病或检查空腹血清c肽测定空腹血清胰岛素测定及抗胰岛细胞抗体异常的患儿，要做好长期饮食及运动管理，避免发展成Ⅱ型糖尿病。

七、知识拓展

人形图护理："人形图"作为新型的查房工具，是通过简易的人体图形，将患者的一般情况、家庭情况、疾病情况、心理状态和治疗经过及注意事项等通过简单的图示绘制出来[6]。

具体包括：（1）收集病人一般信息；（2）绘制"家庭树"：绘制家庭成员的关

系图，可以帮助建立有效的家庭支持系统；（3）绘制"时间轴"：通过时间轴直观地呈现患者的主要诊治情况；（4）了解患者4个层面需求（简称FIFE）：分别是病人的感受（Feeling）、病人的观点（Idea）、疾病对病人的影响（Function）、病人的期待（Exceptation）；（5）绘制人形图：根据患者的体貌特征和病史特点画出人形图；（6）提出个性化护理措施：应用护理程序，分析患者需求，提出个性化护理措施；（7）反思：总结查房病例的临床价值，反思护理过程的得失，体会运用人形图查房的意义。

人形图的优点：（1）体现了人文关怀；（2）让信息可视化；（3）有利于患者全程连续性护理；（4）提升护士的能力；护理个案结合"人形图"的护理查房模式在信息理性、可视化的同时，以护理程序为框架，为开展整体护理提供了依据。将护理程序引入护理个案，不仅强化了护理人员的专科护理知识，更是提升了护理人员的临床评判性思维和护理照护能力，优化了人文护理服务，大幅提升了护理服务质量。

八、参考文献

[1]吴瑞萍，胡亚美. 实用儿科学[M]. 7版. 北京：人民卫生出版社。2002：1139.

[2]杨文博，孔佩艳，刘红，等.急性淋巴细胞白血病合并糖尿病临床分析[J].重庆医学，2005（09）：1338-1339.

[3]中国儿童1型糖尿病标准化诊断与治疗专家共识（2020版）[J].中华儿科杂志，2020，58（06）：447-454.

[4]罗兴华.急性淋巴细胞白血病患儿门冬酰胺酶联合化疗期间糖尿病发生情况及危险因素分析[D].广西：广西医科大学，2018.

[5]裴振峨，张京航，张俊.药源性糖尿病[J].临床药物治疗杂志，2006，4（2）：60-62

[6]张音韵，戴婷. 人形图查房模式联合舒适护理对普外科护理质量的影响[J]. 当代护士（中旬刊），2020，27（10）：188-190.

[7]施婧. 护理程序结合"人形图"在护理查房中的应用[J]. 基层医学论坛，2020，24（15）：2168-2170.

36 一例 1 型糖尿病合并重症肺炎患儿的个案护理

刘卫娟　刘海榕　湛献能　苏少玲　刘美兰　邓意琴

> **背景:**
>
> 1型糖尿病约占儿童各型糖尿病总数的90%,是危害儿童健康的重大儿科内分泌疾病,我国近年发病率为2/10万~5/10万,<5岁儿童发病率年平均增速5%~35%。1型糖尿病患儿受高血糖影响,感染肺炎的风险高于健康儿童,感染肺炎后,不仅会出现高热和呼吸道症状,也较容易发生重症肺炎及酮症酸中毒,因而该类患儿必须及时控制炎症、促进呼吸道通畅,严格控制胰岛素使用,防止出现重症肺炎及酮症酸中毒。但儿童年龄小,正值生长发育阶段,活动量难控制、依从性也较差,易导致血糖波动大、呼吸道症状控制难,故需要做好儿童呼吸康复改善患儿临床症状,帮助患儿控制好血糖,提高其生活质量。

一、案例介绍

[病史]

患儿黄某,女,11岁,入院诊断:"1.重症肺炎; 2.1型糖尿病;3.弥漫性甲状腺肿伴甲状腺功能亢进症(Graves病)"。

主诉: 反复咳嗽伴气促4周,加重伴呼吸困难2天

现病史: 患儿于4周前出现发热,热峰38.9℃,无畏寒、寒战,伴阵发性咳嗽、气促、喘息、乏力,在当地医院住院,期间因心率快,深大呼吸加重,予扩容、吸氧、降血糖处理无明显改善后,转入ICU予呼吸机辅助通气、抗感染、营养支持等对症支持治疗,于1月10日好转出院。1月15日再次出现咳嗽、咳痰、

气促、呼吸困难，到当地医院对症治疗后好转。1月25日气促、呼吸困难较前加重，CT提示重症肺炎，遂到急诊就诊，拟"重症肺炎"收入儿科。自起病以来，患儿精神反应稍差，胃纳一般，睡眠欠佳。

既往史：Graves病，规律口服药物治疗，未规律复诊。2021年诊断"1型糖尿病"，出院后予胰岛素注射控制血糖，血糖控制尚可。2022年底呼吸道感染后血糖控制不稳定，波动在8.8~20mmol/L。

个人史：足月顺产出生，生长发育同正常同龄儿。

家族史：家族中无相关疾病记载，无传染病及遗传病等病史。

[**体格检查**]

生命体征：体温36.5 ℃、脉搏126次/min、呼吸30次/min、血压135/96mmHg、入院后餐前血糖8.9mmol/L。

专科检查：体重36 kg，身高：140 cm。神志清醒，咳嗽、气促、呼吸费力，呼吸困难，深大呼吸，呼气中未闻及烂苹果味。三凹征阳性，低流量吸氧下SPO 2稳定在96%以上，双肺呼吸音粗，可闻及双相喉鸣音及湿啰音。轻度脱水貌，全身皮肤稍干燥，浅表淋巴结未触及肿大，头颅无畸形，双侧眼眶稍凹陷，无突眼症，两侧瞳孔等大等圆，直径2.0mm，对光反射灵敏。咽部充血明显，扁桃体未见肿大。

[**辅助检查**]

生化：血糖9.29mmol/L↑，糖化血红蛋白9.45%↑

血清C肽测定：抗甲状腺过氧化物酶抗体＞600IU/ml↑

尿液分析：尿酮体微量++

病原学：肺炎支原体定量1：40（＋）↑

胸部X光线：两肺散在炎症较前增多，双肺实变

外院肺部CT：右肺下叶前基底段结节，考虑炎性结节。

甲状腺彩超：甲状腺增大，血流丰富，考虑甲状腺机能亢进声像。

[**诊疗经过**]

入院后予低流量吸氧，持续心电监护，完善各项检查，予控糖、平喘、抗炎等治疗。

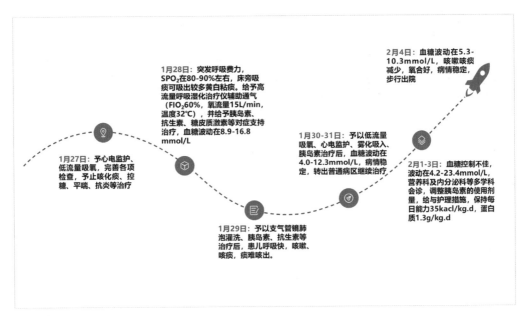

诊疗经过－广医一院刘卫娟

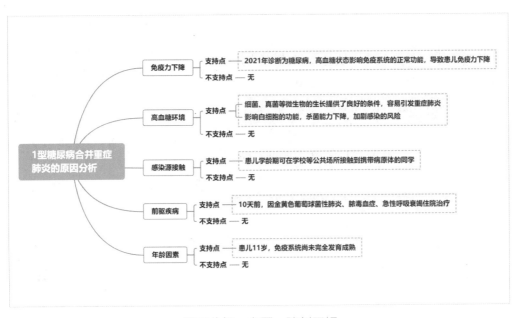

原因分析－广医一院刘卫娟

二、高级健康评估与护理

评估维度	评估内容	评估情况	护理措施
疾病/病症	1.重症肺炎 2.1型糖尿病 3.Graves病	1.咳嗽、气促、呼吸费力、不能平卧，二氧化碳分压57.3 mmHg，氧分压214.1 mmHg，碳酸氢根浓度29.3 mmol/L，白细胞7.2×10^9/L，胃纳差，呼吸困难指数评分3分，mMRC评分4分；Ⅲ度痰液，难咳出； 2.葡萄糖9.29 mmol/L，C肽：0.25ng/ml；糖化血红蛋白9.45%； 3.抗甲状腺过氧化物酶抗体：>600 IU/ml。	1.高流量呼吸湿化治疗仪通气模式下，给予心电监护，心率维持在89-118次/min，呼吸25-30次/min：（1）排痰训练：叩背杯拍背，每天2-3次，10-15分钟；（2）趣味游戏性呼吸训练：使用各种趣味性的玩具，如悬浮球、风车、口哨等等，每天2次，10-15分钟，以患儿耐受配合为主； 2.高流量呼吸湿化治疗仪撤机之后，持续低流量吸氧，在呼吸训练的基础上，增加气道廓清技术：（1）缩唇呼吸+腹式呼吸，每天2次，每次3组，每组5次；（2）掌握之后增加主动呼吸循环技术（ACBT）锻炼，以延长患儿的呼气时间，呼气力度增加，每天2次，每次10分钟；（3）雾化吸入结合体位引流：采用头低脚高位进行痰液引流，每天2次，每次10-15分钟；

评估维度	评估内容	评估情况	护理措施
疾病/病症			3.监测血糖,指导家属每餐做好饮食记录;在患儿腹部按照十字交叉轮换注射胰岛素避免硬结生成;给患儿提供儿童绘本及学习机,关心患儿的心理及情绪状态,给予家长充分的心理支持; 4.告知患儿Graves病常见的症状有心悸、多汗等,需持续监测患儿心率变化;关注患儿是否出现药物不良反应。
健康状况	1.意识 2.生命体征 3.饮食 4.睡眠 5.营养状况 6.心理状况 7.社会支持	1.生命体征:体温36.5℃,脉搏126次/min,呼吸26次/min,血压135/96mmHg,血糖8.9mmol/L; 2.精神状态:清醒,精神疲倦,睡眠质量差; 3.饮食:糖尿病饮食; 4.营养状况:BMI:18.37kg/m²,儿童营养风险筛查:0分; 5.社会家庭关系:家庭和睦。	1.协助取舒适体位,每天下午安排患儿与家长视频通话,缓解其紧张情绪,协助家长了解患儿的住院疾病进展; 2.向家长介绍患儿疾病的治疗方案和护理措施,让家长学习掌握患儿糖尿病的饮食制作方法等。
生理功能	1.消化功能 2.内分泌代谢 3.泌尿系统	1.消化系统:食欲减退,胃纳差; 2.内分泌系统:血糖3.7-23.4mmol/L,糖化血红蛋白9.45%; 3.泌尿系统:尿酮体微量,尿量1405-2012ml/日。	1.计算患儿每日能量:36kg×90kcal/kg=3240kcal,患儿合并重症肺炎和Graves病,主食(糖水化合物)应每日增加50-100g,蛋白质2-3g/kg.d,少吃含碘食物(如紫菜等);家长准备一些含糖量低的水果(如番茄、小黄瓜)改善患儿的进食种类,定时定量,少量多餐;

评估维度	评估内容	评估情况	护理措施
生理功能			2.血糖波动在3.7－23.4 mmol/L，血糖控制不佳，邀请糖尿病专科护士会诊，指导进食时机、量及饮食方案、胰岛素注射时机等血糖管理技巧，予动态血糖监测，根据患儿病情调整胰岛素剂量； 3.监测出入量变化。
ICF自理能力	1.跌倒/坠床风险	1.跌倒/坠床风险评估：11分，轻度风险； 2.BADL评分65分，部分自理	1.协助患儿进行早期康复活动：先床上肢体活动，接着床旁站立及短距离房间内行走运动，最后离床走到病区走廊，以患儿心率增加至140次/min则暂停； 2.生活护理上鼓励患儿自行完成，并选择合适患儿年龄的儿童服。
风险并发症	1.压力性损伤	1.压力性损伤风险评估：16分，轻度危险	1.协助患儿勤翻身，取舒适体位； 2.指导及协助患儿进行床上活动及床旁活动。

🧑‍⚕️ 三、护理问题分析

1型糖尿病合并重症肺炎的原因分析？结合主诉、病史、体征及辅助检查进行评判性思考及判断。

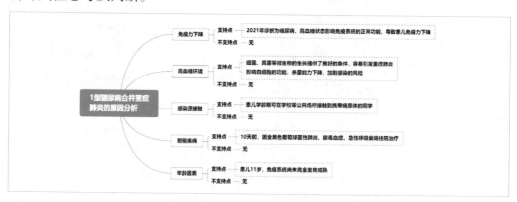

1型糖尿病合并重症肺炎的原因分析

👤 四、出院诊断

1.重症肺炎；

2.1型糖尿病；

3.弥漫性甲状腺肿伴甲状腺功能亢进症（Graves病）。

👤 五、出院指导

患儿体温正常，偶有咳嗽，肺部炎症控制好转，血糖波动在5.3－10.3mmol/L，继续行居家呼吸康复、雾化吸入及胰岛素治疗，按时复诊。

饮食宣教： 按照36kg×90kcal/kg＝3240kcal计算饮食摄入热量，患儿合并重症肺炎和Graves病，主食（糖水化合物）应每日增加50－100g，蛋白质2－3g/kg.d，少吃含碘食物（如紫菜、海带等），定时定量，少量多餐，每日补充维生素D400IU。

保持呼吸道通畅： 鼓励患儿多喝水，每日1500－2000ml。继续完成（1）呼吸锻炼：缩唇腹式呼吸训练（可延续吹气球、卷纸笛、悬浮球等），每日2次，每次10－15分钟；（2）排痰训练：ACBT技术，每日2次，每次10－15分钟；（3）教会家属雾化后给予拍背排痰，每日2次，每次10－15分钟。

运动宣教： 鼓励患儿参加学校的体育运动如慢跑、跳绳等，但需注意避免剧烈运动（如短跑冲刺等），以免诱发低血糖。

血糖监测： 定期监测血糖并记录，定期门诊复查。

药物宣教： 按时按量服药，避免自行加量或减量，三餐前皮下注射短效胰岛素，睡前皮下注射长效胰岛素；轮流更换注射部位，观察注射部位是否有硬结，注意保护皮肤的清洁干净，避免感染。

心理指导： 指导家长及患儿积极与学校沟通，午间需要注射胰岛素的特殊事项，取得老师和同学们的支持和帮助，家校共育，共同关注患儿心理、生理变化，促进孩子身心健康。

六、延续护理

出院3个月，患儿因"反复咳嗽、喘息5月余，加重2天"再一次入院治疗，现调整胰岛素剂量为：短效胰岛素4U 三餐前皮下注射，长效胰岛素注射液10U睡前皮下注射。

七、总结与反思

儿童1型糖尿病与重症肺炎的发生密切相关，患儿因血糖控制不佳导致免疫力下降促进肺内病原体的繁殖可导致重症肺炎。基于患儿的糖尿病病史，患儿肺部疾病症状的控制和管理至关重要。因此，儿童呼吸康复的早期介入可以改善患儿通气状况，维护现存功能，还能够预防并发症的出现，改善患儿生活质量。

1型糖尿病对于患儿及家庭都是非常大的挑战，儿童处于生理、心理快速发展变化的时期，社会群体更应该关注青少年儿童心理和行为方面问题，在患儿接受治疗的同时，应给予更多心理上的抚慰和支持。

八、知识拓展

呼吸康复是一项综合的干预措施，在对患者全面评估后进行个体化治疗，包括但不限于运动训练、教育和行为改变，旨在改善慢性呼吸道疾病患者的身心状况，促进健康行为的长期坚持；呼吸康复的内容包括运动训练、行为改变、自我管理等。重症肺炎患儿急性期患儿会出现气道分泌物增多、氧合下降等情况，气道廓清技术作为辅助治疗手段可帮助清除气道分泌物、降低气道阻力、改善气体交换、缓解呼吸困难。临床使用的气道廓清技术（ACT）包括胸部叩击、胸部振动、体位引流、主动循环呼吸技术、自主引流、呼气正压治疗、振荡呼气正压治疗、高频胸壁振荡、肺内叩击通气等。

糖尿病儿童具有幼年发病、终身用药、并发症多的特点，如果没有得到正规、及时的治疗，不仅会影响儿童的生长发育，严重时会导致白内障、失明、酮症酸中毒等并发症，而且会造成儿童的心理障碍，引发精神抑郁、焦虑、认知障碍等心理问题，严重威胁着儿童的心理健康。

针对糖尿病儿童的心理问题，家长和医护人员应采取积极的措施，结合社会家庭支持系统，通过心理咨询、家庭治疗、认知行为疗法等方式帮助儿童糖尿病患者建立积极的心态、增强自信心、提高应对压力的能力。同时，家长还应关注孩子的情感需求，提供足够的关爱和支持，帮助他们更好地适应疾病带来的生活变化。

👨‍⚕️ 九、参考文献

[1]中国儿童1型糖尿病标准化诊断与治疗专家共识（2020版）[J].中华儿科杂志，2020，58（6）：447－454.

[2]中华医学会糖尿病学分会，中国医师协会内分泌代谢科医师分会，中华医学会内分泌学分会，等.中国1型糖尿病诊治指南（2021版）[J].中华糖尿病杂志，2022，14（11）：1143－1250.

[3]白心怡，李娟，李克晶，等.儿童重症肺炎危险因素及风险预测模型的构建[J].临床检验杂志，2023，41（9）：692－699.

[4]Pinhas-Hamiel O，Hamiel D. Cognitive Behavioral Therapy andMindfulness-Based Cognitive Therapy in Children and Adolescents with Type 2 Diabetes[J]. Curr Diab Rep，2020，20（10）：55.

[5]Dalager SL，Annameier S，Bruggink SM，et al. Mindfulness-basedGroup Intervention for an Adolescent Girl at Risk for Type 2 Diabetes：A Case Report[J]. Adv Mind Body Med，2018，32（4）：9－17.

[6]李红. 2型糖尿病患者焦虑抑郁发生情况及与病情控制的关系[J].中国卫生工程学，2020，19（5）：721－722.

[7]姜源，徐红贞，陈志敏.儿童肺康复应用进展[J].中华实用儿科临床杂志，2022，37（18）：1434－1437.

[8]姜源，王颖硕，唐兰芳，等.儿童气道廓清技术的应用[J]. 中华儿科杂志，2020，58（8）：690－693.

[9]ChavesGS，Freitas DA，SantinoTA，et al.Chest physiotherapy for pneumonia in children[J]. Cochrane Database Syst Rev，2019，1（1）CD010277.

37 一例青少年1型糖尿病反复低血糖的个案护理

杨恺欣　湛献能　刘美兰　张伊琳　包富齐

背景：

1型糖尿病（T1DM）是由遗传易感个体的胰岛 β 细胞被破坏而导致胰岛素绝对缺乏和高血糖的一种复杂的自身免疫性疾病。国际糖尿病联盟（International Diabetes Federation，IDF）的最新统计显示，全球有110万20岁以下的儿童和青少年患有1型糖尿病。1型糖尿病约占儿童和青少年期各型糖尿病总数的90%，是危害儿童健康的重大儿科内分泌疾病，我国近年发病率为2/10万～5/10万。

在现阶段医疗水平下，1型糖尿病仍无法完全治愈。注射胰岛素强化降糖是目前临床上治疗1型糖尿病的主要方法，虽然有助于血糖达标及预防糖尿病相关慢性并发症，但低血糖的发生风险随之增高。一项全球多中心研究显示，T1DM患者的低血糖总体发生率达73.3次/人年，夜间低血糖发生率为11.3次/人年。我国有研究表明，T1DM患者的低血糖总体发生比例达48.91%。

一、案例介绍

［病史］

患者，谢某，女，16岁，入院诊断"1型糖尿病"。

主诉：诊断1型糖尿病6年余，血糖不稳定1个月。

现病史：患者于6年前因"多饮多尿"在当地医院确诊为"1型糖尿病"，于4年前曾在我院遗传与内分泌科住院治疗，病情好转出院，出院后一直予胰岛素皮下注射，定期门诊随诊及按期年度体检。现三餐前诺和锐用量为早餐前7u，午餐前8u，晚餐前10u，早餐前诺和平4u，睡前诺和平12u。3年前开始间中有双下肢麻木，多出现在卧位时，坐起后约5-10分钟可缓解。近1个月血糖不稳定，糖化血红蛋白7.1%，血糖监测波动在2.7-19.8mmol/L，血糖2.7mmol/L为晚餐后出现，当时无头晕、大汗淋漓、心悸、乏力等表现，现为进一步调整血糖返院复诊，门诊拟"1型糖尿病"收入我院遗传与内分泌科。

既往史： 11年前曾行"阑尾切除术"。

个人史： 出生史：G4P4；胎龄：足月；生产方式：顺产；出生于：医院；出生体重：体重3.1kg，无窒息史；妊娠史无特殊。

家族史： 父母均体健，爷爷有2型糖尿病。

[**体格检查**]

生命体征： 体温36.6℃，脉搏92次/min，呼吸20次/min，血压102/63mmHg，测血糖4.2mmol/L。

皮肤情况： 胰岛素注射部位左右腹部有皮下脂肪增生，大小约5*4cm。

专科检查： 神志清、精神反应可，呼吸平顺、心率齐，双侧乳房B5期，双侧乳房对称，外阴P4期，生殖系统外观正常。

[**辅助检查**]

血常规： 白细胞5.6×10^9/L，中性粒细胞3.08×10^9/L，红细胞4.32×10^{12}/L。

生化： 空腹血糖5.24 mmol/L，总胆固醇4.15 mmol/L，三酰甘油0.53 mmol/L，LDL-C 2.17 mmol/L，HDL-C 1.51 mmol/L，ALT 12U/L，AST 19U/L，尿素5.07mmol/L，肌酐55μmol/L，β—羟丁酸0.05mmol/L。

内分泌激素： 糖化血红蛋白7.1%，胰岛素113.73 uIU/ml↑，C肽<0.05ng/ml↓，雄烯二酮AND 19.80nmol/L↑，血β-微球蛋白1416 ng/ml，生长激素1.93ng/ml。

尿液： 尿糖（-），尿蛋白（-），尿酮（-）。

超声检查： 肝、胆、脾、胰腺、双肾、甲状腺未见明显异常。

眼压： 右18mmHg，左：17.5mmHg，眼底检查未见明显异常。

[诊疗经过]

入院后完善相关检查，糖尿病饮食每日摄入热量2000kcal，按时监测血糖，胰岛素泵降糖，B族维生素营养神经等对症治疗。

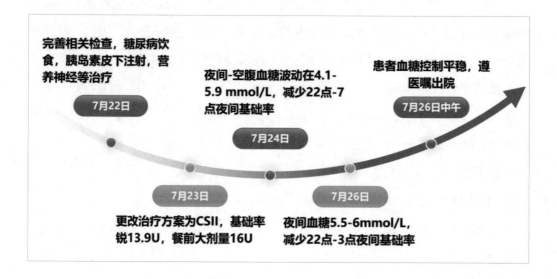

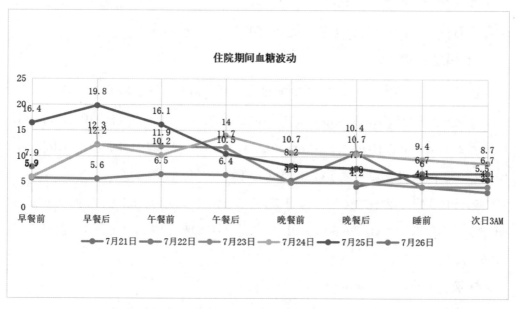

住院期间患者血糖变化情况

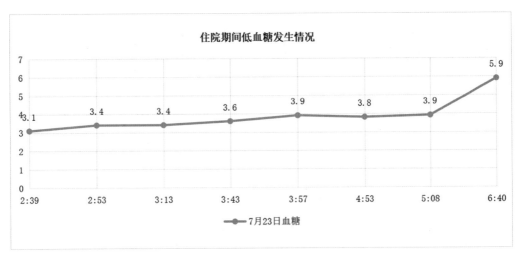

住院期间低血糖发生情况

👨‍⚕️ 二、高级健康评估与护理

评估维度	评估内容	评估情况	针对性护理措施
疾病/病症	1.高血糖 2.低血糖	1.晚上入院，当天测晚餐后血糖4.2mmol/L。生化提示空腹血糖5.24 mmol/L；糖化血红蛋白7.1%，胰岛素113.73 uIU/ml↑，C肽＜0.05 ng/ml↓； 2.近1个月血糖波动在2.7-19.8 mmol/L，低血糖时无头晕、大汗淋漓、心悸、乏力等表现；	1.胰岛素治疗方案调整为更好控制血糖，患者由原来的基础胰岛素加餐时胰岛素替代治疗（MDI方案）改为持续皮下胰岛素输注治疗（CSII方案）。 2.CSII方案用药调整 （1）7月23日给予安装胰岛素泵，基础率为6段法0.4-0.8-0.6-0.5-0.6-0.5单位，共13.9单位/天，餐前大剂量为16u，逐步调整至出院前治疗调整治疗方案基础率0.2-0.6-0.6-0.5-0.6-0.25共12u/天，餐前大剂量为16.5u； （2）每天大轮廓监测血糖：三餐前后和睡前、凌晨3am。按15/15原则处理低血糖。根据血糖变化及时调整胰岛素用量。

评估维度	评估内容	评估情况	针对性护理措施
健康状况	1.饮食 2.皮肤	1.饮食：每天3餐，约1900~2000kcal，能定时定量、食物选择合理，不吃甜食，很少外出就餐。 2.皮下脂肪增生情况：胰岛素注射部位左右腹部有皮下脂肪增生，大小约5*4cm； 	1.饮食护理 （1）在院饮食 营养师会诊制定饮食方案：2000kcal/天；谷薯类11份，蔬菜1份，油脂3份，奶类1.5份，豆类0.5份，蛋1~2只，肉4~5份，均分三餐； （2）采用CSII方案控糖，指导碳水化合物计数法，定制碳水化合物计数表格。该方法较食物交换份法步骤简单，仅需管理好含有碳水化合物的食物，化繁为简，尤其利于餐后血糖的稳定，从而增加饮食灵活性、减少血糖波动（特别是低血糖发生率）。 2.皮下增生皮肤护理 （1）停止皮下增生处注射胰岛素，指导患者在进行胰岛素注射时应自行检查注射部位情况； （2）使用喜辽妥一天2次外涂增生部位，指腹按摩10~15分钟，促进药物吸收，观察注射增生部位增生消退情况。
生理功能	1.运动系统 2.神经系统 3.内分泌代谢系统	1.运动系统：肢体活动能力正常；每周运动次数3次或以上，每次运动时间30分钟以上，一般在早餐后1~2小时和下午4~5点运动；	1.制定运动处方，从运动前血糖评估、运动强度及时间、运动后加餐、运动后关注低血糖等方面给予运动指导； 2.足部护理 （1）予B族维生素营养神经； （2）进行糖尿病足周围神经病变筛查及健康宣教，发放电子版宣教材料；

评估维度	评估内容	评估情况	针对性护理措施
生理功能		2.神经功能：住院进行糖尿病足周围神经病变筛查，右侧踝反射减弱；糖尿病足周围神经病变筛查，右侧踝反射减弱，Wagner分级0级； 3.内分泌代谢系统：空腹血糖5.24 mmol/L,，糖化血红蛋白7.1%、胰岛素113.73 uIU/ml↑，C肽 ＜0.05 ng/ml↓，雄烯二酮AND 19.80 nmol/L↑，血β-微球蛋白1416 ng/ml，β—羟丁酸0.05 mmol/L，生长激素1.93 ng/ml。	（3）讲解糖尿病足发生的危险因素，如糖尿病周围神经病变、足部感染及损伤等，出现糖尿病周围神经病变症状患者每6月进行复查。 3.胰岛素治疗方案调整：由原来的基础胰岛素加餐时胰岛素替代治疗（MDI方案）改为持续皮下胰岛素输注治疗（CSII方案）；
ICF自理能力	1.认知功能 2.交流功能（言语与非言语表达）	1.住院期间，患者对如何计算校正胰岛素和补充胰岛素不清晰，主动询问学习。	1.讲解补充大剂量和校正大剂量计算公式； 2.指导患者查阅食物成分表中碳水化合物含量，用于计算补充大剂量。

续表

评估维度	评估内容	评估情况	针对性护理措施
ICF自理能力	交流功能（言语和非言语表达）社会功能（社交和社会适应）		
风险并发症	1.意识障碍 2.昏迷 3.糖尿病足 4.糖尿病视网膜病变	1.近1个月血糖不稳定，自我监测血糖波动在2.7~19.8 mmol/L；低血糖发作时患者无不适，可自行进食饼干、糖果等使血糖恢复正常；住院期间7月23日夜间反复发生低血糖，血糖波动在3.1~5.0 mmol/L，患者无低血糖昏迷及抽搐； 2.住院进行糖尿病足周围神经病变筛查，右侧踝反射减弱； 3.患者无视物模糊，眼底检查无新生血管生成。	1.低血糖护理 （1）评估患者近期反复发生低血糖的原因； （2）评估患者低血糖识别及处理情况，评估知识掌握程度。告知餐前目标5.0~7.2mml/L，夜间血糖控制目标经专科医生和护士查房后放宽至6.0~8.3 mmol/L； （3）改为持续皮下胰岛素输注治疗（CSII方案）更好地控制血糖，维持血糖的稳定； （4）住院期间每天监测8次血糖，夜间血糖<6.0mmol/L或出现血糖低于3.9mmol/L时，，或出现有低血糖症状时，如心悸、手抖、出冷汗、面色苍白、乏力、头疼、饥饿感、性格改变甚至抽搐、昏迷时马上报告医护人员； （5）7月23日晚上发生低血糖，患者无出现冷汗、手抖、饥饿等不适，观察患者无低血糖昏迷及抽搐；护士指导进食15g碳水化合物：苏打饼干1.5包，15分钟后血糖上升至正常；

续表

评估维度	评估内容	评估情况	针对性护理措施
风险并发症			2.见上述足部护理 3.预防糖尿病视网膜病变：定期眼底检查：糖尿病视网膜病变分为6期，早期病变发生时，可无任何症状，因此定期复查非常重要，I型糖尿病患者发病后3-5年内应由眼科医生验光师进行散瞳检查，每年1次。

三、护理问题分析

该患者反复发生低血糖的原因可能有哪些？结合主诉、病史、体征及辅助检查进行评判性思考及判断。

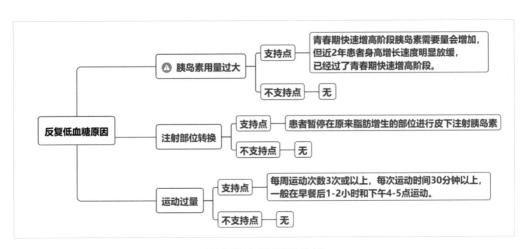

反复低血糖原因分析

四、出院诊断

1型糖尿病

👤 五、出院指导

1.运动教育指导，给予运动处方：

（1）运动时机：在餐后1–1.5h进行运动；

（2）运动强度：中等强度有氧运动如慢跑、快走、上楼梯等。运动时最大心率＜140次/min；

（3）运动时间：准备运动5–10分钟，结束前整理运动10分钟，达到中等强度运动至少30分钟，每周150分钟。在持续中等强度运动后进行10秒快速短跑预防运动后2小时低血糖的发生。每次达到中等强度运动时间不超过1小时，预防运动后延迟性低血糖发生，如夜间低血糖的发生

（4）运动时血糖：中等强度运动前血糖应在＞7 mmol/L，如果≤7.0mmol/L应按0.3g/kg给予进食15g含碳水食物，如1块威化饼、3块饼干再进行后运动。每30–40分钟再加1份碳水食物。运动后休息15–20分钟心率恢复后监测血糖；

（5）运动期间安全：分离胰岛素泵减少胰岛素用量，运动期间随身带备低血糖急救卡及含葡萄糖食物，一旦发生低血糖立即服用。

2.胰岛素泵使用指导：

（1）讲解及示范储药器加药、胰岛素泵置管流程；

（2）指导患者在进行胰岛素管路置入时应自行检查注射部位情况；停止在增生部位置入胰岛素管路；讲解胰岛素泵注射部位轮换方法：新的注射部位应该至少离最近一次注射3cm，可采用正方形交叉十字法轮换，一个月不重复在一个点注射，左右轮换；

（3）讲解每日需要观察穿刺口情况，皮肤发红应及时更换胰岛素管路；胰岛素泵报警时信息查阅及处理；

（4）指导拔除胰岛素管路后的皮肤护理，先挤出皮下残留的胰岛素液体，然后用不含酒精消毒液消毒皮肤；如挤出的液体是脓液，则不含酒精消毒液外敷10–15分钟穿刺口，涂抹抗炎药膏如百多邦；强调胰岛素泵注射装置一用一更换，不能重复使用。

3.补充大剂量和校正大剂量计算

（1）补充大剂量计算　补充大剂量是正餐外临时加餐前所追加的一次大剂量

胰岛素输注，主要根据食物中碳水化合物含量和碳水化合物系数进行计算，碳水化合物系数值是指每1单位胰岛素所能平衡的碳水化合物克数，该系数可通过500或450原则计算，患者采用速度胰岛素，碳水化合物系数（g/U胰岛素）应为=500/每日胰岛素总量，所以补充大剂量（U）=食物的碳水化合物总量/碳水化合物系数；

（2）校正大剂量计算　校正大剂量用于纠正当前高于目标值的血糖时所需补充的胰岛素量，校正大剂量通过实测与目标血糖之差以及胰岛素敏感系数计算，胰岛素敏感系数的含义为每1单位胰岛素能降低的血糖值，该系数可通过1800或1500）/（TDD×18）公式计算，患者采用速度胰岛素，胰岛素敏感系数应为100/每日胰岛素总量，所以校正大剂量（U）=（实测血糖−目标血糖）/胰岛素敏感系数，目标血糖一般选择为10mmol/L；实施临时输注的校正/补充大剂量时，应当考虑扣除体内剩余活性胰岛素的情况，如餐前可以100％增加，餐后2小时则80％增加，夜间50％增加，患者采用胰岛素泵治疗，也可使用泵中大剂量向导功能，自动跟踪并减去活性胰岛素量。

4.糖尿病足预防指导：

（1）指导患者每日检查双足，观察足部皮肤颜色、温度改变，注意检查趾甲、趾间皮肤、足底部皮肤有无胼胝、鸡眼、甲沟炎、甲癣、红肿、青紫、水疱、溃疡、坏死等；

（2）指导使用润肤露均匀涂抹皮肤，但应该避开趾间；

（3）每日温水清洗足部，洗脚时水温不高于37℃，用干布擦干，特别是足趾间；

（4）指导患者不可赤脚走路，防止外伤，选择柔软合适，透气性好，包裹良好的鞋袜，每天要对自己所穿的鞋进行检查，包括异物、趾甲屑、鞋的里衬的平整情况；

（5）冬天不选择热水袋，烤灯等保暖，温度低时注意保暖防冻伤；

（6）避免自行修剪胼胝或用化学制剂来处理胼胝，水平修剪趾甲，由足部治疗师清除胼胝或过度角化组织；

（7）每天换袜子，尽量选用浅色袜子，袜内无线头，不穿高过膝盖袜子；

（8）定期6个月做足部感觉的测试，及时了解足部感觉功能；

（9）足部发生创伤时及时求助专业人员如足部治疗师；

（10）血糖控制达标，患者有低血糖发生，餐前血糖5.0-7.2mmol/L，夜间血糖6.0-8.3mmol/L，餐后血糖不超过10mmol/L，糖化血红蛋白控制在7.5%。

六、延续护理

出院后3天电话随访患者，目前患者使用胰岛素泵治疗，基础率门冬胰岛素12单位，餐前大剂量门冬胰岛素为16.5U（早3.5单位-6单位-7单位），下午4-5点进行慢跑约20-30分钟，无低血糖发生。

七、总结与反思

本案例为16岁女生，6年前诊断"1型糖尿病"，因近期血糖控制不佳，反复出现低血糖入院，我们需要做好患者近期反复出现低血糖的原因分析，及时调整胰岛素治疗方案，在血糖控制达标的同时防止低血糖的反复发生。原因分析可从以下几个方面考虑：患者出现脂肪增生。当患者停止在脂肪增生注射，但胰岛素剂量未及时减量，可能导致出现低血糖。患者13岁来月经，近一年身高增长0.32cm/年，从增长的速度可以看出，患者已经处于青春期后期。青春期时患者体内的性激素、生长激素、肾上腺素等分泌增多，引起血糖升高，3年前患者胰岛素用量达1-1.2u/kg还不能很好地控制血糖，平均糖化血红蛋白为8.3%-13.1%，且无低血糖发生。但患者目前生长速度已经明显下降了，且夜间分泌旺盛的生长激素已经减少，接近成人水平，也提示我们胰岛素的用量需要减量。患者自诉以夜间低血糖多见，自诉在下午放学后进行体育锻炼，需要关注延迟性低血糖的问题，要做好运动方面的指导。

另外，患者在7月23日夜间反复出现低血糖，护士在进行低血糖处理时只是让患者进食饼干，患者4点时复测3.9mmol/L，距离早餐的进食时间>3小时，应再进食含20g碳水化合物的慢速升糖食物，如纯牛奶等。科室需要制作低血糖处理的指引，加强责任护士对低血糖预防及处理的培训。

在此案例中，医护人员结合患者情况进行治疗方案的调整及低血糖管理，为此后青少年和成人糖尿病护理之间的过渡提供了经验与参考。

八、知识拓展

由于1型糖尿病的疾病特征，胰岛 β 细胞功能缺乏甚至完全丧失，胰岛素分泌绝对不足，1型糖尿病患者需要终身使用胰岛素替代治疗。推荐1型糖尿病患者胰岛素替代治疗方案主要是基础胰岛素加蚕食胰岛素替代治疗方案，包括每日多次胰岛素注射（MDI方案）和持续皮下注射胰岛素输注（CSII方案）。CSII方案也称胰岛素泵治疗，即采用人工智能控制的胰岛素输入装置，通过持续皮下输注短效或速效胰岛素类似物的一种胰岛素给药方式，可最大程度模拟人体生理性胰岛素分泌模式，从而达到更好的血糖控制目的。与MDI方案相比，CSII治疗可以有效降低血糖水平，缩短血糖达标时间，减少低血糖发生的风险，改善血糖波动。而且MDI方案需每次皮下注射较大剂量的胰岛素，容易堆积产生"胰岛素池"，导致局部皮下脂肪增生，影响胰岛素的吸收。CSII治疗持续多次小剂量皮下泵入胰岛素，减少了皮下组织中胰岛素的堆积和吸收变异的风险。儿童和青少年1型糖尿病患者CSII治疗可以更好地管理青春期激素变化导致的血糖波动，使血糖控制更加平稳。前瞻性队列研究显示，CSII 治疗与青少年1型糖尿病患者视网膜病变、周围神经病变的发生风险下降相关，与成人1型糖尿病患者视网膜病变和蛋白尿的发生率和进展速度降低相关，与1型糖尿病患者心血管死亡风险下降相关。CSII 治疗减少了患者每日2~4次皮下注射的负担，患者进食、运动的空间更灵活，可以保留多种生活模式，提高了患者的生活质量。

九、参考文献

[1]孙肖霄，黄干，谢志国，周智广.1型糖尿病遗传学研究进展[J].中华医学杂志，2020，100（10）：793－796.

[2]International Diabetes Federation. IDF Diabetes Atlas，2019.

[3] Zhao Z，Sun C，Wang C，et al. Rapidly rising incidence of childhood type 1 diabetes in Chinese population：epidemiology in Shanghai during 1997－2011[J]. Acta Diabetol，2014，51（6）：947－953.

[4] Wu HB，Zhong JM，Hu RY，et al. Rapidly rising incidence of Type 1 diabetes in children and adolescents aged 0－19 years in Zhejiang，China，2007 to 2013[J].

Diabet Med，2016，33（10）：1339－1346.

[5] 李想，陆婧，凌清，等.基于动态血糖监测系统探讨七点末梢血糖谱对1型糖尿病夜间低血糖的评估价值[J].中华糖尿病杂志，2019，11（8）：530－536.

[6]《儿童青少年糖尿病营养治疗专家共识（2018版）》编写委员会.儿童青少年糖尿病营养治疗专家共识（2018版）[J].中华糖尿病杂志，2018，10（9）：569－577.

[7]中华医学会内分泌学分会，中华医学会糖尿病学分会，中国医师协会内分泌代谢科医师分会.中国胰岛素泵治疗指南（2021年版）[J].中华内分泌代谢杂志，2021，37（8）：679－701.

[8]中华医学会糖尿病学分会，中国医师协会内分泌代谢科医师分会，中华医学会内分泌学分会，中华医学会儿科学分会.中国1型糖尿病诊治指南（2021版）[J].中华糖尿病杂志，2022，14（11）：1143－1250.